实用面部美容技术 上册

皮肤保养与光声电技术

☑ 面部皮肤保养
☑ 刷酶技术
☑ 光声电技术

主 编

张小平

陶 波 雷晓兵

黎京雄 易阳艳

北方联合出版传媒（集团）股份有限公司
辽宁科学技术出版社

图书在版编目（CIP）数据

实用面部美容技术. 上册，皮肤保养与光声电技术 /
张小平等主编. -- 沈阳：辽宁科学技术出版社，2024.
9. -- ISBN 978-7-5591-3722-7

I. R625

中国国家版本馆 CIP 数据核字第 2024YS1138 号

出版发行：辽宁科学技术出版社
　　　　　（地址：沈阳市和平区十一纬路25号　邮编：110003）
印 刷 者：无锡童文印刷有限公司
经 销 者：各地新华书店
幅面尺寸：185 mm × 260 mm
印　　张：18.5
插　　页：4
字　　数：400 千字
出版时间：2024 年 9 月第 1 版
印刷时间：2024 年 9 月第 1 次印刷
责任编辑：凌　敏　于　倩
封面设计：刘　彬
版式设计：刘　彬
责任校对：闻　洋

书　　号：ISBN 978-7-5591-3722-7
定　　价：298.00元

联系电话：024-23284356
邮购热线：024-23284502
E-mail:lingmin19@163.com
http://www.lnkj.com.cn

编写委员会

主　编　张小平　陶　波　雷晓兵　黎京雄　易阳艳

副主编　黄　琪　俞　舜　王新宇　陈　瑾　彭志鹏　罗　玲

　　　　曾衍胜　万彬华　李俊杰　周李燕　王　丹　张丽超

编　委　张小平　陶　波　雷晓兵　黎京雄　易阳艳　黄　琪

　　　　俞　舜　王新宇　陈　瑾　彭志鹏　罗　玲　曾衍胜

　　　　万彬华　李俊杰　周李燕　王　丹　张丽超　朱守超

　　　　杨子葳　杨　琴

作者（按姓氏笔画排列）

丁　颖：南昌大学第二附属医院
于志鑫：天津维美医疗美容医院
万彬华：北京安加医疗美容诊所
王　丹：江南大学附属医院
王玉英：江南大学附属医院
王新宇：杭州醉美桃花源医疗美容诊所
石晨龙：南昌大学第二附属医院
付　毅：深圳澳玛星光悦容医疗美容诊所
付淑玲：深圳香蜜丽格医疗美容诊所
朱亚丽：上海今识门诊部
朱守超：南京华韩奇致美容医院
刘　艳：无锡大尚美医疗美容医院
刘博婵：鹏爱集团深圳鹏爱医疗美容医院
许　阳：江苏省人民医院
孙　硕：无锡大尚美医疗美容医院
李俊杰：上海交通大学附属第九人民医院
李海游：湖南省衡阳市中心医院
杨文钰：无锡华韩医疗美容诊所
张小平：无锡大尚美医疗美容医院
张卫国：华秀医疗集团上海欧邦医疗美容分院
张丽超：南京医科大学附属无锡市人民医院
张超群：江阴澄美桃花源医疗美容诊所

陈　忱：昆明韩辰医疗美容医院
陈　瑾：重庆医科大学附属第一医院
罗　玲：佛山美莱医疗美容医院
杭怡宁：深圳联合丽格医疗美容门诊部
易阳艳：南昌大学第二附属医院
周李燕：江阴市中医院
郑晓晖：杭州时光医疗美容医院
俞　舜：江南大学附属医院
徐志庆：无锡大尚美医疗美容医院
殷剑波：无锡遇见桃花源医疗美容诊所
陶　波：无锡大尚美医疗美容医院
陶丛敏：南昌大学第二附属医院
黄　琪：无锡大尚美医疗美容医院
黄雄飞：上海颜鉴医疗美容门诊部
彭　鹰：南昌大学第二附属医院
彭志鹏：无锡卓迹医疗美容门诊部
董子瑄：南京艺星医疗美容医院
曾衍胜：赣州市皮肤病医院
雷　佳：南昌大学第二附属医院
雷晓兵：深圳半岛医疗集团股份有限公司
黎　炜：南昌大学第二附属医院
黎京雄：深圳香蜜丽格医疗美容诊所

学术秘书

杨子葳：上海馥云医疗美容诊所
杨　琴：无锡大尚美医疗美容医院

主编简介

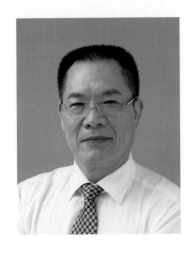

张小平

1984 年毕业于江西医学院医学系，硕士，皮肤病与性病专业主任医师，江苏省美容主诊医师。

曾任科主任、医务处主任、院长、63680 部队卫生系列评审委员会主任、总装备部卫生系列高级职称评委。发表学术论文 20 余篇，编写专著 10 部（其中医美图书有《秒变女神——医学美容必知道》《现代面部皮肤美容技术》），获军队科技进步奖 3 项。现担任无锡市医师协会美容与整形医师分会副会长、中国抗衰老促进会医学美容专业委员会常务委员、中国整形美容协会医学与艺术分会注射美容与微整形艺术专业委员会第一届常务委员、中国非公医疗机构协会皮肤专业委员会委员、无锡太湖学院客座教授等。

擅长项目：医院管理与皮肤病治疗，掌握激光、化学剥脱、电子注射、微针、肉毒毒素注射、私密抗衰等医疗美容技术。

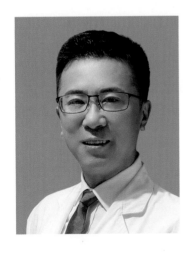

陶　波

1990 年毕业于东南大学医学院临床医疗系，1999 年赴上海第九人民医院整形外科和显微外科进修，师从上海第九人民医院张涤生院士、钱云良院长，于 2004 年创立无锡尚美整形美容医院（现为无锡大尚美医疗美容医院）。

从业期间获认证专利 8 项，发表学术论文 4 篇，获奖 1 篇。现担任无锡大尚美医疗美容医院总院长、无锡太湖学院副教授、郑州铁路职业技术学院终身客座教授、中国整形美容协会新技术新材料分会全国委员、江苏省整形美容协会乳房整形分会常务委员、江苏省整形美容协会抗衰老分会委员。

在微整形、抗衰老、五官整形、胸部整形、身体塑形等方面有独特的见解。

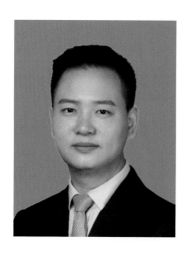

雷晓兵

· 普外科医生
· 半岛医疗集团董事长·CEO
· 复旦大学硕士学位
· 瑞士日内瓦大学博士学位
· 清华大学 & 美国明尼苏达大学经管博士在读
· 中国整形美容协会副秘书长、理事会理事
· 中欧智慧医疗研究院副理事长
· 深圳大健康产业联盟副会长
· 深圳大学机电与控制工程学院专业学位研究生校外导师

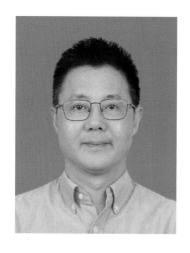

黎京雄

　　毕业于第四军医大学，曾任空军某部医院院长，2016 年创办深圳香蜜丽格医疗美容诊所。近几年获认证专利 3 项，发表学术论文 10 余篇。

　　现担任深圳香蜜丽格医疗美容诊所院长、深圳市整形美容行业协会执行会长、深圳市整形美容行业协会医学美学专业委员会主任委员、深圳福田社会医疗机构行业协会医疗美容专科分会副会长、欧洲之星 Fotona 4D Pro 星锐医师首席导师、欧洲 LAHA 激光学院 Fotona 国际临床培训专家、半岛超声炮金牌培训导师、Thermage 热玛吉规范化操作培训考官。在光电年轻化、面部轮廓打造、光电美肤等轻医美前沿领域，拥有深入的探索和独到的见解。多次受到人民网、新浪网、时尚芭莎、深圳直通车栏目等官方媒体与时尚媒体的专访与报道。

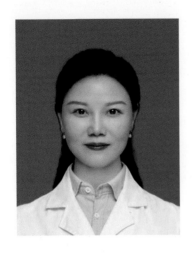

易阳艳

　　南昌大学第二附属医院医疗美容科科主任、江西省医学会医学美学与美容学分会主任委员、江西省整形美容质控中心主任、主任医师、教授、博士研究生导师。

　　从事整形美容临床工作30余年，先后主持国家自然科学基金项目3项、江西省自然科学基金重点项目2项、多项省级课题。近5年发表SCI论文8篇、国家级核心期刊论文40余篇。参与编写《上睑下垂专家诊治专家共识》《光声电治疗术后皮肤黏膜屏障修复专家共识》《面部年轻化手术》等著作。

　　擅长：医学审美、个性化眼、鼻整形、面部年轻化综合治疗、鼻综合整形、瘢痕整形、自体脂肪移植、乳房整形、注射美容（肉毒毒素、玻尿酸等）及问题性皮肤的光电治疗。

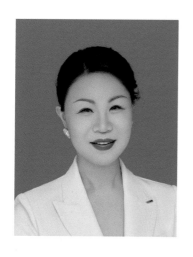

黄 琪

深耕医疗 33 年，拥有 28 年医疗管理经验，20 年医美运营经验，10 年国际外企经验。

东南大学医学院临床医学学士，中欧国际工商学院 EMBA 硕士，无锡太湖学院客座副教授，无锡大尚美医疗美容医院创始人，国家卫健委执业医师，医疗美容主诊医师，国家三级健康管理师。

《现代面部皮肤美容技术》副主编，B-H-H 终生美好理念倡导者，医美－抗衰－健康三位一体深耕者，中医－西医－营养学健康养生践行者。

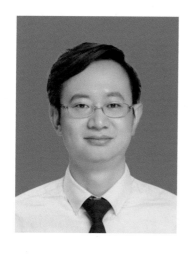

俞 舜

江南大学附属医院整形外科副主任，主任医师，硕士研究生导师，美容外科主诊医师。现任中华医学会医学美学与美容分会瘢痕修复组委员，中华医学会烧伤外科分会瘢痕医学学组委员，江苏省整形外科专业质量控制中心委员，江苏省医师协会整形与美容分会委员，江苏省整形美容协会常务理事，江苏省整形美容协会美容外科副主任委员，江苏省整形美容协会瘢痕分会副主任委员，江苏省整形美容协会眼鼻分会常务委员，无锡市医学会医学美学与美容分会副主任委员，无锡市中西医结合学会整形美容专业委员会主任委员，无锡市医师协会整形与美容分会会长。2012 年作为访问学者至韩国首尔三星医疗中心整形美容外科学习。擅长整形美容方面外科手术，包括常规眼、鼻整形手术，耳畸形整形手术，脂肪抽吸和移植，注射微整及光电年轻化，乳房整形，私密整形以及各类瘢痕的治疗、整形和美化。发表 SCI、中文核心论文 10 余篇，主编、参编专著 3 部，曾获无锡市新技术引进奖一等奖一项。

王新宇

醉美桃花源医美连锁机构联合创始人，副主任医师。

从事皮肤美容临床工作近 30 年，曾赴上海交通大学附属瑞金医院皮肤科、上海复旦大学附属华山医院激光美容中心进修，多次在国家一、二级期刊发表论文，《组织工程皮肤及肿瘤研究》荣获 2013 年贵州省医学科技一等奖。

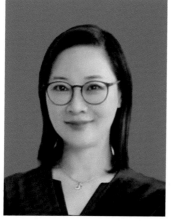

目前担任乔雅登全国智囊团专家导师、乔雅登 & 保妥适培训导师、高德美培训导师、艾维岚培训导师、伊妍仕培训导师、赛诺秀蜂巢皮秒培训导师、热玛吉培训导师、半岛超声炮培训导师、Jeisys 黄金微针培训导师等。

擅长项目：激光美容、微整形注射美容、轮廓提升、身体美容塑形、多层次多维度联合抗衰。提倡全面部美学设计，坚持以少量注射获得最优效果。

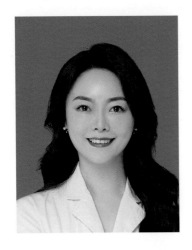

陈　瑾

　　博士，教授，博士研究生导师，美国芝加哥大学访问学者。重庆市医学会皮肤病学分会主任委员；中国医师协会美容与整形医师分会第七届委员会委员；中华预防医学会皮肤病与性病预防与控制专业委员会青年委员副主任委员；中华医学会皮肤科分会青年委员；中华医学会医学美学与美容学分会青年委员；重庆市妇幼医学会医学美容专业委员会主任委员；中华医学会皮肤科分会皮肤激光治疗美容学组委员；中华医学会医学美学与美容学分会美容技术学组委员；中华医学会医学美学与美容学分会激光美容学组委员；中国整形美容协会抗衰老分会常委；中国整形美容协会医疗美容继续教育分会常委；中国医师协会皮肤科医师分会皮肤激光物理治疗专业委员；中国中西医结合学会医学美容专业委员会注射美容专家委员会第一届常务委员；泛亚国际面部整形与重建外科学会中国分会理事；国家远程医疗与互联网医学中心整形美容专家委员会委员；中国非公立医疗机构协会皮肤专业委员会皮肤年轻化学组副组长；《中国美容医学》编委会秘书长、审稿专家；国家自然科学基金评审专家；第五届中国医师学会皮肤科分会优秀中青年医师；第三批重庆市学术技术带头人后备人选。第五批重庆市中青年医学高端人才；2022 年重庆英才创新领军人才。主持国家自然科学基金项目 4 项及多项省部级课题，发表 SCI 等论著 100 余篇。

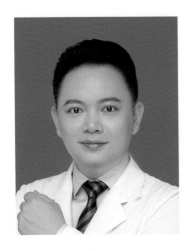

彭志鹏

· 主治医师，江苏省美容主诊医师
· 无锡卓迩医疗美容门诊部院长
· 无锡怡和妇产医院医疗美容中心主任
· 《现代面部皮肤美容技术》副主编
· 江苏省抗衰老学会皮肤再生与修复分会委员
· 瑞兰唯瑅指定注射医师
· 润百颜专业培训导师
· 韩国"秘特埋植线"无锡区域指定手术医师
· 艾维岚认证注射医师
· M22 AOPT 超光子逐光之星医师

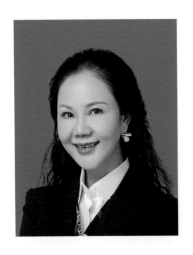

罗　玲

　　教授，佛山美莱医疗美容医院非手术中心院长。在三甲医院从事皮肤与激光医学美容的临床、教学、科研工作近 30 年，是国内最早从事医学美容的皮肤科专业医生之一，不仅在皮肤科常见病、多发病的诊断和治疗上积累了丰富的临床经验，而且在激光美容、皮肤年轻化、私密抗衰等方面具有较深造诣。主要学术任职：中国中西医结合学会医学美容专业委员会副主任委员；中国医师协会美容与整形医师分会激光专业委员会副秘书长；中华医学会医学美学与美容学分会激光专业委员会常委；中国女医师协会皮肤病专业委员会常委；中国整形美容协会面部年轻化分会常委；中国整形美容协会皮肤修复专业委员会常委；中国整形美容协会微针专业委员会常委；中国整形美容协会新技术与新材料理事会理事；中国抗衰老促进会医学美容专业委员会常委；亚洲医学美容协会激光美容分会学术委员等。

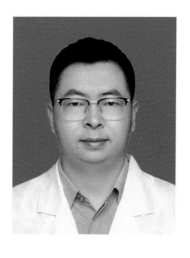

曾衍胜

　　赣州市皮肤病医院激光美容科主任，硕士研究生，副主任中医师，赣州市医学会激光美容分会主任委员，中国中西医结合学会医学美容专业委员会激光与皮肤专家委员会委员，江西省医学会第七届医学美学与美容分会激光美容学组副组长。

　　从事皮肤美容、激光美容临床工作 14 年，主持省、市级课题 3 项，在国家级杂志发表论文 6 篇。擅长：中重度痤疮、敏感肌肤、各种色素性皮肤病、外伤及各种术后瘢痕的光电治疗、光电术后及美容院各种祛斑不良反应修复；注射除皱（鱼尾纹、抬头纹、川字纹）、注射塑形（瘦脸、瘦腿、瘦肩）、黄金微针、光子嫩肤、水光注射、聚焦超声、玻尿酸注射等面部年轻化项目。

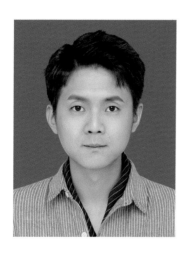

万彬华

· 皮肤科副主任医师
· 北京大学医学硕士
· 中国整合年轻化学会委员
· 中国解剖学会美容分会会员
· 中国非公立医疗机构协会整形与美容专业委员
· Fotona 4D 认证星锐医师
· 热玛吉操作认证医师

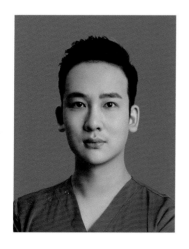

李俊杰

· 上海交通大学附属第九人民医院整形与修复外科医学博士
· 亚太抗加龄医疗学协会常务理事 / 日本再生医疗学会荣誉委员
· 《ELLEMEN》睿士杂志理容大赏特邀评委
· 法国里昂大学交流学者
· 台湾国立阳明大学交流学者
· 高德美公司注射导师
· 艾尔建情绪美学特邀讲师
· 伊妍仕少女针特邀讲者
· 华熙生物公司培训导师

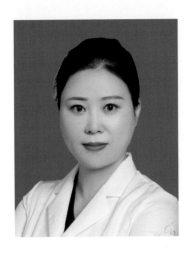

周李燕

- 副主任医师
- 江苏省美容主诊医师
- 江阴澄美桃花源医疗美容诊所创始人
- 中国非公立医疗机构协会皮肤专业委员会第三届委员会委员
- 中国非公立医疗机构协会皮肤专业委员会第三届委员会皮肤年轻化专业委员
- 中国非公立医疗机构协会整形与美容专业委员会青年委员会常务委员
- 保妥适注射认证医师
- Reaction 芮艾瑅专家导师
- 科医人 M22 逐光之星认证医师
- Fotona 4D Pro 星锐医师
- 尖峰之星超声王认证医师
- 参编《精编临床皮肤病学》《现代面部皮肤美容技术》等

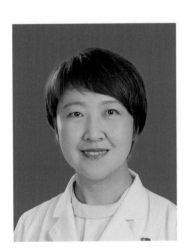

王 丹

- 江南大学附属医院整形外科副主任医师
- 无锡市中西医结合学会整形与美容专业委员会秘书
- 江苏省整形美容协会第三届微创与激光美容分会委员
- 中国中西医结合学会医学美容专业委员会激光与皮肤美容专家委员会委员
- 保妥适注射认证医师
- 超声炮推荐三星医师
- 主编《秒变女神——医学美容必知道》，参编《现代面部皮肤美容技术》等

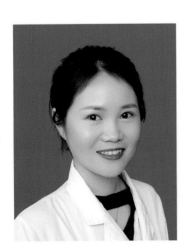

张丽超

- 南京医科大学附属无锡人民医院皮肤科主治医师，江苏省美容主诊医师
- 发表 SCI 及中华、核心期刊文章近 20 篇
- 《只有皮肤科医生才知道——肌肤保养的秘密》第 1 版、第 2 版，副主编
- 江苏省整形美容协会微创与激光美容分会委员
- 江苏省医学工程学会临床健康分会委员
- 无锡市医师协会美容与整形医师分会委员
- 无锡市医学会医学美学与美容分会秘书

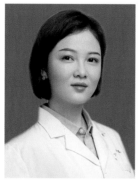

丁 颖

- 江西省皮肤美容主诊医师
- 主治医师，现就职于南昌大学第二附属医院整形美容科
- 江西省研究型医院学会中医皮肤美容分会委员
- 江西省研究型医院学会抗衰老美容分会委员
- 获第六届全国光电美容操作技能大赛二等奖

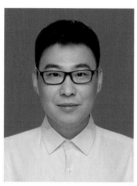

于志鑫

- 医学硕士
- 主治医师，现就职于天津维美医疗美容医院美容外科
- 天津医师协会美容整形医师会员
- 全国鼻整形大师杯优胜奖
- 美国射极峰综合鼻整形研究院指定鼻修复中心特聘专家
- 美国曼特波鼻综合整形研究院特聘专家
- 超体 Transplus 鼻整形指定医师
- 真质 ADM 脱细胞真皮基质全国指定医师

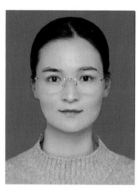

王玉英

- 江南大学附属医院整形科主治医师
- 整形外科硕士
- 主要专注于整形外科基础及临床研究
- 擅长体表肿物切除、腋臭微创手术、皮肤除皱以及眼部手术的诊治等

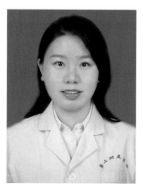

石晨龙

- 皮肤性病学主治医师
- 现就职于南昌大学第二附属医院整形美容科
- 江西省美容皮肤主诊医师，皮肤性病学硕士
- 江西省研究型医院学会中医皮肤美容分会委员
- 江西省医学会医学美学与美容学分会激光美容学组长
- 第四届全国光电美容操作技能大赛医美精英奖获得者

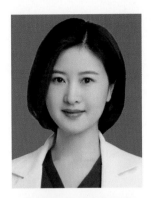

付 毅

· 美容皮肤科主诊主治医师
· 深圳澳玛星光悦容医疗美容诊所业务院长
· 中整协微创皮肤美容分会微针专业委员会委员
· 中国非公立医疗机构协会皮肤激光与物理治疗学组委员
· 广东省整形美容协会皮肤美容分会第三届委员

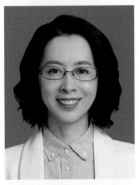

付淑玲

· 美容皮肤科主诊主治医师
· 深圳香蜜丽格医疗美容诊所技术院长
· 中国中西医结合学会医学美容专业委员会委员
· 第三届中医美容专家委员会委员
· 北京军区总医院皮肤外科与微创注射美容学会委员
· 内蒙古呼伦贝尔市医学会皮肤病分会委员会委员
· 公立医院皮肤科 20 余年工作经历

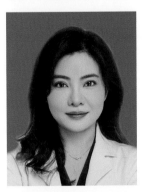

朱亚丽

· 上海今识门诊部美容皮肤院长
· 皮肤科副主任医师
· 中国非公立医疗机构协会皮肤专业委员会皮肤年轻化学组第一届委员
· 中国整形美容协会医美与艺术分会线雕美容艺术专业委员会第一届委员
· 中国妇幼保健协会医疗美容专业委员会面部年轻化学组第一届委员
· 新浪医美科普讲师
· 热玛吉官方认证培训导师
· 菲洛嘉中国中胚层疗法培训讲师
· 双美胶原指定注射医师
· 艾尔建中国乔雅登、保妥适高级注射医师

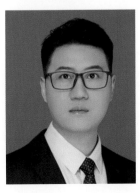

朱守超

· 南京华韩奇致美容医院美容外科技术院长
· 中国整形美容协会医学美学设计与咨询分会微整形与美学设计专业委员会会长
· 中国整形美容协会损伤救治康复分会常务理事
· 中国非公医疗机构协会整形与美容专业委员会常务委员
· 中国中西医结合学会医学美容专业委员会愈合再生医学分会常务委员
· 中国整形美容协会线技术分会理事
· 中国整形美容协会新技术新材料分会理事
· 中国整形美容协会精准与数字医学分会委员
· 中国面部整形与重建外科学会分会微创与注射美容分会委员

作者简介

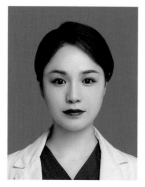

刘 艳

- 皮肤病与性病专业主治医师
- 江苏省美容主诊医师
- 中国整形美容协会微创与皮肤整形美容分会微针专业委员会委员
- 美国赛诺龙 Picoway 超皮秒认证操作医师
- 美国 SKIN CEUTICALS 品牌认证医师
- 法国 Revitacare、Filorga 实验室认证医师
- 北京爱美客嗨体注射医师
- 中国非公立医疗机构协会皮肤专业委员会聚焦超声面部年轻化临床应用标准化专家

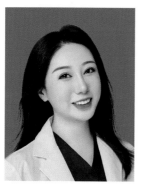

刘博婵

- 皮肤科主治医师
- 广东省美容皮肤科主诊医师
- 鹏爱集团深圳鹏爱医疗美容医院美容皮肤科主任
- 中国医师协会皮肤科分会会员
- 中国整形美容协会微创与皮肤整形美容分会会员
- 中国非公立医疗机构协会皮肤专业委员会会员
- 发表文章《Picoway 皮秒激光等治疗黄褐斑 2 例报告》《微针疗法联合水光注射治疗颈纹的临床疗效观察》等

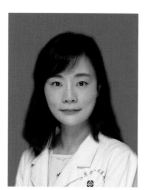

许 阳

- 江苏省人民医院皮肤科主任医师
- 副教授
- 硕士研究生导师
- 编写专著《见山：值得探讨的皮肤科学问题》及译著《皮肤影像学》
- 中华医学会医学美学与美容学分会美容皮肤学组委员
- 江苏省整形美容协会皮肤美容学组副主任委员等职务

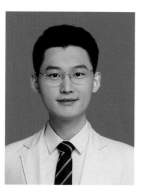

孙 硕

- 2016 年毕业于徐州医科大学临床医学系
- 美容外科执业医师
- 艾尔建注射认证医师
- 瑞蓝认证注射专家
- 擅长脂肪抽吸塑形手术、眼整形手术、鼻整形手术、注射美容术、面部皱纹淡化、瘦肩、瘦腿、面部轮廓紧致、面部立体度打造

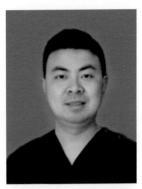

李海游

- 毕业于南华大学医学院临床医学专业
- 整形外科学硕士
- 整形外科主治医师
- 中国整形美容协会精准与数字医学分会第一届委员会委员
- 中国中西医结合学会医学美容专业委员会委员
- 湖南整形医疗美容医师协会面部年轻化分会专业委员会委员
- 中西医结合学会医学美容专业委员会脂肪专业委员会委员
- 中国整形美容协会精准数字医学分会第一届眼整形专业委员会委员

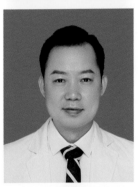

杨文钰

- 1999 年毕业于赣南医学院临床医学专业
- 无锡华韩医疗美容诊所皮肤科主治医师
- 江苏省美容皮肤科主诊医师
- 江西省医学会皮肤与性病学分会委员
- 江西省赣州市医学会皮肤与性病学分会委员
- 擅长常见皮肤病诊治、肉毒毒素注射、玻尿酸塑形、各种色素性皮肤病、痤疮、玫瑰痤疮、敏感肌和瘢痕修复等

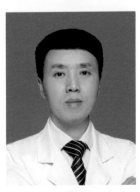

张卫国

- 华秀集团上海欧邦医疗美容分院行政技术院长
- 江苏大学临床医学系学士
- 中共党员
- 江、浙、沪美容皮肤主诊医师
- 皮肤科副主任医师
- 从医 20 余年
- 擅长面部抗衰、注射填充、化学焕肤、痘斑综治，专注毛发疾病与毛发移植

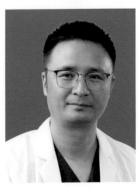

张超群

- 副主任医师
- 江苏省美容外科主诊医师
- 中国非公立医疗机构协会整形与美容专业委员会青年委员会常务委员
- 中国非公立医疗机构协会皮肤专业委员会毛发医学与头皮健康管理学组委员
- 中国非公立医疗机构协会整形与美容专业委员会线技术学组委员
- 中国整形美容协会医美与艺术分会注射美容与微整形艺术专业委员会委员
- 江苏省整形美容协会美容外科分会委员

作者简介

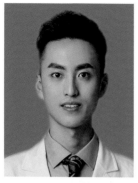

陈 忱

- 皮肤科主治医师
- 皮肤外科医师
- 云南省美容皮肤科主诊医师
- 云南省整形美容协会微整形美容分会理事
- 云南省整形美容协会激光美容分会理事
- 云南省整形美容协会脂肪医学分会委员

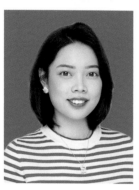

杭怡宁

- 中西医结合皮肤方向博士
- 主治医师、美容主诊医师
- 热玛吉官方认证医师
- 半岛超声炮三星认证医师
- Fotona 4D 星锐医师
- 赛诺龙 5G Max 新锐医师
- 超皮秒新锐医师
- 科医人超光子 AOPT 逐光之星医师
- 保妥适、艾维岚官方认证注射医师

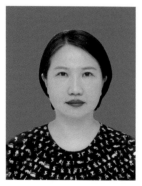

郑晓晖

- 医学硕士
- 副主任中医师
- 现就职于杭州时光医疗美容医院，副院长
- 中国整形美容协会微创与皮肤整形美容分会微针亚专业委员会常务委员
- 中国整形美容协会面部年轻化分会委员
- 浙江省医学会医学美学与美容分会皮肤外科学组委员
- 浙江省中西医结合学会皮肤性病分会微创美容学组委员

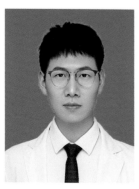

徐志庆

- 2014 年毕业于江苏省徐州医学院临床系
- 安徽医科大学整形外科硕士
- 整形外科主治医师
- 江苏省美容主诊医师
- 中国整形美容协会整形外科分会委员
- 中国整形美容协会口周整形分会委员
- 擅长面部抗衰的微整形注射及手术治疗、眼周年轻化的综合治疗

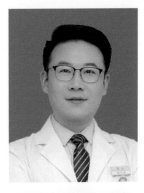

殷剑波

- ·副主任医师
- ·江苏省美容主诊医师
- ·无锡遇见桃花源医疗美容诊所创始人
- ·原无锡妇幼保健院美容科主治医师
- ·上海第九人民医院激光美容中心进修
- ·中国整形美容协会海峡两岸分会委员
- ·江苏省抗衰老学会皮肤再生与修复分会委员
- ·著作《现代面部皮肤美容技术》副主编
- ·国内外杂志发表多篇医学论文，并获"无锡市自然科学优秀学术论文"奖

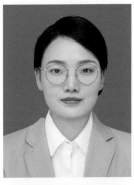

陶丛敏

- ·皮肤病与性病学硕士
- ·主治医师
- ·美容主诊医师
- ·现就职于南昌大学第二附属医院整形美容科
- ·擅长血管性疾病、痤疮及面部年轻化综合治疗
- ·发表核心期刊论文 3 篇

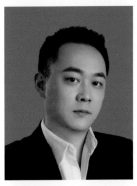

黄雄飞

- ·整形外科副主任医师
- ·医疗美容主诊医师
- ·无锡卓迩医疗美容门诊部技术院长
- ·成都青羊雅肤媛医疗门诊整形外科副主任医师
- ·任职于贵州医科大学附属白云医院
- ·中国中西医结合协会医学美容专业委员会专家委员
- ·强生瑅珀西中国精英术者顾问委员会委员
- ·美国强生曼托系列、傲诺拉系列胸假体指定授权医生
- ·曼特波鼻综合整形研究院高级特聘专家
- ·TRANSPLUS 超体整形手术指定医师
- ·余光网脂肪室复位技术指定医师
- ·微创胸部悬吊复合胸技术创始者

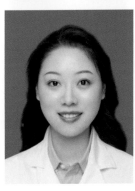

彭　鹰

- ·2020 年硕士研究生毕业于中国医学科学院皮肤病医院
- ·皮肤病与性病专业主治医师
- ·江西省美容主诊医师
- ·现就职于南昌大学第二附属医院整形美容科
- ·硕士毕业于中国医学科学院皮肤病医院
- ·擅长面部提升紧致、射频紧肤、收缩毛孔、改善皮肤质地等面部年轻化治疗及色素类（太田痣、雀斑等）、血管类（鲜红斑痣、毛细血管扩张等）及痤疮等损容性皮肤问题的光电治疗

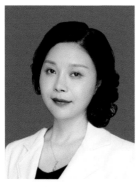

董子瑄

· 毕业于延边大学临床医学系
· 皮肤科主治医师
· 江苏省美容主诊医师
· 南京艺星医疗美容医院皮肤科院长
· 擅长色素增加性皮肤病及血管性皮肤病的诊治、面部损容性皮肤病的诊治、黄金微针、光子联合超声治疗皮肤老化

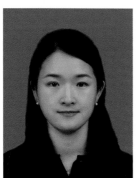

雷 佳

· 2010 年毕业于南昌大学医学院医学系
· 现就职于南昌大学第二附属医院
· 皮肤性病学主治医师
· 皮肤美容主诊医师
· 擅长面部常见色素性疾病（雀斑、脂溢性角化、褐青色痣、太田痣、咖啡斑）的治疗，黄褐斑、敏感肌的长期调理；痘坑、毛孔粗大、瘢痕的治疗；超声炮、黄金微针面部抗衰的治疗

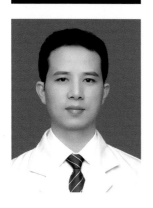

黎 炜

· 2020 年毕业于广东医科大学皮肤病与性病专业
· 医学博士
· 现就职于南昌大学第二附属医院医疗美容科
· 皮肤性病学专业住院医师
· 江西省皮肤美容主诊医师
· 江西省医师协会美容与整形医师分会委员
· 参与国家自然科学基金项目 2 项
· 以第一作者或通讯作者发表 SCI 论文 3 篇

前言

4 年前，《现代面部皮肤美容技术》一书面世，获得了业内同道和求美者的关注，不少读者纷纷与我们交流心得、分享感悟、进言献策。大家普遍认为该书既是医美从业者有章可循的教科书，又是求美者求知求美的指导书。3 年前，美沃斯平台邀请我们参加了该书音频版的制作，让更多的医美从业者和求美者能够通过多种媒介接触到该书的内容，荣幸之至！凡此种种，除了让我们感受到传授知识的快乐外，也有更新完善该书的想法。

《现代面部皮肤美容技术》出版后，我们内心一直有一个遗憾，就是这本书缺少面部常用美容外科手术部分，加之近几年医疗美容行业快速发展，新观点、新理论、新产品、新技术相继面世，这就要求我们的图书编纂工作必须与时俱进、不断迭代。《实用面部美容技术》很好地完成了这项工作，全书瞄准学术前沿、追踪学科进展、破旧立新，对近年来面部美容技术的新进展做了翔实系统的更新。

本书聚焦于大家关注的一系列问题，特别是介绍了面部抗衰及年轻化的最新技术。全书共分为 6 篇、36 章，包含约 400 张图片、60 个技术操作规范视频，文笔流畅、言简意赅、条理清晰、通俗易懂、资料翔实、实用性强，突出技术原理、适应证、操作流程、并发症处理、联合应用及应用效果案例展示，特别是针对每项技术都精心制作了操作规范视频。这种图文并茂、音影结合、条分缕析的解读，让读者更为直观、清晰地了解面部美容技术的核心要义。全书分上下册：上册为皮肤保养与光声电技术，主要包括面部皮肤保养、刷酶技术、光声电技术；下册为面部微创与整形美容手术，主要包括注射技术、面部埋线美容提升技术、面部常用美容外科手术。全书具备专业性、系统性、新颖性、实用性，能够让医美从业人员更系统地学习和了解医美知识，并能做到让大家在实际操作过程中既有理论基础的支撑，又有实际章法的参考。

本书编写过程中得到了多方面的关心和帮助。无锡大尚美医疗美容医院是总牵头单位，在作者协调、书稿编辑、视频及二维码制作等方面做了大量的工作；上海馥云医疗美容诊所杨子葳助理、深圳香蜜丽格医疗美容诊所李钊助理及无锡大尚美医疗美容医院王心音主治医师为全书进行了认真细致的审核；辽宁科学技术出版社为本书顺利出版给予了大力支持；上海海聚信顶智学院王建中院长从医美培训机构需求等方面给出了很好的建议；还有为本书编纂工作辛勤付出的作者们，在此一并致谢！

由于本书是多位作者共同完成的技术专著，难免存在不足之处。希望广大读者和同仁不吝赐教，提出宝贵意见，以便再版时修正。

谨以此书献给所有从事医疗美容行业的相关人员及广大的求美者！

《实用面部美容技术》编委会

2024 年 9 月

二维码操作及加入主编交流群使用说明

本书收录了 60 个医美操作规范技术视频，获取本书所有权的用户，同时应获得一个激活码，用于获取本书视频的观看权限。切记，勿将激活码分享给他人，以免失去自己观看视频的机会。本书视频为赠品，会随着医美技术的发展，随时可能下架，请知悉。

一、观看本书视频的准备工作

（1）观看本书视频，需要手机安装并登录微信，且保证手机上网正常。

（2）建议用户使用自己常用的微信操作，一旦激活，就绑定了该微信号。

（3）观看视频，比较消耗网络流量，建议在手机连接了无线网络（Wi-Fi）的情况下操作。否则，请留意自己的手机剩余流量。

二、观看本书视频的具体操作方法

（1）激活：先将右图激活码刮开，使用手机微信扫一扫，扫描该激活码，授权本微信观看身份，一次激活永久有效。注意，一旦激活成功，激活码就失效了，不能再次使用。

（2）观看：打开书中章节，扫描书中二维码，即可观看视频。可反复观看本书所有视频。

3787

三、本书增值福利

（1）加入主编交流群的方法：购书后，微信添加主编交流群助理（微信号：ysarana），将由助理邀请您入群。

（2）进群后，本书主编亲自为您答疑解惑、群内分享专家线上讲座，与各地医生探讨真人案例。

目录

PART 1
第一篇
面部皮肤保养

第一章
面部皮肤结构、生理功能与微生态

一、面部皮肤结构

皮肤（skin）被覆于体表，与人体所处外界环境直接接触。皮肤及其附属器一起构成了皮肤系统。组织学上，皮肤有3层——表皮、真皮和皮下组织，皮下筋膜称为真皮下层，位于真皮深处。由于特定功能及身体部位不同，皮肤的颜色、厚度和纹理也不同。例如，眼睑与眉毛位置相近，眼睑的皮肤柔软、薄、毛发细，这与眉毛处皮肤厚、毛发粗形成对比。男性和女性的皮肤也不同，男性会在下巴、下颚和嘴唇前部形成许多粗糙的胡须，而在女性的这些部位毛发就不明显。脸颊和前额的皮肤很柔软，有细毛和许多皮脂腺，呈油性质地。嘴唇的皮肤很薄，但没有毛发。图1-1-1为面部皮肤结构图。

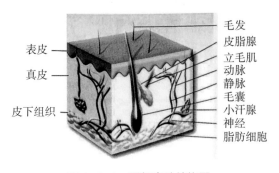

图1-1-1　面部皮肤结构图

1. 表皮

表皮（epidermis）在组织学上属于复层鳞状上皮，主要由角质形成细胞、黑色素细胞、朗格汉斯细胞和麦克尔细胞等构成。根据面部皮肤分化阶段和特点又将角质形成细胞分为4层，由深至浅分为基底层、棘层、颗粒层、角质层。

2. 真皮

真皮（dermis）在组织学上属于不规则的致密结缔组织，由纤维、基质和细胞成分组成。真皮的厚度因身体的部位不同和性别不同而有所不同，由浅至深可分为乳头层和网状层，但两层间无明确界限。乳头层内含丰富的毛细血管和毛细淋巴管，还有游离神经末梢和囊状神经小体；网状层有较大的血管、淋巴管、神经穿行。

3. 皮下组织

皮下组织（subcutaneous tissues）位于真皮下方，其下与筋膜等组织相连，由疏松结缔组织及脂肪小叶组成，又称皮下脂肪层。皮下组织含有血管、淋巴管、神经、小汗腺和顶泌汗腺等。皮下组织的厚度随部位、性别及营养状况的不同而有差异。

二、面部皮肤生理功能

1. 屏障功能

皮肤最重要的功能是维持一个安全的环境，皮肤屏障功能主要由表皮完成，并作为一种物理屏障实现双向防护——防止液体、电解质和蛋白质的流失；同时防止感染、有毒化学物质入侵和紫外线辐射。其中，透明质酸、丝聚蛋白、中性脂质、鞘脂质、神经酰胺、胆固醇和棕榈酸在屏障保护中起到重要作用。皮肤也有化学屏障作用，如抗菌肽、防御素、皮脂腺脂，作为一道防御墙，防止病原微生物和有毒化学物质入侵。黑色素保护皮肤和DNA免受紫外线伤害。

2. 免疫功能

皮肤是抵御外部环境危害的第一道防线，防止细菌和病毒感染，特应性皮炎和接触性皮炎是由免疫功能障碍引起的。

3. 完整性

皮肤的完整性可以保护体内的物质、液体、蛋白质和电解质这些对我们身体至关重要的物质不流失。完整性的缺失可导致液体和蛋白质损失、电解质失衡。

4. 伤口的愈合和损伤的修复

这是皮肤非常重要的功能。伤口愈合不良是令人沮丧的，尤其是那些涉及面部皮肤的创伤修复。例如：着色性干皮病是紫外线诱导DNA损伤，导致皮肤愈合能力缺陷，造成受损皮肤无法修复；增生性瘢痕的形成则是创伤愈合过度所致。

三、面部皮肤微生态

皮肤的主要功能是在身体和外部环境之间形成物理、化学和免疫保护屏障。正常皮肤表面是酸性、高盐、干燥和有氧的环境，但毛囊皮脂腺单位相对厌氧，脂质丰富。身体与一个复杂的微生物群落相互连接，包括栖息在身体表面的细菌、真菌和病毒。这些微生物及其周围环境形成微生物组。共生微生物组参与皮肤中发生的基本生理过程，对维持皮肤屏障功能非常重要。

皮肤微生物在生物体数量和活性方面极为多样。微生物的组成取决于皮肤的生理学，与以水分、干燥和皮脂含量为特征的微环境有关。皮肤表面的主要常驻菌包括表皮葡萄球菌（*S. epidermidis*）、痤疮丙酸杆菌（*C. acnes*）和马拉色菌属（*Malassezia*，真菌）。当各种内源性、外源性因素影响到微生物的生长环境时，皮肤表面共生微生物的种类和数量就会发生变化，某些细菌大量繁殖，菌种多样性下降甚至丧失，导致微生态失衡及相关疾病的发生，例如：痤疮、脂溢性皮炎、玫瑰痤疮等。

第二章
面部皮肤保养

一、面部皮肤美的标准

面部皮肤美的标准包括皮肤颜色均匀红润，皮肤水分含量充足，水油分泌平衡，肤质细腻有光泽，皮肤光滑有弹性，无皮肤病，面部皱纹程度与年龄相当，对外界刺激不敏感，对日光反应正常。皮肤健康的基本特征包括皮肤颜色、光泽、细腻度、滋润度、弹性和皮肤的反应性。

二、面部皮肤的分型

1. 干性皮肤

又称干燥性皮肤。角质层含水量低于 10%，皮脂分泌量少，皮肤干燥，缺少油脂，皮肤细，毛孔不明显，洗脸后有紧绷感，对外界刺激（如气候、温度变化）敏感，易出现皮肤皲裂、脱屑、皱纹和色素沉着。干性皮肤既与先天性因素有关，也与经常风吹日晒及过多使用碱性洗涤剂有关。

2. 中性皮肤

又称普通型皮肤，为理想的皮肤类型。角质层含水量 20% 左右，皮脂分泌量适中，皮肤表面光滑细腻，不干燥、不油腻，有弹性，对外界刺激适应性较强。

3. 油性皮肤

也称多脂型皮肤，多见于中青年及肥胖者。角质层含水量在或不在正常范围内，皮脂分泌旺盛，皮肤外观油腻发亮，毛孔粗大，易黏附灰尘，肤色往往较深，但弹性好，不易起皱，对外界刺激一般不敏感。油性皮肤多与雄激素分泌旺盛、偏食高脂饮食及香浓调味品有关，易患痤疮、脂溢性皮炎等皮肤病。

4. 混合型皮肤

是干性、中性、油性混合存在的一种皮肤类型。多表现为面中央部位（即前额、鼻部、鼻唇沟及下颌部）呈油性，而双面颊、双颞部等表现为中性或干性皮肤。躯干部位皮肤和毛发性状一般与头面部一致，油性皮肤者毛发亦多油光，干性皮肤者毛发亦显干燥。

5. 敏感性皮肤

又称过敏性皮肤，多见于过敏体质者。皮肤对外界刺激的反应性强，对冷、热、风吹、紫外线、化妆品等均较敏感，易出现红斑、丘疹、瘙痒等表现。

三、面部皮肤护理的概念及重要性

1. 概念

面部皮肤护理又称面部保养，是在科学美容理论的指导下，运用科学的方法和专业的美容操作技术、美容仪器及相应的功效性护肤品，来维护和改善人体面部皮肤，使其在结构、形态和功能上保持良好的健康状态，延缓其衰老过程。它通过对皮肤的清洁、营养、滋润、按摩达到美容护肤的目的。

2. 重要性

在全身皮肤中，面部皮肤裸露在外，因环境因素而受到的损害最大，容易出现敏感、晒伤、痤疮、老化等皮肤问题。正确的皮肤护理有助于改善皮肤表面的缺水状态，可保持毛孔通畅，淡化色斑，减少微细皱纹，加速皮肤的新陈代谢。总之，皮肤护理有助于预防和改善皮肤问题，延缓皮肤衰老，保持皮肤的健康状态。

四、面部皮肤护理的步骤

1. 皮肤清洁

皮肤清洁是皮肤护理的第一步。皮肤表面直接与外界接触，可附着不同种类的微生物和灰尘，早晚需清洁皮肤。注意洁面过程中力度适中，忌用力揉搓面部，以免损伤面部皮肤，导致对皮肤屏障的损伤。

2. 皮肤保湿

皮肤保湿是日常护理中的重中之重，对皮肤屏障的保护和修复极其重要。冷喷疗法简称冷疗，日常护理中可选用便携式冷疗装置，如医用型的舒缓喷雾。冷喷过后选择外涂舒缓温和的保湿乳剂或者膏剂，涂抹厚度要适中，以不油腻、不刺激、舒适为宜。

3. 皮肤防晒

紫外线辐射可损伤皮肤的表皮和真皮，可以引起光老化、日晒伤、皮肤癌、光敏反应、光变态反应等。应选择合适的防晒产品，一般使用防晒系数（SPF）在 15% ~ 30% 的防晒霜或防晒乳，同时要注意防晒霜的舒适感，不刺激、清爽，涂抹后无明显不适反应。外出活动除涂抹防晒霜外，还应戴帽、打伞进行防护，避免暴晒在日光下。此外，需要定时补涂防晒霜，一般室内活动，要求每 4 小时涂抹 1 次；室外活动，要求每 2 小时涂抹 1 次。

4. 皮肤微营养

可根据个体皮肤状况，适当补充相关维生素、蛋白质、多肽、活性提取物、生长因子等，如维生素 C、烟酰胺等。

5. 日常生活作息调养

清淡均衡饮食，适当进行身体锻炼，保证充足的睡眠，因为皮肤自身的修复时间段在22:00 到凌晨 2:00，入睡最佳时间应在 22:00 以前，保证每晚 6 ~ 8 小时的睡眠。以上这些良好的生活习惯不仅有利于身体功能的恢复，还可充分确保皮肤的修复。

6. 其他

除了上述日常护理外，还包括一些特殊的皮肤护理方法，如按摩、理疗、激光、射频治疗、IPL、DPL、注射和填充、微针等。

第三章
功效性护肤品概述

一、引言

　　功效性护肤品（dermocosmetics）又称药妆（cosmeceuticals），即药用化妆品，是化妆品和药品这两个词的结合，是由 Alberkligman 博士在 20 世纪 80 年代推广开来的。药妆是一种外用制剂，它既能提供化妆品的特性，又能美化或增强外观；药妆含有药物成分，它能治疗改变皮肤的生理或逆转疾病的过程。功效性护肤品通常含有至少一种与众不同的成分，其功效远远超过纯化妆品，通常能改善皮肤功能、质地、色调、光泽和紧致度。但目前国内功效性护肤品使用紊乱，普遍存在过度应用、不合理应用等现象，在给消费者造成经济损失的同时，对皮肤的损害也不容忽视。对于如何正确选择和使用功效性护肤品，求美者希望皮肤科医生给出专业的建议。这个新诉求使得专业医生们有必要了解功效性护肤品背后的医学理论以及临床研究数据。

二、功效性护肤品与药品、日用化妆品的区别

　　功效性护肤品本质是化妆品而不是药物，含有一定的人工合成或天然的药物或类似药物成分，以增强其除普通美容修饰作用外的辅助功能，如去除表皮角质，增加皮肤水合，改善皮肤屏障功能，降低皮肤敏感性，抑制局部炎症反应和色素生成，促进创面愈合等，无毒副作用，其功效性及安全性均经过实验及临床验证，可以每天使用，但是不能替代药物治疗，只是起到辅助治疗皮肤病的作用。同时，和普通化妆品相比，不含色素、香料、致敏防腐剂，具有药效性、安全性、针对性和专业性等特点；质地和外包装等方面兼具了传统化妆品的特性，使用时能给消费者带来最大限度的愉悦和美的享受。

三、功效性护肤品的发展与未来

　　随着近年来的技术进步，加上对皮肤生理学知识的认识加深，化妆品进入一个科学设计产品的新时代，用于治疗和管理各种类型的皮肤疾病。大量的科学和技术进步支持这一发展，也为化妆品的开发和测试提供了新的、严格的指导方针，可与用于制药产品的化妆品相媲美。这场科技革命催生了现代化妆品的发展，也使之成为皮肤科医生治疗疾病的重要组成部分。未来，随着药物疗效的提高和不良反应的减少，求美者的生活质量和心理状态也会得到改善，从而使其成为更重要、更不可或缺的治疗手段。

四、功效性护肤品的分类

1. 成分分类

（1）维生素——包括维生素 A、维生素 C、维生素 E、B 族维生素等。众所周知，活性氧会对核酸、蛋白质和细胞膜造成损害，而维生素是消除活性氧的重要物质。维生素 C 的含量随着年龄的增长而降低，外涂维生素 C 可增加 I 型和 III 型胶原蛋白 mRNA 的水平、促进伤口愈合和减少面部皱纹、改善光老化皮肤的外观，并可防止紫外线辐射的直接影响。维生素 A_1 可降低胶原酶水平，调节角质化。视黄醇在治疗痤疮、减少皱纹、增加皮肤对紫外线的保护方面也很有效。维生素 E 是一种脂溶性非酶性抗氧化剂和抗炎剂，可保护皮肤免受氧化应激的不良影响，清除老化皮肤或光老化过程中增加的自由基。维生素 B_3（烟酰胺）是一种有效的皮肤美白剂，其作用是抑制黑色素细胞向角质形成细胞的黑色素体转移。

（2）蛋白质、氨基酸——包括胶原蛋白、多肽、表皮生长因子、FGF、精氨酸、半胱氨酸、甲硫氨酸、谷胱甘肽等。蛋白质是皮肤抵抗和修复的有效物质，胶原蛋白是真皮中最重要的蛋白质之一，它以肽的形式广泛应用于功效性护肤品中。生长因子可以增加皮肤的弹性、抗氧化作用和胶原蛋白的合成，可以减少皮肤老化迹象，比如细纹，其广泛应用于药膏、洗液、面膜等药妆产品中。氨基酸类成分可以营养皮肤，促进皮肤创面愈合。

（3）草本成分、活性提取物——包括芦荟提取液、绿茶提取物、红米糠、欧芹、类黄酮类、洋甘菊、马齿苋、中草药提取物等。以上成分对皮肤具有广泛有效的作用，如消炎、保湿、祛痘、抗过敏、抗菌、控油、抗皮肤老化等。

（4）外用酸——包括果酸、水杨酸、乳酸、β-羟基酸、β-脂羟基酸等。它们的作用是减少角质形成细胞的黏附性，从而促进脱皮，俗称化学剥脱。浅表剥脱剂的一般适应证包括光老化、色素沉积障碍，如黄褐斑和炎症后色素沉着改变，以及痤疮。

（5）矿物质——包括硫、氧化锌、铜、黏土等。硫在皮肤科以其抗菌、抗真菌、角质溶解的特性而闻名。黏土被广泛用作医药、美容、化妆品的原料。不同研究表明，氧化锌纳米颗粒和铜纳米颗粒具有抗菌特性。

2. 功能分类

（1）清洁类：临床上应用的清洁产品一般选用性质温和的表面活性剂，对皮肤刺激性小。其成分添加了如洋甘菊、马齿苋、天然活泉水、保湿因子等，从而兼有清洁和舒缓作用，可达到缓解皮肤干燥、紧绷等效果。

（2）保湿和皮肤屏障修复类：该类功效性护肤品常通过以下途径对皮肤发挥保湿和滋润作用：一是吸湿剂原料（包括甘油、丁二醇、乳酸钠、尿素等一些小分子物质）从环境中吸收水分，使皮肤角质层由内而外形成水浓度梯度，以补充从角质层散发而丢失的水分；二是封闭剂原料（如脂肪酸、凡士林、芦荟、牛油果油等）能在皮肤表面形成疏水性的薄层油膜，有加固皮肤屏障的作用；三是添加与表皮、真皮成分相同或相似的"仿生"原料，补充皮肤天然成分的不足，增强自身保湿，具有修复皮肤屏障的作用，如天然保湿因子，脂质屏障剂（如青刺果油、神经酰胺），生物大分子（如透明质酸、胶原蛋白）等。

（3）舒缓类：该类功效性护肤品含有一定抗炎、抗刺激、抗氧化等作用的成分，如芦荟、马齿苋、洋甘菊、甘草提取物、α-红没药醇等，具有较好的辅助抗炎和抗过敏作用。

（4）控油和抗粉刺类：该类功效性护肤品添加锌、B族维生素、月见草、丹参酮、榆绣线菊、重楼提取物等具有抑制皮脂腺分泌功能的成分，从而具有减少油脂分泌的作用。其含有低浓度的水杨酸、果酸、视黄醛等成分，还具有一定的溶解角栓和粉刺的作用，从而良好地改善油性皮肤的不适症状。

（5）美白祛斑类：该类功效性护肤品添加熊果苷、甘草黄酮、氨甲环酸、烟酰胺、维生素C、绿茶、滇山茶提取物等活性美白成分后，通过抑制酪氨酸酶等作用达到美白、祛斑和减少色素沉着的功效。

（6）防晒类：该类功效性护肤品添加二氧化钛、二苯甲酮-3等防晒剂后，通过物理性遮盖、散射光线或化学性吸收紫外线来延缓皮肤光老化，并预防光损伤类皮肤病的发生。

（7）促进创面愈合类：该类功效性护肤品添加芦荟、多肽、氨基酸、透明质酸等成分后，可促进激光、微创术后的创面愈合。

（8）嫩肤和抗皱类：该类功效性护肤品添加维生素E、绿茶提取物等抗氧化剂，维生素A类似物，海鱼源蛋白和多肽，或人参、黄芪、灵芝提取物，可改善皮肤的新陈代谢功能，起到嫩肤和延缓皮肤衰老的功效。

（9）遮瑕类：该类功效性护肤品添加不透明的原料如滑石粉、高岭土等矿物粉后，可起到遮盖瑕疵和美化皮肤质地的作用。

（10）其他类：如添加了抑制汗液分泌和抗菌原料的功效性护肤品可用于改善多汗症及腋臭，添加了激活毛囊代谢的成分后，可达到促进毛发生长的作用。如今，随着化妆品技术的迅速进展，今后将会有更多的功效性护肤品进入临床。

3. 剂型分类

功效性护肤品可根据其成分、理化性质、作用机制等制成多种剂型，具体分类有液状类、乳状类、膏霜状类、油状类、棒状类、粉状类、凝胶状类、块状类、气胶状类。剂型分类不作为重点讲述，因为皮肤科医生主要根据功效性护肤品的功效及求美者当时的皮肤状态为求美者合理选择功效性护肤品。

五、功效性护肤品功能

1. 痤疮及油性皮肤

主要包括痤疮、脂溢性皮炎、酒渣鼻等皮肤病。以上疾病多选用清洁类、控油和抗粉刺类功效性护肤品，舒缓类或保湿和皮肤屏障修复类功效性护肤品也具有良好的辅助治疗效果。研究表明，对于痤疮患者，使用含水杨酸的功效性护肤品联合红蓝光的治疗效果优于单独红蓝光的治疗效果。尤其是对于轻中度的痤疮患者，使用含酸类的功效性护肤品疗效更佳，并在痤疮好转后可起到维持治疗的效果。

2. 敏感及干燥皮肤

如敏感性皮炎、激素依赖性皮炎、特应性皮炎、湿疹、皮肤瘙痒症、酒渣鼻（玫瑰痤疮）、毛周角化症等。以上疾病多选择舒缓类、清洁类、保湿和皮肤屏障修复类的功效性护肤品。对于敏感肌肤的应激状态，有学者建议使用含有甘草提取物的功效性护肤品多次涂抹患者面部，8小时即有效，能对血管起到较好的收缩作用。

3. 色素增生性皮肤

色素增生性皮肤病如黄褐斑、炎症后色素沉着、黑变病等，该类疾病辅助应用美白祛斑类功效性护肤品，并配合保湿类、舒缓类功效性护肤品进行基础护理，外涂防晒霜等有明显的疗效。对于黄褐斑患者，有研究显示，使用含滇山茶提取物、三七及马齿苋的外用精华液联合口服氨甲环酸片比仅口服氨甲环酸片改善更明显，不良反应少。

4. 血管增生性皮肤

血管增生性皮肤病如面部毛细血管扩张、鲜红斑痣、蜘蛛痣等，应选用具有修复屏障功能、毛细血管，增强胶原蛋白和弹性蛋白活力的功效性护肤品。

5. 老化皮肤

老化皮肤的表皮、真皮水分大量丢失，表皮变薄，真皮内弹力纤维断裂，胶原纤维减少，排列紊乱，皮肤弹性降低，可导致皮肤老化、皱纹产生。在清洁、补水、保湿、防晒的基础上，增加使用抗皱类功效性护肤品。

6. 特殊人群护理（婴儿、老人、孕妇）

婴儿、老人皮肤容易干燥，比较脆弱，容易受到不同程度的损伤，而妊娠期妇女体内新陈代谢特别旺盛，汗腺、皮脂腺分泌增多，常感到不太舒适。特殊人群皮肤护理选择保湿和皮肤屏障修复类的功效性护肤品，避免不良刺激。

7. 毛发类问题

脱发、头屑、发梢受损为毛发类常见问题，尤其是各种原因导致的脱发最为常见，除了药物治疗以外，用于治疗头发和头皮疾病的药妆品的研究为被毛发问题困扰的求美者提供了很好的选择，橄榄油、金银花、芝麻、蓖麻、椰壳等成分常用于毛发类的药妆品制备，应根据不同毛发问题选择具有去屑、生发、滋养等功效的药妆品。

六、功效性护肤品与其他治疗的联合应用

1. 光声电联合

抗衰面部保湿剂与射频微针配合使用，对皮肤皱纹量、亮度、色调、平滑度等所有皮肤属性的改善有效。已有研究证明，将激光治疗和传统功效性护肤品结合使用要比单独使用更有效。激光术后伤口愈合大多推荐使用含有抗氧化剂和抗生素的药妆品，一些非处方药妆中的成分可以帮助减轻发红和炎症，包括维生素C、维生素E、B族维生素或烟酰胺，这些有助于屏障修复，还具有抗炎特性。此外，在黄褐斑的治疗中，研究发现，使用微针导入左旋维生素C联合Q开关1064 nm激光的疗效优于单独使用Q开关1064 nm激光，MASI评分下降显著，不良反应少。

2. 化学剥脱术联合

化学剥脱的功能是通过所含的羧基或羟基所诱导的反应，破坏表皮或真皮的特定部位，类似于标准伤口愈合，以促进新皮肤的生长，改善表面的质感和外观。许多功效性护肤品成分可用于增强化学剥脱和降低不良反应的发生，如多肽、皮肤美白剂、类维生素A、

黄芪注射液等。有学者对痤疮患者接受化学剥脱术后即刻使用活泉水面膜湿敷对比使用纯净水面膜湿敷，发现活泉水面膜湿敷可用于化学剥脱术后护理，能够改善瘙痒、刺痛、烧灼感、紧绷感，及红斑、干燥、脱屑等不良反应。

3. 注射联合

当今的美容皮肤科医生可以使用许多工具和技术来实现面部年轻化，皮肤老化过程是复杂的，使用组合方案来解决是不错的选择。缓解皮肤老化的功效性护肤品已经有许多被开发出来，但其作用有限。注射治疗和填充已经开始成为微创面部年轻化的主流，A 型肉毒毒素是这些微创手术中应用最广泛的一种。填充剂可以改善面部体积和轮廓，对许多求美者来说也是一个有吸引力的选择，透明质酸是目前最常用的填充剂。使用药妆及注射美白抗衰产品在面部年轻化治疗上能达到很好的效果。有学者联合肉毒毒素和透明质酸溶液对面部皱纹进行注射，发现联合治疗效果优于仅使用肉毒毒素的效果，皱纹得到有效改善，自信心评分明显提高。

4. 药物联合

皮肤科常见的皮肤疾病（如痤疮、特应性皮炎、激素依赖性皮炎、黄褐斑等），除了药物治疗外，还需要更为严格的皮肤护理，皮肤科医生通常会建议联合使用药妆品，一来可以减少普通功效性护肤品对皮肤的不良刺激，二来药妆品中的一些有效成分还能协同解决皮肤问题，使皮肤疾病的治疗周期缩短，达到满意疗效。在儿童特应性皮炎的治疗中，透明质酸可促进角质形成细胞的增殖和分化，具有修复皮肤屏障的作用。

参考文献

[1] Belkaid Y, Segre JA. Dialogue between skin microbiota and immunity[J]. Science (New York, NY), 2014; 346 (6212): 954–959.

[2] Dréno B, Araviiskaia E, Berardesca E, et al. Microbiome in healthy skin, update for dermatologists[J]. Journal of the European Academy of Dermatology and Venereology : JEADV, 2016; 30 (12): 2038–2047.

[3] 李妍, 徐婧, 李尧, 等. 蒂珂清痘净颜功效性护肤品联合红蓝光治疗痤疮疗效观察 [J]. 中国激光医学杂志, 2013, 22 (03): 160–164.

[4] 周甜甜. 医学功效性护肤品对屏障受损型肌肤调理的临床案例分析 [J]. 世界最新医学信息文摘, 2019, 19 (80): 201–202.

[5] 樊一斌, 王雨桐, 李梦. 氨甲环酸联合外用富含滇山茶、三七以及马齿苋的外用精华溶液治疗黄褐斑的疗效观察 [J]. 皮肤病与性病, 2021, 43 (04): 552–553、570.

[6] 张艳红, 黄玉成, 许慧, 等. 微针导入左旋维生素 C 联合 Q 开关 1064nm 激光治疗黄褐斑临床疗效分析 [J]. 实用医院临床杂志, 2021, 18 (05): 160–163.

[7] 曹文婷, 毛越苹, 颜坚, 等. 活泉水在化学剥脱术后皮肤恢复中的效果观察 [J]. 皮肤性病诊疗学杂志, 2011, 18 (03): 171–173.

[8] 季广磊, 张建文, 周蔚. A 型肉毒素联合透明质酸钠溶液治疗面部皱纹的临床效果 [J]. 临床医学研究与实践, 2020, 5 (33): 100–102.

[9] Sharma M, Sahu K, Singh SP, et al. Wound healing activity of curcumin conjugated to hyaluronic acid: in vitro and in vivo evaluation[J]. Artificial cells, nanomedicine, and biotechnology, 2018, 46 (5): 1009–1017.

PART 2
第二篇
刷酶技术

第一节　引言

　　酶（enzyme）指的是由活细胞产生的、对其底物具有高度特异性和高度催化效能的蛋白质或 RNA。刷酶指的就是通过涂抹含酶制剂的产品，利用酶的信使作用、催化作用等，使第一信使与细胞表面的受体结合，释放化学信号给细胞内的第二信使，从而激活皮肤级联系统里面各种酶的反应，达到改善皮肤问题的目的。

　　酶的作用机制普遍被认同的是 Koshland 的"诱导契合"学说。该学说主张：当底物结合到酶的活性部位时，酶的构象就会发生改变，从而降低了反应的活化能，提高了化学反应的速率，使反应更易进行。所以刷酶并不属于化学剥脱技术，因为酶的本质是一种具有化学催化作用的有机物，即一类极为重要的生物催化剂（biocatalyst）。由于酶的作用，生物体内的化学反应在极为温和的条件下也能高效和特异地进行。随着人们对酶分子的结构与功能、酶促反应动力学等研究的深入和发展，逐步形成酶学（enzymology）这一学科。

　　酶在生命体的新陈代谢过程中占有重要地位，几乎所有细胞的生命活动都需要酶的参与。19 世纪 30 年代，德国化学家 Liebig 和他的同事 Wohler 从苦杏仁汁中发现了一种催化物质，后被命名为苦杏仁酶（emulsion），这是最早发现的酶之一。随后又有许多酶被相继发现，酶学研究也进入飞速发展时期。

　　从 1907 年 Buchner 获得酶学研究史上的首个诺贝尔奖开始，在酶学领域中先后有十多次诺贝尔奖获奖记录。最近一次是 2018 年诺贝尔化学奖颁给了酶的定向进化技术。科学家通过这个定向进化的手段对酶进行改造，不但提高了酶的活性，合成出自然界中存在的物质，而且还赋予了很多新的、不是自然界直接存在的物质，更重要的是，我们还可以去改造自己。这些功能可能是非常前沿的，而且是有开拓性的。2018 年诺贝尔化学奖的研究成果对未来这个领域的发展方向和对我们实际生活带来的影响相当巨大。

　　而 20 世纪 60 年代，美国就已经有大批的科学家将酶应用到皮肤美容上。美国著名的生物化学家、美国国家级终身成就科学家奖获得者 DR.Danne Montague King，在 20 世纪 60 年代初期就开始研究将酶刷在皮肤上的实验，他认为酶可以被用于诱导生物转化并恢复皮肤生物内稳态。因为皮肤中的生物转化的目的是使其易渗透外来物质，如活性氧（ROS）、活性氮中间体（RNI）和内部物质（畸形蛋白、炎性细胞浸润和癌前细胞等的活性降低并更具水溶性），以便更好地排泄，从而改善皮肤的微生态环境。刷酶技术在皮肤美容中的运用逐步引起人们的重视。

第二节 技术原理和相关产品

一、技术原理

第一信使（first messenger）即细胞外信号，细胞内信号为第二信使。细胞所接收的信号包括物理信号和化学信号，其中最重要的是由细胞分泌的、能够调节机体功能的一大类生物活性物质，它们是细胞间的通信信号，被称为"第一信使"。这类信号分子主要是蛋白质、肽类、氨基酸及其衍生物，也包括类固醇激素和一氧化碳等。第一信使分子的一级结构或空间构象中携带着某些信息，当它们与位于细胞膜上或细胞浆内特定的受体结合后，这些信息就传递到细胞浆或细胞核中，从而启动细胞生物效应。

第一信使一般分子较大，不能直接进入细胞内，只是与靶细胞膜上的受体结合，再通过 G 蛋白改变膜内的某些酶（如腺苷酸环化酶、磷脂酸）的活性，影响细胞内的信息传递物质，即第二信使（如 cAMP、三磷酸肌醇等）的产生，进一步激活细胞内的蛋白激酶系统，最后影响蛋白质磷酸化过程，引起特定的生理反应。

第二信使（second messenger）学说是由诺贝尔奖获得者 E.W.Sutherland 于 1965 年首先提出的。他认为人体内各种含氮激素（蛋白质、多肽和氨基酸衍生物）都是通过细胞内的环磷酸腺苷（cAMP）发挥作用的。他首次把 cAMP 叫作第二信使，激素等为第一信使。第二信使是指在胞内产生的非蛋白类小分子，通过其浓度变化（增加或者减少）应答胞外信号与细胞表面受体的结合，调节胞内酶的活性和非酶蛋白的活性，从而在细胞信号转导途径中行使携带和放大信号的功能。

第二信使至少有两个基本特性：①第二信使是第一信使同其膜受体结合后最早在细胞膜内侧或胞浆中出现、仅在细胞内部起作用的信号分子；②能启动或调节细胞内稍晚出现的反应信号应答。第二信使在细胞信号转导中起重要作用，它们能够激活级联系统中酶的活性，以及非酶蛋白的活性。第二信使在细胞内的浓度受第一信使的调节，它可以瞬间升高，且能快速降低，并由此调节细胞内代谢系统的酶活性、控制细胞的生命活动，包括葡萄糖的摄取和利用、脂肪的储存和移动，以及细胞产物的分泌。第二信使也控制着细胞的增殖、分化和生存，并参与基因转录的调节。

cAMP 调节细胞的许多代谢过程是通过调节酶的活性来实现的。在有 ATP 存在的条件下，PKA（蛋白激酶）可以激活细胞内许多代谢关键酶（如脂肪酶）的活性或抑制某些酶（如有活性的糖原合成酶I）的活性，最终导致某些代谢反应的加速或抑制。1962 年，Krebs 等研究了 cAMP 对糖原合成酶和糖原分解酶系的调节。另外，cAMP 能阻止 ATP 对磷酸果糖的抑制。此外，cAMP 可通过 PKA 激活脂肪蛋白激酶，使脂肪水解关键酶——激素敏感性三酰甘油脂肪酶磷酸化而被激活，从而促进脂肪水解为甘油和游离脂肪酸。脂肪酸被转移到血液中，与血清白蛋白结合，然后被转运到其他组织中，特别是心脏、肌肉、肾等组织，进入氧化和三羧酸循环，产生 ATP，作为细胞的能源。cAMP 可激活碳酸酐蛋白激酶，后者可使碳酸酐酶磷酸化而被激活，催化 CO_2 形成碳酸，碳酸再分解放出 H^+，对调节细胞的酸碱平衡有重要作用。

DMK 刷酶就是通过蛋白质、RNA、L- 赖氨酸、脯氨酸和甘氨酸组成第一信使成分团。在这个成分团中，氨基酸具有渗透能力，通过成分中的第一信使实现信号转导，在皮肤细胞内引发一系列相关级联反应，激发第二信使，激活相关酶活性，从而强化相关皮肤细胞的活性，最终收紧皮肤并收缩筋膜下脆弱的皮肤底层肌肉。

同时，DMK 刷酶配方中所含的酶可以水解皮肤中的死细胞角蛋白、皮屑和脂质蜡状物。在这种情况下，"水解"意味着将死亡的角蛋白转化成一个脆弱的分子组合，令其从表皮自然脱落。当使用 DMK 酶制剂进行各种操作时，在各项治疗过程中都可以看到皮肤功能被"激发"并变得活跃。首次就诊的求美者几乎都会感到皮肤的瘙痒、收紧和收缩。这是细胞内催化作用的正常反应。

DMK 刷酶疗法在生物转化作用中有 3 种方式：生化模式、网状内皮模式、生物物理学和生物电磁学模式。有关这方面的内容在此不再赘述。

二、相关产品

在中国，1985 年上市的大宝 SOD 蜜，就是一款含酶类物质的护肤品。主要成分就是超氧化物歧化酶，SOD（超氧化物歧化酶）是一种源于生命体的活性物质，能消除生物体在新陈代谢过程中产生的有害物质。对人体不断地补充 SOD 具有抗衰老的特殊效果。

在日本，著名的化妆品集团 kanebo（嘉娜宝）生产的 suisai 酵素洗颜粉，也是一款含酶类的洁面产品。所含的木瓜蛋白酶和菠萝蛋白酶成分能够将陈旧角质和过剩皮脂分解，让肌肤柔软，适合皮肤暗沉粗糙、毛孔粗大及粉刺、痤疮肌人群。

在美国，有一个超过 60 年的专业刷酶品牌 DMK，更是将刷酶技术应用得相当成熟和广泛，进一步扩展了刷酶给皮肤年轻化带来的可能性。DMK 的酶制剂中含有脂肪酶、超氧化物歧化酶、菠萝蛋白酶、木瓜蛋白酶，从信号传导和水解的角度，发挥改善循环和新陈代谢（角质代谢）的作用，实现皮肤健康年轻态。DMK 常见有 3 种不同的酶：DMK Enzyme Masque#1（DMK 酶粉制剂 #1）适用于代谢减缓、再生减慢、修复愈合迟缓的衰老肌和问题肌；DMK Enzyme Masque#2（DMK 酶粉制剂 #2）适用于熟龄衰老肌；DMK Prozyme（DMK 净颜酶粉制剂）适用于细胞代谢缓慢的皮肤、光损伤肤色不均匀的皮肤和糖化出现细纹和皱纹的皮肤。

第三节　应用及操作规范视频二维码

一、适应证

（1）循环代谢减慢，出现组织衰退的皮肤。

（2）免疫衰退，修复和愈合缓慢的皮肤。

（3）内源性和外源性老化皮肤。

二、禁忌证

（一）绝对禁忌证

（1）对蛋清或蛋白质过敏的人群。

（2）刚接受面部手术或存在大面积皮损的皮肤。

（二）相对禁忌证

（1）有严重心脏病、高血压且容易紧张的人群，患有幽闭恐惧症的人群。

（2）皮肤屏障严重受损，皮肤特别敏感脆弱，或患有严重皮肤病的人群。

（3）免疫抑制剂或异维 A 酸等药物治疗中的人群。

三、操作流程及操作规范视频二维码

（一）刷酶过程中的 3 个阶段

在 DMK 刷酶疗法中，会先后经历 3 个不同阶段，3 个不同的酶簇被激活，如下所示：

第一阶段（酶疗法的前 15 分钟，水解阶段）：包括酶对氧化剂和外来物质的修饰。其中包含如细胞色素 P450（CYP）、醛氧化酶（AOs）、醛脱氢酶（ALDH）、醛酮还原酶（AKRs）、乙醇脱氢酶（ADHs）、酯酶类、黄素单加氧酶（FMOs）、环氧合酶（COXs）。

第二阶段（酶疗法的中间 15 分钟，异种消化）：涉及酶的激活，包括谷胱甘肽 S 转移酶（GSTs）、葡萄糖醛酸转移酶（UGTs）、硫转移酶（SULTs）、N- 乙酰转移酶（NATs）和甲基转移酶（MTs），将极性基团添加到第一阶段产物中，为排出打通了通路。

第三阶段（酶疗法的第 3 个 15 分钟，生物排出）：涉及转运因子的激活，如 ATP 转运蛋白（ABC）和溶质转运蛋白（SLC），它们将已变构的内部和外部氧化剂及其代谢物排出细胞。

（二）最基础的操作流程分为 9 个步骤

> 问诊表和诉求表的填写和收集

↓

> 用 VISIA 或者 ANYTRY 等皮肤检测设备拍摄素颜案例照

↓

> 评估求美者的皮肤状态并做详细记录（包括但不仅限于既往史、过敏史等）

↓

> 根据实际情况制订本次的治疗方案，告知过程中的注意事项，签署刷酶知情同意书

↓

> 检查和准备操作时需要用到的材料和工具

做施术前准备（手套、室温、床位舒适度、扇子／冷风机等）

开始标准化刷酶

第一步净化： 用净透毛孔洁肤啫喱净肤（约2分钟）1~2次

第二步肌肤预处理： 根据皮肤状态选择相对应的预处理材料（3~5分钟）处理后用清水清洗

第三步打开皮肤通道： 根据皮肤状态选择对应的材料（4~6分钟）处理后用清水清洗

第四步肌肤预打底： 根据皮肤状态选择对应的材料（DMK术后膏霜体产品）（约1分钟）

第五步酶促激活： 根据皮肤状态选择对应的酶类材料（约45分钟）处理后用清水清洗

第六步修复： 根据皮肤状态选择皮肤营养成分导入（5~8分钟）处理后用清水清洗

第七步重建： 根据皮肤状态选择肌肤营养重建材料（约1分钟）

第八步维持： 根据皮肤状态选择导入剂（约1分钟）

第九步防御： 根据皮肤状态选择防晒或者防御粉（约1分钟）

治疗结束，拍摄对比图，预约下一次复诊时间

给予家居后续使用的建议，帮助疗程效果维持更久，防止或者降低应激反应的发生率

3天后跟踪回访，并做随访记录

刷酶技术操作
规范视频二维码

四、并发症及处理

（1）出现轻微不适，如泛红、瘙痒、脱屑、皮疹等，停止刷酶并停止使用相关产品，随访观察并听从专业人员的建议做镇静舒缓处理。

（2）出现严重应激反应，如严重泛红、肿胀、皮疹、渗出等，停止所有刷酶操作，停止使用相关产品，及时寻求专业人员的干预或及时至医院就诊。

第四节　应用效果案例

一、刷酶与面部年轻化

与传统手术和仪器抗衰相比，刷酶无疼痛不适、无创伤、无恢复期，治疗风险更低。通过生物酶促发了胶原蛋白合成相关酶类，引发一系列级联反应，继而实现促进胶原蛋白合成，提升紧致松垂的肌肤，改善面部轮廓；增强水合作用，提高肌肤水润度和光泽度；改善氧合作用，修复受损细胞，重建健康肌肤（图2-4-1）。

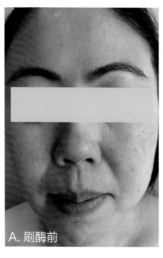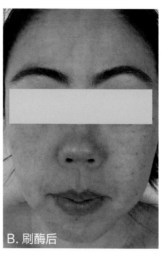

A. 刷酶前　　B. 刷酶后

图2-4-1　面部皮肤松弛下垂刷酶后效果对比图

求美者信息	治疗过程
36岁女性，皮肤松弛、下垂明显。	刷酶5次，1次/周。

求美者诉求	治疗效果
抗衰，轮廓提升、紧致。	鼻唇沟纹改善明显，泪槽沟及川字纹变浅。

二、刷酶与敏感肌修复

2019 年 9 月至 2020 年 2 月，北京大学第一医院皮肤性病科发表《DMK 生物酶面膜 #1 疗法配合系列产品对敏感肌修复的功效评价研究报告》，得出的结论如下：

DMK 系列产品（包括 DMK 生物酶面膜 #1、DMK 清洗按摩乳、DMK 贝塔修复精华啫喱及 DMK 贝塔营养霜）对于改善敏感性皮肤红斑、干燥、粗糙及缓解刺痛、瘙痒、烧灼等主观不适方面，均有明显效果。产品使用体验较好，皮肤耐受性良好，适合临床推广（图 2-4-2）。

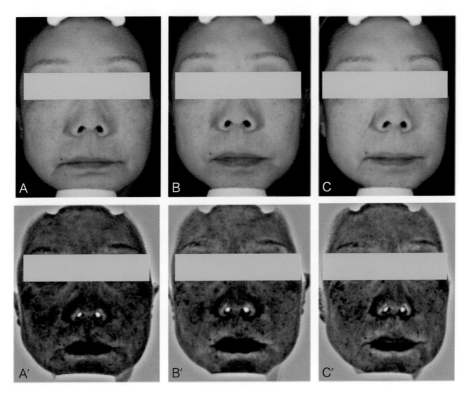

图 2-4-2　敏感肌刷酶后效果对比图
A、A′. 使用前。B、B′. 治疗 2 次后。C、C′. 治疗 4 次后 1 周

以上治疗每周 1 次，在 VISIA 下可见面部红色区有明显改善。面部红斑、毛细血管扩张均有减轻，与红斑指数测量结果一致。

三、刷酶与痤疮改善

刷酶可以通过调控（蛋白）水解酶加速角质的水解，恢复角质细胞正常的增殖和代谢，同时通过抑制油脂分泌，强化水合，实现水油平衡，辅以抑菌抗炎等干预手段，长效改善痤疮，并降低复发可能（图 2-4-3）。

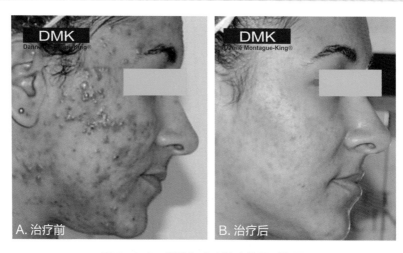

图 2-4-3　刷酶与痤疮治疗效果对比图

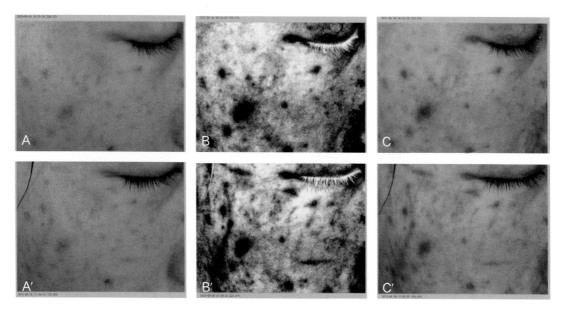

图 2-4-4　痤疮肌肤刷酶前后通过皮肤检测设备观察对比图

　　结论：如图 2-4-4A～C 所示（刷酶前）痤疮炎症区域面积较大，如图 2-4-4 A′～C′ 所示（刷酶后）痤疮炎症区域缩小，但是血管出现扩张。因此，刷酶诱导的血管扩张可以帮助炎症更快速代谢。

四、联合应用案例分享

（一）刷酶与皮肤检测

　　DMK 酶疗法作用于微循环产生引流效果。当血管和淋巴循环对酶疗法所引起的变化做出反应时，会产生一种特殊的效果，被称为普拉斯玛效应。

　　通过毛细血管扩张，酶疗法促进了皮肤内新鲜的含氧血液的快速流动。高含氧的血液和营养物质瞬时涌入扩张的毛细血管而产生的效应被称为普拉斯玛效应（图2-4-5~图2-4-7）。

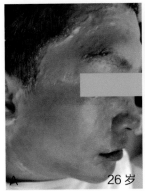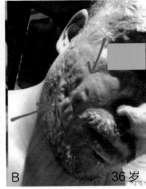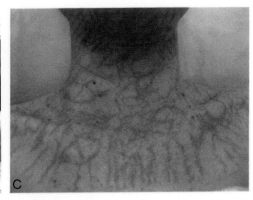

图 2-4-5　A~C. 刷酶后毛细血管效果图

毛细血管像路线图一样显现——证明了酶疗法的作用达到既定层级，足以使外周毛细血管完全扩张。酶疗法后看到的"路线图"效应，正是普拉斯玛效应。

普拉斯玛效应形式多样，如下所示：

血管型——由于毛细血管扩张导致红色纹路，可见图2-4-5效果。

增殖型——用放大镜观察皮肤，在皮肤的某些区域可以发现白色细小条纹。

渗透型——水液重新分布，局部凸起会出现在皮肤的某些部位。

颗粒型——出现小而均匀的微结节，特别是在毛孔与毛孔之间。

间质型——皮肤整体看起来像瓷器一样紧实。

形成型——整个皮肤看起来像是从底部隆起一样。

上述任何一种和/或这些不同的普拉斯玛效应的组合，因每个求美者的皮肤基因型、表型、年龄、解剖结构和激素水平的不同而有不同表现。

图2-4-6A为刷酶之前皮肤血管分布状态，图2-4-6B为刷酶之后皮肤血管分布状态（这一现象称为普拉斯玛效应，肉眼可见）。

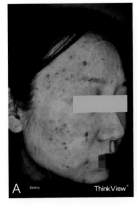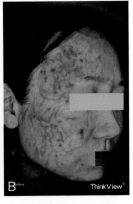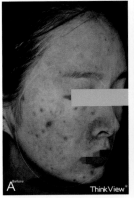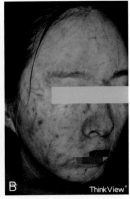

图 2-4-6　A、B. 刷酶前后毛细血管效果对比图　　图 2-4-7　A、B. 刷酶前后毛细血管效果对比图

刷酶通过信使原理，激活了血管壁中的内皮细胞酶，内皮细胞酶分泌出舒张因子，使得血管短暂性扩张，浅表的毛细血管可达到肉眼可见的现象，维持 30 分钟左右后收缩还原。

（二）刷酶与化学剥脱技术

化学剥脱技术又称为化学焕肤（刷酸），是将化学制剂涂在皮肤表面，导致皮肤可控的损伤后，促进新的皮肤再生。依据化学焕肤的作用深度不同，可以分为浅层焕肤、中层焕肤、深层焕肤。焕肤作用的深度越深，效果越明显，同时不良反应发生的概率也更大。而在刷酸达成化学刺激后，再刷酶能够通过生物酶的级联反应，调控血管内皮细胞酶，改善微循环，提高组织氧饱和以及高效运送修复因子、免疫因子、生长因子等，加速修复和再生，强化细胞新生（图 2-4-8）。

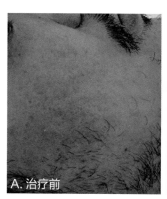
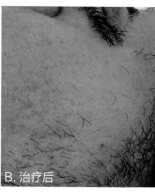

A. 治疗前　　B. 治疗后

| 求美者信息 |
| 40 岁男性。 |
| 治疗项目 |
| 刷酸联合刷酶。 |
| 治疗优势 |
| 皮肤光泽度改善，没有恢复期和应激反应。 |

图 2-4-8　刷酶刷酸技术联合运用效果对比图

（三）刷酶与电子注射（也称水光注射）

水光注射就是利用透明质酸及氨基酸、矿物质、微量元素等直接对皮肤进行注射，进入真皮层后，与细胞发生水合作用，刺激胶原蛋白新生，维持注射部位皮下水合和胶原蛋白的动态平衡，可有效地消除面部皮肤的各种问题，如干燥、衰老、脆弱等。而水光注射后联合刷酶在欧洲已有近 10 年历史，刷酶可以促进注射后损伤的快速修复和愈合，同时激发自身羟化酶的活性，刺激自身胶原合成和提升水光注射所能维持的效果与时长，并且无术后不可沾水、不可化妆的弊端（图 2-4-9）。

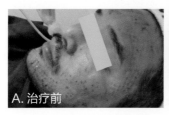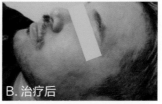

A. 治疗前　　B. 治疗后

图 2-4-9　刷酶与水光注射联合运用效果对比图

求美者信息

35 岁男性。

治疗项目

NCTF 注射联合单次刷酶。

治疗优势

刷酶后肿块明显改善甚至消退，针孔闭合，肉眼不可见，皮肤光泽度改善。

（四）刷酶与溶脂针注射

溶脂针注射可以溶解面部局部的脂肪垫或脂肪，而联合刷酶可以改善面部整体循环代谢，及时代谢细胞间质多余的水分，改善肿胀，有助于消减脂肪厚度和术后肿胀（图2-4-10）。

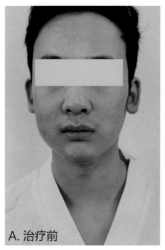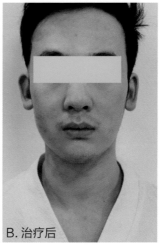

A. 治疗前　　B. 治疗后

图 2-4-10　刷酶与溶脂针注射联合运用效果对比图

求美者信息

24 岁男性。

治疗项目

溶脂针注射后单次刷酶。

治疗优势

溶脂针注射后通常都会有明显的肿胀期和较长的恢复期，这也是求美者常常拒绝此类治疗项目的主要原因。溶脂针注射后，联合刷酶能够快速缓解肿胀，显著缩短恢复期。

（五）刷酶与激光技术

2020年12月至2021年8月，首都医科大学附属北京友谊医院皮肤性病科进行的皮秒激光联合酶面膜对黄褐斑的治疗见图2-4-11。

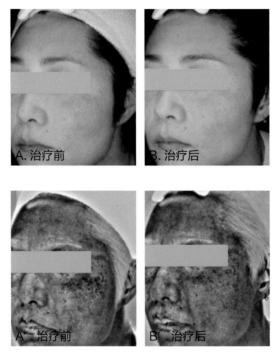

A. 治疗前　　　B. 治疗后

A. 治疗前　　　B. 治疗后

图2-4-11　刷酶与激光联合运用效果对比图

治疗优势

术前修复受损皮肤细胞，激活皮肤免疫功能，加强皮肤细胞对光电仪器的耐受力。减轻术后红肿、痒痛等不适现象。平衡细胞生长速度，防止瘢痕形成。阻断黑色素形成，加速黑色素代谢，防止术后色素沉着。

（六）刷酶与射频类抗衰技术

射频治疗是利用低频的电磁波作用于人体组织，在皮下特定深度产生射频波，作用到胶原内的水分子，双极水分子高速震动旋转，摩擦生热，达到给真皮胶原加热的效果。在治疗的过程中，真皮胶原纤维的加热首先会使胶原纤维收缩，使松弛的皮肤、皱纹被拉紧，随后真皮层中产生的热效应使胶原再生，新生的胶原重新排列，数量增加，修复老化受损的胶原层，从而达到除皱紧肤的效果。联合刷酶，可以激活羟化酶，加速自身胶原合成，同时加速新陈代谢，促进愈合和细胞新生（图2-4-12）。

第二篇 刷酶技术

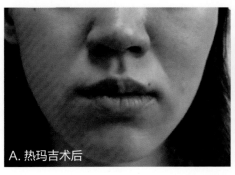 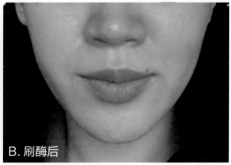

A. 热玛吉术后　　　　　　　B. 刷酶后

图 2-4-12　　刷酶与热玛吉联合运用效果对比图

求美者信息	治疗项目
33 岁女性。	热玛吉术后轻微红肿，即刻刷酶。

治疗效果

泛红改善，肿胀改善，面部褶皱和轮廓进一步得到提升和紧致。

（七）刷酶与面部埋线提升技术

面部埋线提升技术是指通过微创手术方式，将可溶解、可吸收的医疗用线（如胶原蛋白线等）埋入皮肤的相应部位，锚定组织，把下垂及松弛的组织向上提拉，起到紧致除皱的功效。该手术术后可能会出现局部皮肤肿胀或者出现深部的血肿现象。而刷酶可以通过改善局部微循环，加快体液代谢，消除肿胀，同时改善淤青（图 2-4-13）。

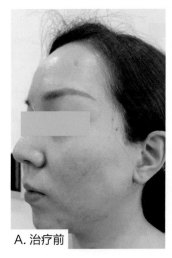 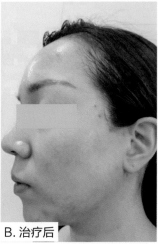

求美者信息

37 岁女性。

求美者诉求

抗衰，轮廓提升、紧致。

治疗项目

面部埋线提升术后 24 小时内，刷酶 1 次。

治疗效果

肿胀明显消退，淤青面积缩小。

A. 治疗前　　　　　　　B. 治疗后

图 2-4-13　　刷酶与面部埋线提升技术联合运用效果对比图

27

参考文献

[1] Kickball, J., "Second messengers", Retrieved February 10, 2006 http://users.rcn.com/jkimball. ma.ultranet/BiologyPages/S/Second_messengers.html.

[2] "Second Messenger Systems" (1988), USNational Library of Medicine Medical SubjectHeadings (MeSH). Retrieved April 9, 2002 https://www.nlm.nih.gov/cgi/mesh/2011/MB_cgi?mode=&term=Sec ond+Messenger+Systems.

[3] Reece, Jane; cAMPbell, Neil (2002). Biology.San Francisco: Benjamin Cummings. ISBN: 0–8053– 6624–6625.

[4] Alfred G. Gilman&Martin R., "The Discovery of G Proteins" (1994), Nobel prize.org. Retrieved March 17, 2011 http://www.nobelprize.org/nobel_prizes/medicine/laureates/1994/illpres/disc–gprot. html.

[5] Alfred G. Gilman&Martin R., "Signal Transduction in Cells" (1994), Nobel prize.org. Retrieved March 17, 2011http://www.nobelprize.org/nobel_prizes/medicine/laureates/1994/illpres/signal.html.

[6] Animation: Second Messenger: cAMP. Anatomy & Physiology. Seventh Edition, Retrieved October 8, 2001http://highered.mheducation.com/sites/0072507470/student_view0/chapter17/animation__second_ messenger__cAMP.html.

[7] Homeostasis and Feedback Loops Anatomy and Physiology https://courses.lumenlearning.com/

[8] Donata Orioli, Elena Dellambra Epigenetic Regulation of Skin Cells in Natural Aging and Premature Aging Diseases. Cells 2018, 7, 268; doi:10.3390/cells7120268.

[9] Sophie KnoxNiamh M. O'BoyleFig. 1Becam et al., Skin lipids in health and disease: A review Chemistry and Physics of Lipids 236 (2021) 105055.

[10] Pyo S, M, Maibach H, I: Skin Metabolism: Relevance of Skin Enzymes for Rational Drug Design. Skin Pharmacol Physiol 2019;4:283–294. doi: 10.1159/000501732.

[11] Siamaque Kazem, Emma Charlotte Linssen, Susan Gibbs, Skin metabolism phase I and phase II enzymes in native and reconstructed human skin: a short review, Drug Discovery Today, Volume 24, Issue 9, 2019, Pages 1899–1910, ISSN 1359–6446, https://doi.org/10.1016/j.drudis.2019.06.002.

[12] Nielsen, M.M.K.; Aryal, E.; Safari, E.; Mojsoska, B.; Jenssen, H.;Prabhala, B.K. Current State of SLC and ABC Transporters in the Skin and Their Relation to Sweat Metabolites and Skin Diseases. Proteomes 2021, 9, 23. https://doi.org/10.3390/proteomes9020023.

[13] Teraki Y, Shiohara T. Apoptosis and the skin. Eur J Dermatol. 1999 Jul–Aug;9(5): 413–25; quiz 426. PMID: 10417450.

[14] Aldo–keto reductase 1C subfamily genes in skin are UV–inducible: possible role in keratinocytes survival. Experimental Dermatology 2009; 18: 611–618.

[15] Lee JL, Mukhtar H, Bickers DR, Kopelovich L, Athar M. Cyclooxygenases in the skin: pharmacological and toxicological implications. Toxicol Appl Pharmacol. 2003 Nov 1;192(3):294– 306. doi: 10.1016/ s0041–008x(03)00301–6. PMID: 14575647.

[16] Torday JS. Pleiotropy as the Mechanism for Evolving Novelty: Same Signal, Different Result. Biology (Basel). 2015;4(2):443–459. Published 2015 Jun 19. doi:10.3390/biology4020443.

[17] Gratton R, Tricarico PM, Moltrasio C, Lima Estevão de Oliveira AS, Brandão L, Marzano AV, Zupin L, Crovella S. Pleiotropic Role of Notch Signaling in Human Skin Diseases. Int J Mol Sci. 2020 Jun

13;21(12):4214. doi: 10.3390/ijms21124214. PMID: 32545758; PMCID: PMC7353046.

[18] Na S, Collin O, Chowdhury F, Tay B, Ouyang M, Wang Y, and Wang N. Rapid signal transduction in living cells is a unique feature of mechanotransduction. Proc. Natl. Acad. Sci. U.S.A. 2008; 105(18):6626–31. [PMID: 18456839]

[19] Bhatnagar S, and Kumar A. Therapeutic targeting of signaling pathways in muscular dystrophy. J. Mol. Med. 2009; 88(2):155–66. [PMID: 19816663]

[20] Rando TA. The dystrophin–glycoprotein complex, cellular signaling, and the regulation of cell survival in the muscular dystrophies. Muscle Nerve 2001; 24(12):1575–94. [PMID: 11745966]

PART 3
第三篇

光声电技术

第一章
光调技术

第一节　引言

　　光调技术，主要指利用低能量、窄谱的、有特定脉冲方式和脉宽的光，通过其非光热作用达到调节细胞活性的效果，即光调作用（photomodulation），也称生物刺激作用（biostimulation），主要利用激光、发光二极管（LED）或其他光源进行调节。

　　光调技术是目前皮肤科最常见的用于皮肤病治疗、皮肤修复的手段之一，皮肤科设备大多应用发光二极管（LED）作为光源，因此红蓝黄光设备常被称作是 LED 红蓝黄光设备。

　　相关医学文献指出：使用 LED 作为光源的蓝色、红色、近红外光、紫外线、多色混合光的光疗已取得明显的临床效果。美国、日本和欧洲的多家公司已经使用 LED 光源推出了各种光疗设备，国内的相关公司、学校和医疗机构也已取得了很多科研成果。

　　临床应用比较多的 LED 红蓝黄光属于窄谱光源，所发出的冷光不产生高热，不会灼伤皮肤，它将光能转为细胞内能量，从而进行皮肤病治疗、皮肤修复，改善皮肤状态。这项技术对痤疮、修复皮肤屏障、红血丝及光电术后修复等均有明显疗效，其优势是非侵入式治疗，见效快，操作简单；光源本身不产生热量，不含紫外线，不会产生色素沉着，无副作用；同时还具备改善细小皱纹、提亮肤色等多重作用。

　　基础研究也表明：LED 光的光生物学调控作用可以促进细胞 ATP 合成增加，刺激角质形成细胞增殖，改善皮肤屏障功能；抑制促炎因子 IL-6、IL-1、TNF-α 的释放，使 PCE2 合成减少，VEGF 表达减少，从而实现敏感性皮肤的抗炎治疗；促进胶原合成增多，增加皮肤的厚度，改善神经的敏感性，调节感觉神经纤维的功能，针对敏感性皮肤的多个环节进行有效治疗。

第二节　技术原理与相关设备

一、技术原理

　　（1）红光：红光是一种多功能的光，波长为 620～700 nm（不同的仪器，波长不同，作用深度也不同），和红外光接近，既没有很强的热效应，又比紫外光穿透力强，可以作用于 2～5 cm 的较深层组织，由于红光直接作用可深达皮肤黏膜下层，光能被组织细胞吸收，可提高细胞活性，促进蛋白质合成及能量代谢，增强白细胞的吞噬功能；同时加速血液循环，通过抑制环氧化酶来达到抑制炎症的作用，具有消炎、消肿、镇痛，对体表创面有抑制渗液、刺激胶原再生、促进肉芽组织生长、减轻痤疮瘢痕、加速愈合的作用。红光可用于痘痘肌、敏感肌、衰老肌的改善治疗。

（2）蓝光：波长为 410 ~ 480 nm（不同的仪器，波长不同，作用深度也不同），蓝光具有快速抑制炎症的功效，通过光动力学效应，激发皮肤脂质内的卟啉并释放大量单态活性氧，破坏痤疮丙酸杆菌及减轻炎症反应而对痤疮有较好的疗效。蓝光可用于痘痘肌、油性肌、敏感肌的改善治疗。

（3）黄光：波长 590 nm 的黄光能够改变皮肤细胞线粒体膜的结构，刺激纤维细胞的增殖，改善细胞对氧的交替功能，促进血液循环、淋巴排毒，从而增强皮肤免疫功能和皮肤组织的防御功能；也可分解色素、淡化色斑；同时还能够刺激真皮胶原的生成，减少皮脂的分泌，改变毛细血管的韧性，进而使皮肤的免疫能力得到提升。

（4）近红外光（短波）：波长为 780 ~ 1100 nm 的近红外光在创面局部照射可改善局部的血液循环，提高局部组织的含氧浓度，促进炎症、水肿的吸收和消散，减轻疼痛，同时还能提高肌体的免疫力及代谢水平，改善肌体的营养状况，能刺激巨噬细胞的吞噬作用和肉芽组织的新生，从而加快创伤皮肤的愈合，这表明近红外光具有提高肌体愈合能力的效果。

二、相关设备

目前上市光调设备很多，现介绍国外两款设备（表 3-1-2-1）、国内两款设备（表 3-1-2-2）。本节重点介绍奇致 LED 红蓝光治疗仪和半岛舒敏治疗仪。

表 3-1-2-1 常见的设备及其参数

	飞顿 LED 红蓝光治疗仪	Omnilux Revive 红蓝光治疗仪
技术参数	1. 激光介质：发光半导体 2. 激光波长：590/410 nm 3. 输出方式：脉冲方式 / 连续方式脉冲 4. 宽度：30 ms –CW 5. 光斑直径：400 mm 6. 激光能量：最大 3 W	1. 光源类型：LED 半导体 2. 激光波长：(633 ± 5)/(415 ± 5) nm 3. 输出光强：105 mW/cm^2 4. 光斑面积：315 mm × 350 mm 5. 计量范围：1 ~ 150 J/cm^2
技术特点	1. 大功率 LED 2. 具有红蓝光双波长 3. 双面颊设计，治疗方便 4. 整机为落地式设计，适合长时间高密度的治疗 5. 寿命长	1. 大功率 LED 2. 具有红蓝光双波长 3. 双面颊设计，治疗方便 4. 整机为落地式设计，适合长时间高密度的治疗 5. 寿命长

	飞顿 LED 红蓝光治疗仪	Omnilux Revive 红蓝光治疗仪
适应证	1. 炎性痤疮治疗 2. 嫩肤	1. 美容嫩肤 2. 缩小毛孔 3. 消除细小皱纹 4. 增加肌肤弹性 5. 祛斑 6. 改善皮肤色素不均 Omnilux Revive 633 nm 红光 + 5-ALA 光动力治疗： ● 重度囊肿性痤疮 ● 角化角质病 ● Bowen 病 ● 浅表性基底细胞癌 ● 基底细胞癌 ● 蕈样肉芽肿等

表 3-1-2-2　常见的设备及其参数

	奇致 LED 红蓝光治疗仪	半岛舒敏治疗仪
光疗模块	470 nm 蓝光及 625 nm 红光	590 nm 黄光及 830 nm 红外光
技术参数	1. 光源：LED 窄谱超强冷光技术 2. 出光类型：红光、蓝光、混合光 3 种类型，由同一光头输出，可自由切换光源输出 3. 波长：(470±10) nm（蓝光），(625±10) nm（红光） 4. 照射面积：21 cm×42 cm 5. 功率密度： 红光：单个脉冲 25 mW/cm²，重复脉冲 100 mW/cm² 蓝光：单个脉冲 25 mW/cm²，重复脉冲 100 mW/cm² 红蓝混合光：单个脉冲 50 mW/cm²，重复脉冲 200 mW/cm² 6. 功率调节：10 挡可调 7. 治疗头调节：模块角度可调（关节控制，360°可调） 8. 定时时间：1~60 分钟（可调） 9. 显示器件：蓝色液晶显示屏 10. 冷却系统：风冷 11. 输入电源：AC (220±22) V，(50±1) Hz，单相 12. 外形尺寸：44 cm×56 cm×126 cm	1. 输出频率：1 MHz 2. 输出模式：连续输出 3. Sensifree 手柄 ● RF 输出功率：0~45 W 可调 ● 能量级别：0~15 挡 ● 治疗模式：滑动模式 ● 治疗时间：1~30 分钟可调，步长 1 分钟 4. 具有自动计时功能 5. 输出强度误差：≤ ±20% 6. 输入电压：220 V、50 Hz 7. 输入功率：200 VA 8. 主机尺寸：290 mm×391 mm×400 mm（长、宽、高；不含支架） 9. 具有远程可升级功能

	奇致 LED 红蓝光治疗仪	半岛舒敏治疗仪
技术特点	1. 非侵入性，治疗时求美者感觉非常舒适 2. 适应于各种皮肤类型，安全有效，没有副作用 3. 治疗后求美者不需要特殊护理 4. 操作非常简单、快捷，医护人员经过简单培训即可胜任 5. 治疗轻到中度痤疮，去除面部皱纹和减轻肌肉疼痛	1. 电磁波补水修护皮肤屏障＋光照治疗消除炎症，一站式完成敏感肌肤的治疗 2. 可轻松方便地进行治疗方案搭配，适合所有敏感肌肤求美者的使用及治疗 3. 无须麻醉，求美者无痛，治疗舒适度好 4. 治疗后无须特殊护理，无停工期 5. 非侵入性、非剥脱性、非灼热，治疗体验舒适 6. 操作简单、方便，可配合其他设备联合使用
适应证	痤疮，轻度、中度的毛囊炎，脂溢性皮炎	各种光电及整形术后修复，玫瑰痤疮、接触性皮炎、化妆品皮炎修复、激素依赖性皮炎等过敏性皮肤病及皮肤屏障受损型皮肤问题

（1）奇致 LED 红蓝光治疗仪：由武汉奇致激光技术股份有限公司推出的众多光电项目中的一款，专用于痤疮治疗，主要配置的是波长 470 nm 的蓝光及波长 625 nm 的红光，有红光、蓝光、红蓝光 3 种模式，可自由选择，治疗时需要保护眼睛，距离面部 15 cm 左右，一般先红光再蓝光照射或者交替使用。

（2）半岛舒敏治疗仪：由深圳半岛医疗股份有限公司研发生产，主要由电磁波修复模块、黄极光模块两部分组成，其中黄极光为光调模块：采用波长 590 nm 的黄光及 830 nm 的红外光，黄光功率为 25 mW/cm^2，红外光功率为 50 mW/cm^2，有黄光、红外光及混合光 3 种模式可自由选择；发射方式可选连续或脉冲模式，时间 0～99 分钟可调，治疗时需要保护眼睛，距离面部 10～15 cm。

第三节　应用及操作规范视频二维码

一、适应证

（1）嫩肤。

（2）伤口愈合。

（3）炎症。

（4）预防炎症后色素沉着。

（5）脱发。

（6）预防瘢痕。

（7）预防日晒伤。

（8）放射性皮炎。

（9）银屑病。

（10）色素紊乱性皮肤病。

二、禁忌证

（一）绝对禁忌证

（1）有出血倾向者，有自身免疫系统疾病或白化病求美者。

（2）患有慢性光化性皮炎等光敏性皮肤病及卟啉症。

（3）皮肤恶性肿瘤或癌前病变者。

（4）正在口服或外用光敏性的药物者如维 A 酸类药物、四环素等。

（二）相对禁忌证

（1）吸烟、酗酒者。

（2）妊娠或哺乳者慎用或不用，主要是避免不必要的纠纷。

（3）色素异常。

（4）期望值过高、情绪不易控制者。

三、操作流程及操作规范视频二维码

　　治疗过程非常简单，把照射面板置于治疗区域上方或前方一定距离，开始照射即可。半岛舒敏治疗仪（Derma）推荐的照射剂量：治疗痤疮时为红光 $50~mW/cm^2$，每次 20 分钟，蓝光红光 $60~mW/cm^2$，每次 10 分钟，每周各 1 次，治疗 4～8 周为 1 个疗程。治疗皮肤炎症时为每天 1 次，红光照射，每次 15～20 分钟，连续 1 周。操作流程如下：

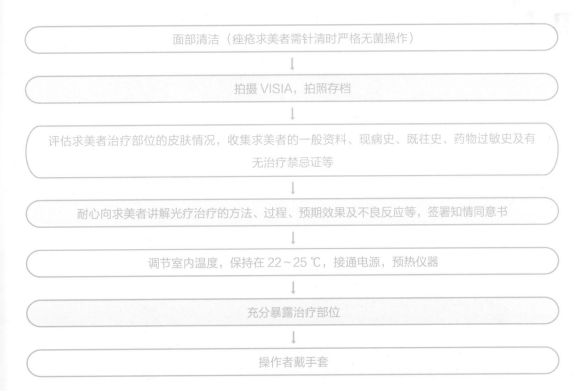

面部清洁（痤疮求美者需针清时严格无菌操作）

↓

拍摄 VISIA，拍照存档

↓

评估求美者治疗部位的皮肤情况，收集求美者的一般资料、现病史、既往史、药物过敏史及有无治疗禁忌证等

↓

耐心向求美者讲解光疗治疗的方法、过程、预期效果及不良反应等，签署知情同意书

↓

调节室内温度，保持在 22～25 ℃，接通电源，预热仪器

↓

充分暴露治疗部位

↓

操作者戴手套

↓

用酒精纱布擦拭消毒眼罩，或使用一次性眼罩

↓

求美者戴好防护眼罩

↓

灯管距离面部 10 ~ 15 cm

↓

根据求美者皮肤情况选择需要的光疗模式及时间

↓

治疗中观察求美者的皮肤情况

↓

治疗完毕，取下求美者眼罩

↓

医用冷敷贴冷敷，约 15 分钟 / 痤疮求美者可局部用药

↓

向求美者交代注意事项及预约下次治疗时间

↓

整理用物

↓

洗手，脱口罩、帽子

光调技术操作
规范视频二维码

多功能激光舒敏操
作规范视频二维码

四、注意事项

（一）术前

（1）治疗前停用1周脱毛、去角质、面膜、磨砂等产品及化妆品。

（2）治疗前避免皮肤暴晒，可进行物理防晒。

（3）使用温开水洗脸，每次照光前清洁皮肤，使光能更好地吸收。

（4）拍摄VISIA前，静坐5分钟以上，待面部皮肤恢复正常后再拍摄，每次拍摄VISIA，做到头位与上次重合。

（5）告知求美者治疗的目的以及可能出现的术后反应和护理措施。

（二）术中

（1）术者应戴无粉手套，痤疮求美者及过敏性皮肤求美者必须佩戴无菌手套。

（2）用酒精纱布擦拭消毒眼罩或使用一次性眼罩，保护求美者的眼睛。

（3）保证合适的光照距离及调节合适的参数。

（三）术后

（1）治疗后24~48小时内有红肿、灼热感属于正常反应，避免使用刺激性洗面奶，保持患部干净、清爽，并涂抹医用修复性药膏。

（2）若在红蓝光治疗之前做了清痘工作，24小时内治疗部位请勿接触水，否则有发生感染的风险。

（3）注意防晒保湿，建议物理防晒，暂停使用化妆品及日常护肤品，使用医用补水修复产品即可。

（4）注意休息，避免剧烈运动，加速皮肤修复。

（5）保持健康饮食及生活规律，保证充足睡眠，忌食辛辣油腻刺激性食物，饮食清淡。

五、并发症及处理

光疗一般基本无特殊反应，护理不当可能会导致皮肤干燥、色素沉着；红蓝光治疗后可能会出现红、肿、疼痛。

其处理办法如下：

（1）皮肤干燥：做好补水即可。

（2）色素沉着：发生率较高，与防护不当、体质异常有关，一般在术后1个月左右出现，2个月为高峰，多则6~12个月，少数1年多消退，日常做好物理防晒，严重者可口服氨甲环酸片、维生素C、还原型谷胱甘肽等。

（3）极少数人有非炎症性反应：包括暂时肿胀、轻度发红、中度疼痛等，一般在48小时左右基本消失，可用医用冷敷贴冷敷。

（4）极少数出现光过敏反应者，短期（7天内）使用少量皮质类固醇激素软膏。

第四节 联合应用

一、与化学剥脱技术联合

果酸焕肤是临床上常见的痤疮治疗方法，果酸属于有机酸，可减少角质形成细胞间桥粒连接，促使老化角质细胞脱落，使表皮更替时间缩短，从而防止角质层堆积过多；可促使毛囊漏斗部引流，实现对痤疮的有效治疗，同时可减少痤疮后色素沉着，一般采取适当浓度、多次、逐渐延长时间的方式治疗。建议先使用红蓝光治疗后，再进行果酸焕肤治疗。也可与黄光联合用于黄褐斑的淡化。

二、与药物联合

轻度痤疮一般采用阿达帕林凝胶、维 A 酸乳膏、他扎罗汀凝胶、过氧化苯甲酰等外用。中度痤疮要配合口服抗生素，首选四环素类（米诺环素、多西环素）。重度的则要口服异维 A 酸，异维 A 酸是临床上常见的维 A 酸类药物，可通过调节皮脂腺细胞生长分化起到降低皮脂分泌的作用，同时还可以改善毛囊周围细胞角化和抑制面部细菌繁殖，疗程较长，通常不少于 16 周，且不良反应较大，停药后易复发。进行红蓝光联合异维 A 酸治疗时，建议停药后再用红蓝光治疗，或者先进行红蓝光治疗后再服药。

三、与修复产品联合

表皮生长因子是各种光电术后常见的促修复产品，表皮生长因子可加快细胞新陈代谢、增殖分化，修复皮肤屏障功能。590 nm 黄光以无热和无损伤性的低能量激光形式对表皮基底细胞进行光敏性刺激，调整基因活动表达，加速细胞新陈代谢，降低末梢神经纤维兴奋性，刺激成纤维细胞增殖，促进组织修复。以上综合作用可以促进炎症吸收，修复皮肤屏障，但无明显封闭血管的作用，在治疗面部皮炎和敏感性皮肤方面有较明显作用。

四、与调 Q 1064 nm ND：YAG 激光联合

调 Q 1064 nm ND：YAG 激光通过选择性光热作用原理，皮损区真皮的血管内血红蛋白吸收一定波长光能量后，热能传导至血管壁，造成血管内皮细胞肿胀，血管痉挛收缩，组织缺氧，继之发生萎缩、凝结坏死，扩张血管闭塞，进而使面部糖皮质激素依赖性皮炎求美者由于激素引起的毛细血管扩张得到显著改善；特定波长的激光被黑色素细胞内黑色素颗粒吸收后，对黑色素颗粒进行爆破，进而破坏黑色素细胞，可以使求美者长期应用激素后引起的色素沉着得到改善；热效应可以激活真皮内的成纤维细胞，刺激成纤维细胞产生胶原蛋白，真皮内胶原选择性吸收特定波长的光，导致胶原的轻度损伤，通过可控的轻度损伤刺激成纤维细胞转化为纤维细胞，刺激I型胶原分泌，抑制真皮内炎性因子分泌，同时通过刺激角质形成细胞代谢，达到恢复、重建皮肤生理屏障功能的作用，从而改善糖皮质激素依赖性皮炎求美者面部由于长期使用激素而导致的皮肤屏障破坏。应用 LED 红光联合调 Q 1064 nm ND：YAG 激光治疗面部糖皮质激素依赖性皮炎可以优势互补，显著提

高疗效。因此，可在 LED 红光治疗间隙加做调 Q 1064 nm ND：YAG 激光。

五、与电磁波修复技术联合

光调可促进皮肤表面白细胞吞噬作用，促进炎症介质清除，加速皮肤表面的炎症吸收，从而起到消炎、消肿和止痛的作用，刺激皮肤表面角质细胞增殖，促进皮肤表面的屏障功能恢复，并可加快创面愈合。电磁波修复技术将能量以射频电场导入方式传导到面部皮下组织，利用射频电场的高渗透性，将皮肤表面的水分子电解成离子状态，利用离子相斥的原理，使得电离子快速通过细胞膜导入皮肤基底层，从而达到给皮肤补水的目的。另外，将纯氧高压注入皮肤深层有助于修复皮肤表面的角质层，重建皮肤的屏障功能，同时也有助于促进局部血液循环，改善皮肤表面的炎症情况。可先进行电磁波修复治疗，半小时后再进行 LED 光调照射。

六、与中医刺络拔罐法联合

近年来，由于糖皮质激素外用制剂的广泛使用，激素依赖性皮炎已逐渐成为皮肤科的常见病。通过刺络放血加上拔罐时的负压作用可泻热解毒、消肿止痛、通经活络，调节人体脏腑，促进淤血及有毒物质的排出，而使阴阳平衡，减低颜面对外界刺激的敏感性。与红黄光联合对激素依赖性皮炎有较好的效果。

七、与强脉冲光联合

IPL 治疗敏感性皮肤的机制为强脉冲光被求美者皮肤中的靶组织吸收，从而在皮肤深层组织中产生光化学及光热作用，促进胶原纤维再生。新一代的可照射大目标的发光二极管，在许多临床领域中发挥作用，可以控制疼痛，加速伤口愈合，在细胞和亚细胞水平均能发挥功效，特别是 633 nm 和 830 nm 的波长，后者与改善血流和促进新生血管形成有关，用于改善皮肤外观。

第五节　应用效果案例

案例见图 3-1-5-1~图 3-1-5-8。

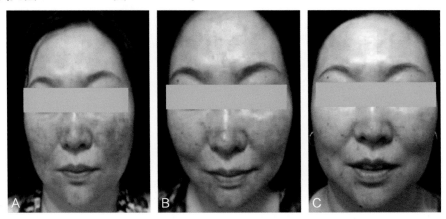

图 3-1-5-1　光调技术治疗面部玫瑰痤疮前后对比图

A. 治疗前，脸上弥散红斑伴丘疹。B. 治疗后 2 周，面部红斑显著减少。C. 经过 4 周治疗，面部大多数丘疹消退

治疗仪器

波长 590 nm 激光 + 电磁波修复技术联合生长因子导入治疗。

治疗参数

590 nm 激光模块：遮盖双眼，距面部 15 cm 照射 10 分钟。治疗 1 次 / 周，共治疗 4 次。

电磁波修复模块：治疗强度为 2~3 挡（电压 90~100 V，功率 1.68~2.08 W），导入欣安修复液，含 EGF 2000 IU/mL，KGF 500 IU/mL。

终点反应

对毛细血管扩张程度、肤色、耐受程度进行参数调整，能量偏低，以皮肤微热、轻度潮红为治疗终点。

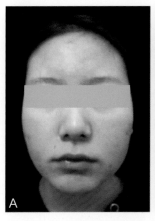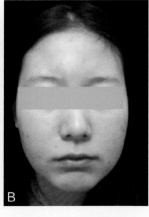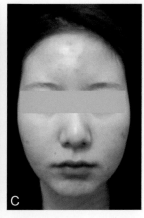

图 3-1-5-2　光调技术治疗面部敏感性皮肤前后对比图

A. 治疗前，面部微红，鳞屑多。B. 治疗后 2 周，红肿、鳞屑减少。C. 经过 4 周治疗后，脸部红度降低，额头皮肤颜色亮度提高

治疗仪器

波长 590 nm 激光 + 电磁波修复技术联合生长因子导入治疗。

治疗参数

590 nm 激光模块：遮盖双眼，距面部 15 cm 照射，10 分 / 次。

电磁波修复模块：治疗强度为 2~3 挡（电压 90~100 V，功率 1.68~2.08 W），导入修复液（含 EGF 2000 IU/mL，KGF 500 IU/mL）。

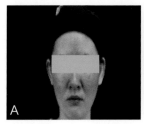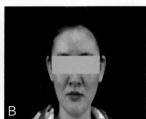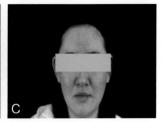

图 3-1-5-3　光调技术治疗面部敏感性皮肤前后对比图

A. 治疗前，面部潮红，伴丘疹。B. 治疗后 1 周，红肿减少。C. 治疗后 12 周，脸部红色降低，皮肤颜色亮度提高

治疗仪器

波长 590 nm 黄光及 830 nm 红外光 + 电磁波修复技术联合生长因子导入治疗。

治疗参数

590 nm 的黄光及 830 nm 红外光模块：遮盖双眼，距面部 15 cm 照射，黄光 15 分 / 次，再照射红光 15 分 / 次，共计 10 次。

电磁波修复模块：治疗强度为 1~3 挡 [电压 90~100 V，脉冲频率 4×（1±5%) MHz]，导入修复液（含 EGF 2500 IU/mL，KGF1000 IU/mL）。

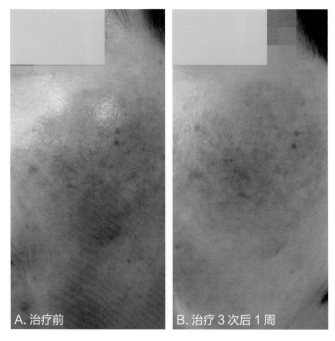

图 3-1-5-4　面部敏感性皮炎治疗效果对比图

治疗仪器

飞顿辉煌激光光子工作站。

治疗参数

初始治疗能量为 5.0~6.0 J/cm²，1~2 周治疗 1 次，以后根据下次治疗前求美者的具体情况，逐渐增加
治疗能量（每次增加 0.2~0.8 J/cm²)。

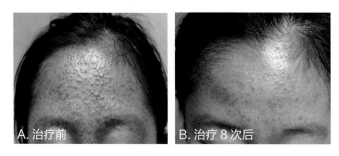

图 3-1-5-5　额部痤疮治疗效果对比图

治疗仪器

Carnation-88C 光子治疗仪。

治疗参数

红光波长（640±10）nm，蓝光波长（460±10）nm，光功率密度（60±5）mW/cm²，照射距离
10 cm，先照射蓝光，时间为 10 分钟，再照射红光，时间为 15 分钟。

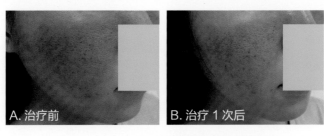

A. 治疗前　　　　B. 治疗 1 次后

图 3-1-5-6　点阵术后红斑效果对比图

治疗仪器

Derma 多功能激光光电平台。

治疗参数

波长 633 nm，能量 50 mW/cm^2，20 分钟。

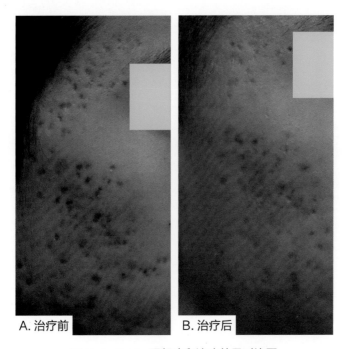

A. 治疗前　　　　B. 治疗后

图 3-1-5-7　面部痘印治疗效果对比图

治疗仪器

科医人 M22。

治疗参数

波长 590 nm，能量第一遍 16～18 J/cm^2，脉宽 4/4 ms，延迟时间 30 ms；第二遍 10～12 J/cm^2，脉宽 6/6/6 ms，延迟时间 40/40 ms，连续 2 次，每个月 1 次。

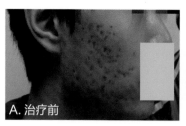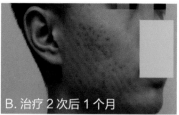

A. 治疗前   B. 治疗 2 次后 1 个月

图 3-1-5-8   面部红色痘印治疗效果对比图

治疗仪器

M22 强脉冲光。

治疗参数

波长 590 nm，能量 10~12 J/cm^2，脉宽 6/6 ms，延迟时间 50 ms。

终点反应

面部微红。

第二章
调 Q 技术

第一节　引言

1960 年第 1 台红宝石激光器问世不久，1961 年就有人提出了调 Q 的概念，即设想采用一种方法把全部光辐射能压缩到极窄的脉冲中发射；快速储存及释放能量来产生激光巨脉冲，这便是早期的调 Q 技术，又称"Q 开关技术（Q-switched technology）"。1962 年，出现了第一台调 Q 激光器，输出峰值功率为 600 kW，脉冲宽度为 10^{-7} 量级，值得一提的是，我国科学家王之江带领的长春光机所在 1961 年也自主研制出中国第一台红宝石激光器，而关于调 Q 技术，我国科学家邓锡铭几乎与国外同时在 1961 年年底就提出了高功率激光 Q 开关原理。随后，调 Q 技术发展迅速，20 世纪 80 年代，调 Q 技术产生纳秒（ns）（1 ns=10^{-9} 秒）量级脉宽，更短的脉宽使得光源的峰值功率提高几个数量级。调 Q 技术的出现和发展，是激光发展史上的重要突破，如今，调 Q 技术能将一般输出的连续激光能量压缩到皮秒（ps）级（1 ps=10^{-12} 秒）宽度的脉冲中发射，这是调 Q 技术又一新的里程碑。关于皮秒激光，我们后面还有章节具体阐述，此章主要阐述传统纳秒级调 Q 激光。

皮肤色素性疾病的传统治疗方法主要采用皮肤磨削术、冷冻、CO_2 激光、化学剥脱等，这些方法易产生损伤、色素脱失或色素沉着、瘢痕等副作用，而调 Q 激光解决了这一难题。调 Q 激光基于选择性光热作用理论，纳秒级的脉冲在瞬间将能量提升，达到高峰，色素颗粒在瞬间吸收巨大的激光能量后迅速膨胀、碎裂，形成很小的碎片被排出体外，而周围健康皮肤组织并未受损，副作用显著减轻，这项技术对治疗色素性皮肤病，如文身、太田痣、雀斑、褐青色痣、脂溢性角化病等均有明显的疗效。

调 Q 红宝石激光（694 nm）是最早出现的激光，随着对 Q 开关激光研究的不断深入，后续发展出 3 种新型调 Q 激光：调 Q 翠绿宝石激光（755 nm）、调 Q ND：YAG 激光（1064 nm）以及倍频调 Q ND：YAG 激光（532 nm）。

第二节　技术原理与相关设备

一、技术原理

Q 开关激光治疗色素性疾病的原理是基于 1983 年 Anderson 提出的选择性光热作用理论，指在恰当的参数调节下，当光粒子照射到靶色基时，可以产生足够的能量对靶色基进行爆破并被肌体清除，同时不对周围正常组织造成损伤。这一理论包含 3 个要点：

（1）针对靶色基所在皮肤深度选择合适的波长，以达到相应的穿透深度，同时靶色基对该波长光源应有足够的吸收率以达到治疗效果。就色素性疾病而言，成熟黑色素对光线的吸收峰在 280 ~ 1200 nm 之间，此光谱区间内，随波长增加，光线对组织穿透深度增加。但是随波长增加，黑色素吸收减少。一般而言，色素层次越深，会选择波长更长的激光来治疗。Q 开关 532 nm 激光可被黑色素很好地吸收，对浅表色素性疾病，如雀斑、黑子等能达到较好的治疗效果。同时根据互补吸收的光学原理，绿色的 532 nm 波长激光还可特异性地被红色文身颗粒吸收，因而可用来去除红色文身，绿蓝色的文身需用红色的 694 nm、755 nm 波长激光治疗，蓝黑色文身则用红色的 755 nm 或者近红外的 1064 nm 激光来进行治疗，但就临床疗效而言，蓝黑色文身治疗效果最佳，蓝绿色、红色次之，黄、橙色等治疗效果不理想。治疗真皮色素性疾病如太田痣、褐青色痣等，需选择 Q 开关 694 nm、755 nm、1064 nm 激光波长，此类波长较长的激光能有效作用于真皮层的色素颗粒。

（2）应设置合适的脉宽，脉冲光释放能量的时间是通过脉宽来体现的，激光器的脉宽应短于靶色基的热弛豫时间（TRT），这样可以使能量局限于靶色基而不至于对周围正常组织造成损伤。黑色素小体的热弛豫时间为 50 ~ 500 ns，皮肤组织的热弛豫时间在几毫秒到几十毫秒之间，调 Q 的这些激光器发射出的脉冲光脉宽均小于黑色素小体以及皮肤组织的热弛豫时间，因而产生的热量可热解消除色素颗粒，而对病灶周围的正常皮肤组织不产生破坏，大大减少了治疗的副作用。

（3）应设置足够的能量，保证靶色基的损伤效果。调 Q 技术可以使脉冲光在短时间内释放出很高的能量而对靶组织造成损伤。外源性和内源性色素颗粒在瞬间吸收足以使其破坏的高能量激光后，被直接辐射热解（气化）或迅速膨胀破裂成小颗粒，这些小颗粒随后一部分经由表皮以脱痂方式清除，一部分直接进入毛细淋巴管中被过滤消除，一部分被周围的巨噬细胞吞噬，经酸性水解酶溶解而消除。

二、相关设备

调 Q 激光主要有 Q 开关红宝石激光（694 nm）、调 Q 翠绿宝石激光（755 nm）、调 Q ND：YAG 激光（1064 nm）以及倍频调 Q ND：YAG 激光（532 nm）4 种。目前，多家公司包括 Asclepion（阿斯克莱）、Cynosure（赛诺秀）、Alma（飞顿）、Lumenis（路创立）、Syneron（赛诺龙）等均有代表性调 Q 激光产品。赛诺秀从最初的 C3 ND：YAG 激光设备逐渐发展改进至现如今的 C10 ND：YAG 激光，能量不断提高，系统加入了 PTP 模式以及 Auto HP 手具调节等。下面介绍 4 种 Q 开关激光及常见的一些设备（表 3-2-2-1）。

（一）Q 开关红宝石激光（694 nm）

Q 开关红宝石激光释放波长为 694 nm，从吸收曲线可看出，此波长激光对于黑色素有很高的吸收率，且相对 532 nm 激光，穿透更深，对于表皮、真皮层色素都有一定作用，可用来治疗各种真表皮色素性疾病。这类激光治疗后也不发生紫癜，因为其波长远离血红蛋白的光谱吸收高峰，不易被血红蛋白吸收，只对色素有效。在黑色素与血红蛋白的竞争吸收上，694 nm＜755 nm＜1064 nm＜532 nm，但由于它对黑色素的高选择性，临床上出现色减、色脱、色素沉着的风险也相对较高。红宝石激光点阵技术，是基于局灶性光热原理而开发出来的发射方式，可减少术后炎症反应及副作用的发生。点阵模式可用来治疗黄褐斑。在选择能量密度时，要根据治疗时皮肤的即刻性反应来确定，Q开关红宝石激光治疗时皮肤的终点反应大多为激光照射后，光斑照射区皮肤立即灰白。3～20分钟后白色消退，色斑颜色加深。治疗黄褐斑的终点反应为皮肤微红即可。

常见设备：

1. Rubystar 红 T 星 Q 开关红宝石点阵激光（图 3-2-2-1）

Rubystar 红 T 星 Q 开关红宝石点阵激光具有 10 ns 的脉冲宽度，有 7 节导光关节臂，治疗光斑直径有 4 种尺寸可选，分别为 2.5 mm、4 mm、5 mm、6 mm，治疗波长为 694 nm 左右。红 T 星为了提高疗效，在缩短脉宽的前提下，同时设定能满足治疗需要的重复频率（0.5～2 Hz）。其最大能量密度可达到 20 J/cm²，可充分满足各种临床治疗需要。此外，基于红 T 星稳定的微透镜阵列技术，确保 Q 开关红宝石激光点阵手柄能输出能量均匀的平帽式光斑，降低了色素改变的风险。内置冷却系统，保证治疗安全有效。具有治疗后无点状出血，损伤小，疼痛感轻，表皮恢复快等优势。

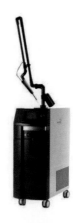

图 3-2-2-1　Rubystar 红 T 星 Q 开关红宝石点阵激光

2. Sinon 调 Q 红宝石激光（图 3-2-2-2）

最大能量密度可达到 14 J/cm²，光斑直径有 3 mm、4 mm、5 mm、6 mm 4 种，20 ns 的脉宽、4 种波长（532 nm、694 nm、755 nm、1064 nm）设计，有 5 个手具：DOE（diffractive optical elements）超平手具，是利用 DOE 超平技术，即将原有高斯光束分割形成多个衍射光波，并重组形成 1:1.09 的超平光斑，光斑均匀度很高；SOFT 柔化手具，以柔化技术将高斯分布的能量尖峰部分及两侧杂散光束削去，只保留核心能量集中的高品质光束，从而得到具备柔和能量的优质 3 mm 小光斑；PIXEL 像束手具，精密 5×5 像束点，确保在像束点治疗区域外，留有足够热扩散区域，可用于治疗黄褐斑，

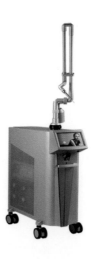

图 3-2-2-2　Sinon 调 Q 红宝石激光

降低治疗的不良反应；标准手具，光斑为高斯分布，有能量尖峰，对治疗区域周围组织也会产生一些热弥散，对于治疗一些咖啡斑、贝克痣等难治性色素性疾病可能有其优势；LP长脉冲治疗手具，脉宽是毫秒级的，可用于嫩肤。

（二）调 Q 翠绿宝石激光（755 nm）

调 Q 翠绿宝石激光释放波长为 755 nm，它与红宝石激光对色素及血管的表现类似，也具有对色素的高吸收率、血红蛋白竞争吸收少、术后无紫癜、对真表皮色素性疾病具有治疗作用的特点；调 Q 翠绿宝石激光较 694 nm 红宝石激光穿透层次更深，治疗后出现色素减退和增加的概率也更低，它对于蓝绿色文身，有很好的治疗效果。治疗的终点反应大多是出现灰白色结霜，持续 3~20 分钟后消退，色斑颜色加深。由于穿透较 694 nm、532 nm 波长激光略深一点，治疗时疼痛感也更强。

常见代表设备：

1. Accolade 调 Q 翠绿宝石激光（图 3-2-2-3）

波长 755 nm，脉冲宽度 70 ns，光斑大小为 2 mm、3 mm、4 mm、5 mm、6 mm，光斑 Tophat 分布，能量更均匀，无局部致热点，脉冲频率可达 10 Hz，最大能量密度为 18 J/cm²，通过光纤传导，激光输出均匀，能保证能量持续、稳定地作用于患处。双脉宽设计（70 ns、150 μs）。70 ns 脉宽可温和有效地治疗色素性疾病，150 μs 脉宽可用于美白嫩肤。

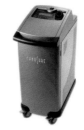

图 3-2-2-3　Accolade 调 Q 翠绿宝石激光

2. Alex TriVantage 调 Q 翠绿宝石激光（图 3-2-2-4）

波长 755 nm，并可通过激光泵浦激光技术，用 755 nm 激光代替传统的闪光灯作为激发源激发产生 532/1064 nm 激光，脉宽有 50 ns（755 nm、1064 nm、532 nm）和 100 μs（755 nm）双脉宽模式，脉宽较宽，以更温和的方式破坏色素，副作用降低，脉冲频率可达 5 Hz，光斑直径为 2~5 mm。能量校准只需校准 1 次，再次改变能量不需校准，操作方便，机器能量稳定输出。

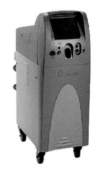

图 3-2-2-4　Alex TriVantage 调 Q 翠绿宝石激光

（三）调 Q ND：YAG 激光（1064/532 nm）

调 Q ND：YAG 激光能释放 1064 nm 波长激光，并可通过倍频技术产生 532 nm 激光。从吸收峰值来看，532 nm 波长对黑色素吸收率最高，但穿透较浅，对于表皮层的色素性疾病，如雀斑、老年斑，都有不错的疗效，对部分咖啡斑也有明显疗效。532 nm 激光对于血红蛋白也有较高的吸收率，这使得治疗时血红蛋白竞争吸收多，能量较高时常出现紫癜，但由于对血红蛋白的吸收，使得 532 nm 波长对于红色文身有治疗作用，红色文身是血红蛋白被固化的状态。黑色素的吸收率随波长增加而降低，波长越长，黑色素吸收越少，694 nm 激光对于黑色素的吸收率是 1064 nm 激光的 4 倍左右，但 1064 nm 激光穿透皮肤较深，对真皮层色素性疾病如太田痣、黑色文身、褐青色痣有不错的疗效，且由于穿透较深，对表皮层色素作用小，治疗后出现色素沉着概率较低，对治疗深色皮肤的求美者有一定优势，1064 nm 大光斑低能量的参数被广泛运用于黄褐斑的治疗，疗效确切，副作用小。1064 nm 波长对于水、血红蛋白也有一定的吸收率，所以临床上可有嫩肤作用，治疗时也容易出现点状渗血、紫癜等表现。治疗终点反应，532 nm 激光大多为即刻白霜，3～20 分钟后白色消退，色斑颜色加深。1064 nm 激光终点反应，大多为治疗区域灰白，几分钟后出现点状渗血表现，治疗黄褐斑的终点反应为微红。发红在 2～4 小时内消退。市面上的调 Q ND：YAG 激光设备很多，多家公司都推出了各具特点的调 Q ND：YAG 激光设备。

常见代表设备：

1. 赛诺秀 Revlite SI 激光（图 3-2-2-5）

美国赛诺秀激光公司在 C6 的基础上，升级到全球最新的仪器 C10，波长为 1064 nm 和 532 nm。可选配 585 nm、650 nm 染料激光波长，1064/532 nm 双脉冲 Q 开关，可使激光在 5～20 ns 内输出高峰值能量。激光光斑大小可达 6 mm，无极光斑调节，光斑可以上调 0.1 mm。治疗时脉冲频率可达 10 Hz，最大能量密度为 30 J/cm^2。PTP 双脉冲模式将单脉冲的能量分为两个脉冲输出，单个脉冲能量降低，总体能量增加，这样降低了峰值功率，可减轻皮肤损伤，提高治疗舒适感，并且平帽光束实现了能量的均匀分布。

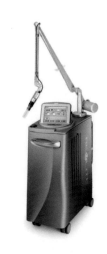

图 3-2-2-5　赛诺秀 Revlite SI 激光

2. 科医人超 Q 激光（图 3-2-2-6）

美国科医人公司在飞顿 Naturalase 大 Q 的基础上，增加了更多的治疗模式，升级成为超 Q 平台，波长为 1064 nm 和 532 nm，可选配 650 nm、585 nm 波长，脉宽 13 ns，光斑大小可调，最大光斑直径可达 15 mm，频率可调，最大可达 10 Hz，具有 NPM 柔脉冲技术，采用激光器自由震荡技术，输出微秒脉宽，柔化单个脉冲的峰值能量，可用于治疗黑眼圈；并且有 Fractional 点阵手具，

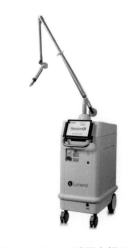

图 3-2-2-6　科医人超 Q 激光

降低治疗副作用，可用于治疗黄褐斑。

3. 元泰 Pastelle 调 Q 激光（图 3-2-2-7）

Pastelle 是元泰公司在经典调 Q 激光 ATR 基础上的升级产品。具有多项先进技术：①有 5 个波长，1064 nm、532 nm、585 nm、595 nm、660 nm，满足不同色素病变的需求。② PTP 模式，可安全治疗黄褐斑，提高治疗舒适度。③平帽模式光斑，能量分布均匀。④ Genesis 模式，300 μs 准长脉宽具有嫩肤美白作用。⑤能量密度及能量，双向调节控制，能量自动校准，操作灵便，光斑大小可自动核对检测，操作指示红光亮度可调，个性化适应不同的皮肤情况及操作环境。

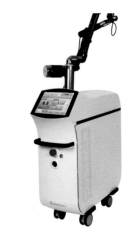

图 3-2-2-7　元泰 Pastelle 调 Q 激光

表 3-2-2-1 常见的调 Q 设备及其参数

光源	波长（nm）	产品名称	产地与公司	脉宽	仪器技术/特点
红宝石激光	694	RubyStar	德国 Asclepion	10 ns	有标准手具和微透镜阵列点阵手具，平帽式光斑
		Sinon	德国 Quantel Derma (Alma)	20 ns，4 ms	有 DOE 超平，SOFT 柔化，PIXEL 像束，STANDARD 标准，LP 长脉冲 5 个治疗手具，平帽式光斑
翠绿宝石激光	755	AlexLAZR	美国 Candela (Syneron)	50 ns	
	755	Accolade	美国 Cynosure	70 ns，150 μs	光斑 Tophat 分布，能量均匀
	755，1064，532	Alex TriVantage	美国 Candela (Syneron)	50 ns，100 μs	激光泵浦激光技术，以 755 nm 激光为激发源产生 532/1064 nm 激光
ND：YAG 激光	1064，532，585，650	Revlite SI (C10)	美国 Cynosure	1064/532 nm：5～20 ns 585/650 nm：< 7 ns	PTP 模式，无极光斑调节，光斑可 0.1 mm 进行调节
	1064，532，585，650	MedLiteC6	美国 Cynosure	5～20 ns	平帽式光斑
	1064，532	奇致 Q² 双波双模式 Q 开关激光治疗平台	中国奇致	6 ns ≤ 300 μs	平帽式光斑
	1064，532，585，650	Fotona QX MAX	德国 Fotona	5～20 ns，250 μs	有点阵手具
	1064，532，650，585	超 Q	美国 Lumenis	≤ 13 ns，200 μs	调 Q 及长脉宽模式 Fractional 点阵手具

光源				
波长（nm）	产品名称	产地与公司	脉宽	仪器技术/特点
1064、532、585、595、660	Pastelle	韩国元泰	20 ns，300 μs	Genesis 准长脉宽模式 双脉冲 PTP 模式 点阵模式
1064、532、585、650	SPECTRA	韩国 Lutronic	5~10 ns/190 μs	同时具有 Q 开关、准长脉宽模式、Q-PTP 模式 多个手具可选
1064、532	ATR	韩国元泰	6 ns，300 μs	TONING 模式 GENESIS 模式 同类别仪器最轻、最小
1064、532	CuRAS	韩国易路达（美生美）	Q 1064/532 nm：5~20 ns，PTP：5~20 ns，FR：300 μs，M1064：100 ns，A1064：200 μs	Q 开关、PTP、FR、M1064、A1064 多种治疗模式 ZOOM、Fractional 点阵、Collimated8 MM 光斑固定手具
1064、532	KL-M（H）型 Q 开关激光治疗机	中国科英	6~12 ns	

第三节 应用及操作规范视频二维码

一、适应证

主要通过选择性光热作用，选择性地作用于表皮和真皮的色素颗粒，使色素颗粒受热碎裂，以治疗一些色素增加性疾病，不过临床上尝试治疗其他疾病，具体如下：

1. 浅表性色素性疾病

浅表性色素性疾病包括雀斑、脂溢性角化、咖啡斑、雀斑样痣等。雀斑、脂溢性角化都可用调 Q 532 nm、694 nm、755 nm 激光来治疗，雀斑 1~2 次就可以有效清除，脂溢性角化治疗时能量需比雀斑调高一些，大多 2~3 次可有效清除，部分很厚的脂溢性角化皮损可能用 CO_2 激光清除更加有效。咖啡斑、雀斑样痣、贝克痣等都是难治性的色素增加性疾病，疗效有个体差异，咖啡斑中皮损边界不规则，颜色不均匀者一般对激光的疗效较好。有文献显示，调 Q 694 nm 激光对于治疗贝克痣相较其他两种激光有优势，治疗有效率更高。

2. 真皮色素性疾病

真皮色素性疾病包括太田痣、褐青色痣、伊藤痣等。使用调 Q 694 nm、755 nm、1064 nm 激光治疗这些疾病，都可获得满意疗效。斑片状蓝痣也可以使用 Q 开关激光来治疗，由于色素层次更深，治疗次数更多，清除程度比太田痣低。真皮色素性疾病治疗间隔一般在 3~6 个月，间隔时间更长可能会使得一次治疗效果更好，因为击碎的色素经过更长时间的吞噬细胞的代谢可能会得到更好的清除。

3. 文身

文身包括外伤性文身，文眉，文眼线，文唇，黑、红、蓝、绿、黄等颜色文身等。不同的文身治疗的次数可根据 Kirby-Desai 量表来大致进行评估，有 6 项评估因素，Fitzpatrick-Pathak 皮肤分型、文身部位、文身墨水量、文身墨水分层、有无瘢痕和组织变化，以及文身的颜色，得出的分值则对应为传统调 Q 激光洗文身次数，评估得出的治疗次数和临床实际可能有些差异，但是在临床中具有预测疗效的指导意义。另外，目前有些学者提出采用激光重复照射法来治疗文身，可提高一次治疗疗效，减少治疗次数，重复照射法即在激光治疗时，对文身区域进行 2~4 遍重复照射，以达到较传统 1 遍更好的治疗效果，Q 开关激光治疗文身后可引起细胞内空泡形成，空泡中气体可增加光学反射和散射，阻止激光透入组织，从而降低疗效。因此，在治疗区域出现白霜样改变时，不宜进行再次照射。此时有两种处理方法：一是 Kossida 等提出的可以等一段时间（>20 分钟），待白霜自然消退后再行 Q 开关激光治疗；二是 Reddy 等提出的使用辅助药物（如全氟萘烷）快速消除白霜，然后马上进行第 2 次照射。

4. 黄褐斑

黄褐斑根据色素所在位置分 2 型：表皮型（表皮色素增多）和混合型（表皮色素增多 + 真皮浅层嗜黑色素细胞）。黄褐斑最为广泛使用的治疗方法是调 Q 1064 nm 激光大光斑低能量治疗，也有不少采用红宝石激光点阵模式治疗黄褐斑的有效案例，有研究者对比使用 Revlite SI 新型双脉冲模式（PTP）治疗（光斑直径 9.1 mm，能量密度 2.4 J/cm²）及传统发光模式（光斑直径 9.1 mm，能量密度 1.8 J/cm²），结论为 PTP 模式疗效更好，求美者耐受度更高。由于黄褐斑形成原因复杂及不明确，处理起来比较棘手，在黄褐斑的治疗上，调 Q 激光联合其他疗法治疗的文献很多，有调 Q 激光联合 PRP、射频、果酸、强脉冲光等多种方式的研究，另外基于能量的治疗技术不建议作为黄褐斑治疗的唯一手段，可与口服药物、外用药物、外用护肤品等联合使用。

5. 其他

调 Q 激光也被用于一些其他疾病的治疗，有些是非色素增加性疾病的治疗，有些除了色素性的改变，还有其他的血管、角化增厚等改变，可为我们扩充临床治疗的思路，不过相关临床文献量不是很多，可能需要更大样本量的临床应用来探究其疗效：

（1）睑黄瘤：Li 等使用 Medilite Q 开关 1064 nm ND∶YAG 激光治疗睑黄瘤求美者。能量密度 8.3 J/cm²，频率 10 Hz，脉宽 6 ns，光斑直径 3 mm。每次治疗间隔 2 周，经过 1～4 次激光治疗，可达到显著临床改善。相较常用来治疗睑黄瘤的 CO₂ 激光及手术等方式，具有恢复期短，愈合速度快的优势。

（2）扁平疣：调 Q 532 nm、694 nm、1064 nm 激光均被作为单独或联合外用咪喹莫特、自体疣植入等手段来治疗扁平疣，并获得了良好疗效。

（3）口周黑子：口周黑子的色素斑处为表皮层内黑色素增多，黑色素细胞增加，真皮浅层有噬黑色素细胞。临床用调 Q 532 nm、1064 nm、755 nm 激光治疗均可有显著改善。

（4）毛周角化：有一项埃及的研究显示，Rehab 等使用 Fotona QX MAX Q 开关 1064 nm 激光，参数为 6 J/cm²，光斑直径为 4 mm 治疗毛周角化，治疗组求美者在角化性丘疹、色素沉着和红斑 3 个方面均有改善。

（5）玫瑰痤疮：有多项研究使用 1064 nm 激光大光斑、较低能量联合多西环素、羟氯喹等药物治疗玫瑰痤疮，比单独口服药物疗效更好，可能是激光起到了杀灭痤疮杆菌、抑制皮脂腺分泌、破坏微血管的作用。

（6）光老化：Ha 等使用调 Q 532/1064 nm 的设备来治疗光老化，光老化可有色斑增多，血管增多以及胶原纤维和弹力纤维的减少和变性，调 Q 激光的设备均对色素性病损有治疗作用，1064 nm 和 532 nm 波长均接近血红蛋白吸收峰值，对血管性病损也有轻微作用，1064 nm 的激光可以穿透到皮肤深层，对胶原纤维和弹力纤维起到一些修复和再生的作用，从而达到改善光老化皮肤皱纹的目的。

（7）汗孔角化症：Dong 等使用 Accolade 调 Q 755 nm 激光，能量 6.6～7.6 J/cm²，光斑直径 3 mm，频率 2～5 Hz，皮疹均有不同程度的淡化，随访期 12 个月内无复发。

（8）炎症后色素沉着：当表皮色素增多时，常表现为棕褐色，而真皮中嗜黑色素细胞增多则呈蓝灰色或蓝黑色。一项关于 PIH 组织病理学的研究认为，PIH 可分为表皮型和真皮型。既往不同文献提示调 Q 694 nm 激光、调 Q 1064 nm 激光均可用于治疗 PIH，其中调 Q 1064 nm ND∶YAG 激光相对疗效较为肯定，被 Oma Agbai 等列为治疗 PIH 的 A 级推荐方法。

二、禁忌证

（一）绝对禁忌证

（1）有血液或免疫系统疾病。

（2）目前服用光敏药物者。

（3）目前口服维 A 酸者。

（4）1 个月内过度日晒者。

（5）瘢痕体质者。

（6）有增生活跃的黑色素细胞痣、皮肤恶性肿瘤或癌前病变者。

（7）光敏性皮肤的人群，如系统性红斑狼疮等部分自身免疫性疾病。

（8）使用抗凝血药物和凝血机制有问题者。

（9）期望值过高及不愿接受术后风险者。

（二）相对禁忌证

（1）1 个月内果酸焕肤或其他焕肤治疗者。

（2）皮肤放疗、有糖尿病的求美者。

（3）色素异常、不稳定的求美者。

（4）妊娠或哺乳期。

三、操作流程及操作规范视频二维码

操作流程的关键：第 1 步面部清洁；第 2 步拍照，签署知情同意书；第 3 步进行治疗；第 4 步术后冰敷。详细步骤如下：

面部清洁

↓

拍照存档

↓

评估求美者治疗部位的皮肤情况，收集求美者的一般资料、现病史、既往史、药物过敏史及有无治疗禁忌证等

↓

耐心向求美者讲解调 Q 激光治疗的方法、过程、预期效果及不良反应等，签署调 Q 激光治疗知情同意书

↓

充分暴露治疗部位，用碘伏进行消毒，并用生理盐水脱碘

↓

操作者戴手套

↓

操作者和求美者戴好防护眼镜

↓

设置仪器参数

↓

治疗中密切观察求美者反应及治疗部位皮损变化

↓

治疗完毕，取下求美者眼镜

↓

冰敷或用 3% 硼酸溶液湿敷，约 20 分钟

↓

密切观察求美者治疗后的皮损反应，向求美者交代注意事项及复诊时间

调 Q 激光操作
规范视频二维码

四、注意事项

（一）术前

（1）告知求美者治疗目的以及可能出现的不良反应和预防措施。

（2）卸妆并彻底清洁皮肤。

（3）操作前保护好求美者的眼部。

（4）皮肤消毒，用碘伏消毒，并用生理盐水脱碘。

（5）皮肤上试打 1 发后，选择合适能量开始治疗。

（二）术中

（1）保持激光手具发射窗口的清洁。

（2）术前应穿戴无粉手套。

（3）求美者和术者均应做好眼部保护措施。

（4）术中应观察治疗区皮肤的反应，并询问求美者主观感觉，适当调整能量密度。

（5）如果术中求美者有热痛感，可适当用冰袋冰敷。

（6）治疗大面积文身和太田痣时，尽量减少出现表皮飞溅和水疱。

（7）治疗黄褐斑时，能量要保守，避免黄褐斑处温度过高。

（三）术后

（1）冰敷或 3% 硼酸溶液湿敷。

（2）术后可外用生长因子修复创面、抗生素药膏预防感染，痂皮形成后尽量保持局部干燥。

（3）嘱求美者保证痂皮自然脱落，避免人为过早剥脱，减少色素沉着的发生。

（4）可使用一些淡斑产品如左旋维生素 C、氨甲环酸、熊果苷等预防及淡化色素沉着。

（5）治疗期间及治疗后均建议求美者按医嘱做好紫外线的防护，严格防晒，痂皮脱落前物理防晒，脱落后可使用防晒霜以保证和巩固治疗效果。

五、并发症及处理

激光治疗后可能产生以下不良反应，其处理办法如下：

（1）局部红肿热痛：术后暂时的反应，可行冰敷或局部硼酸溶液湿敷。

（2）出血：为光的机械损伤导致毛细血管的破裂引起的出血，术中可适当调节能量密度大小，从而进行预防。

（3）水疱和结痂：出现水疱或表皮破损伤是由激光对表皮热损伤所致，结痂常见于调 Q 激光治疗，特别是去文身治疗。术后可使用冰袋冰敷，注意保证痂皮自然脱落，避免人为过早剥脱，避水防止感染，必要时可外用抗生素软膏。

（4）色素沉着和色素减退：大部分色素沉着可随时间自行消退，持续时间平均 3~6 个月，术后应注意防晒，可外用含维生素 C、维生素 E 或烟酰胺等功效性护肤品。色素减退通常是暂时性的，若持久不消退，可使用 NB-UVB 或 308 激光治疗。

（5）瘢痕：较少发生，可直接由激光热损所致，调 Q 1064 nm 激光治疗后较易发生；部分也可由感染所致。治疗次数和能量水平是影响瘢痕形成的重要因素。术后采用冷却设备冷却表皮，合理使用修复剂，可减少瘢痕形成。

第四节 联合应用

一、与强脉冲光联合应用

调 Q 激光配合强脉冲光能更好地去除色斑，并且强脉冲光全面部均可治疗，多次治疗后除了改善色斑外，还能起到治疗红血丝、淡化痘印、提亮肤色、改善肤质等综合改善效果，弥补了调 Q 激光仅针对色斑进行治疗的局限性，综合治疗后，求美者的效果和满意度均有明显提高。

二、与 CO_2 激光联合应用

CO_2 激光可以把能量集中在很小的光斑上，对于皮损表面有较明显角化增厚的脂溢性角化尤为适合。调 Q 激光基于选择性的光热作用原理，对角化不明显的脂溢性角化有明显的去色素作用。两者联合治疗脂溢性角化具有创伤更小、术后皮肤色素性改变发生率以及瘢痕形成率更低的显著优点。另外，调 Q 激光与 CO_2 点阵激光的联合也常用来治疗外伤、文身，调 Q 激光针对异常色素沉着，CO_2 点阵激光针对瘢痕组织。

三、调 Q 激光与调 Q 激光联合应用

临床联合应用调 Q 694/755 nm 与调 Q 1064 nm 波长的激光治疗真皮色素性疾病，如太田痣、褐青色痣、文身等。首先通过 694/755 nm 激光进行治疗，使得浅中层的色素被破坏而使皮损迅速减淡，然后再利用 1064 nm 激光对深层色素颗粒进行针对性的治疗，这样可以有效提高治疗效果，且不良反应较少。

四、调 Q 激光与皮秒激光联合应用

H. Kato 等的一项去除文身的研究中，先用调 Q 532/1064 nm 激光处理文身，几次治疗后，文身墨水密度减小后再用 755 nm 皮秒激光进行治疗，可以减少治疗次数，缩短治疗时间，降低求美者的治疗费用，并且对于各种颜色的彩色文身都能兼顾到。

五、调 Q 激光与射频联合应用

联合调 Q 1064 nm 激光及射频可用来治疗黄褐斑，较低能量的调 Q 1064 nm 激光针对黑色素细胞进行亚细胞的破坏，射频能量可以改善皮肤组织的局部微环境，包括增加基底膜张力，改善真皮重塑以及抑制新生血管形成，修复皮肤屏障。

第五节　应用效果案例

案例见图 3-2-5-1~图 3-2-5-7。

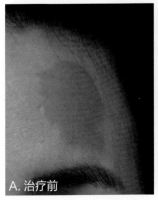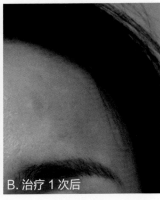

A. 治疗前　B. 治疗 1 次后

图 3-2-5-1　额部咖啡斑调 Q 532 nm 激光治疗对比图

治疗仪器

C6。

治疗参数

532 nm，2 mm，1.7 J/cm^2。

终点反应

色斑部位出现白霜，过一会白霜消退，色斑颜色加深。

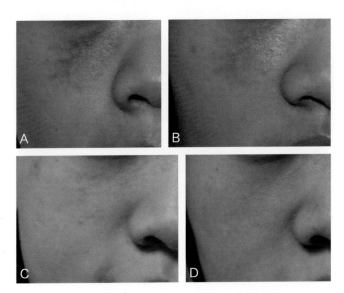

图 3-2-5-2　面部太田痣调 Q 1064 nm 激光治疗对比图

A. 治疗前。B. 治疗 1 次后。C. 治疗 2 次后。D. 治疗 3 次后

治疗仪器

C6。

治疗参数

1064 nm，3 mm，5.5~5.9 J/cm^2。

终点反应

即刻轻微白霜，过一会白霜消退，轻微点状渗血。

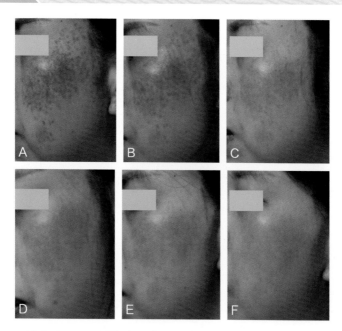

图 3-2-5-3　面部太田痣调 Q 1064 nm 激光治疗对比图

A. 治疗前。B. 治疗 1 次后。C. 治疗 2 次后。D. 治疗 3 次后。E. 治疗 4 次后。F. 治疗 5 次后

治疗仪器

C6。

治疗参数

1064 nm，3 mm，5.5~5.9 J/cm^2。

终点反应

即刻轻微白霜，过一会白霜消退，轻微点状渗血。

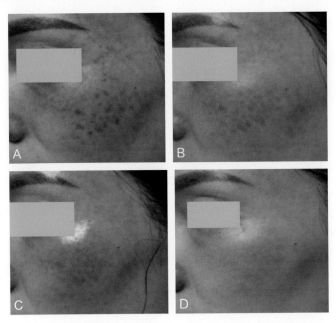

图 3-2-5-4　面部混合性色斑调 Q 532 nm、1064 nm 激光治疗对比图
A. 治疗前。B. 治疗 1 次后。C. 治疗 2 次后。D. 治疗 3 次后

治疗仪器

C6。

雀斑治疗参数

532 nm，2 mm，0.8 J/cm^2。

雀斑终点反应

出现白霜，过一会白霜消退，色斑颜色加深。

褐青色痣治疗参数

532 nm，3 mm，1.3～1.5 J/cm^2。

褐青色痣终点反应

出现白霜，过一会白霜消退，色斑颜色加深。

黄褐斑治疗参数

1064 nm，3/4 mm，4.0～4.3 J/cm^2。

黄褐斑终点反应

皮损处泛红。

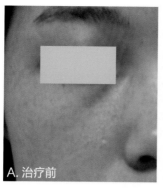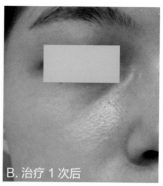

A. 治疗前　　　　B. 治疗 1 次后

图 3-2-5-5　雀斑调 Q 532 nm 激光治疗对比图

治疗仪器

C6。

治疗参数

532 nm，2 mm，0.8 J/cm²。

终点反应

出现白霜，过一会白霜消退，色斑颜色加深。

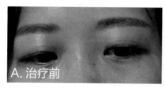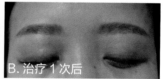

A. 治疗前　　　　B. 治疗 1 次后

图 3-2-5-6　洗眼线调 Q 1064 nm 激光治疗对比图

治疗仪器

C6。

治疗参数

1064 nm，3 mm，5.0～5.5 J/cm²。

终点反应

即刻轻微白霜，过一会白霜消退，轻微点状渗血。

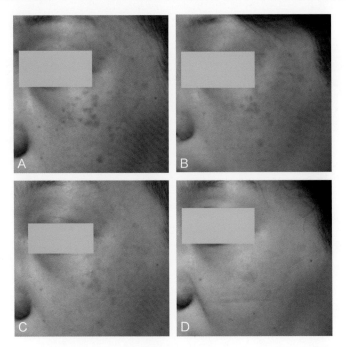

图 3-2-5-7　面部褐青色痣并发黄褐斑调 Q 532 nm、1064 nm 激光治疗对比图

A. 治疗前。B. 治疗 1 次后。C. 治疗 2 次后。D. 治疗 3 次后

治疗仪器

C6。

褐青色痣治疗参数

3 mm，1.3~1.5 J/cm^2。

褐青色痣终点反应

出现白霜，过一会白霜消退，色斑颜色加深。

黄褐斑治疗参数

3~4 mm，4.0~4.3 J/cm^2。

黄褐斑终点反应

皮损处泛红。

第三章
脉冲染料激光技术

第一节　引言

脉冲染料激光（Pulse Dye Laser，PDL）的工作介质为染料，通过强光源泵浦作用激发有机染料产生激光发光。染料激光器一般包括染料盒、泵浦光和反射器。1983 年选择性光热作用理论面世，第一个根据这个理论设计的激光器就是脉冲染料激光。1966 年染料激光问世，但真正用到临床上是 1986 年。Candela 公司的创始人 Furmoto 先生与 Rox Anderson 教授一起合作，在 1986 年发表了第一篇根据选择性光热作用理论治疗鲜红斑痣的临床治疗文献，掀开了染料激光在血管病损治疗方面的新篇章。除此之外，染料激光还可用于治疗毛细血管扩张、化脓性肉芽肿、静脉湖、婴儿血管瘤、樱桃状血管瘤、皮肤异色症等获得性的血管性疾病以及增生性瘢痕及瘢痕疙瘩，且适用于婴幼儿和儿童，具有疗效确切、操作安全、不良反应少等优点，是临床上较有效的血管性及血管相关性疾病治疗的工具。最新临床应用还包括除皱、治疗病毒疣、妊娠纹、银屑病等。

1986 年第一款在临床上使用的染料激光，波长为 585 nm，脉宽 0.45 ms，光斑 5 mm，最高能量密度 7 J/cm^2。随着临床上治疗需求的不断改进，波长已经向 595 nm 发展，Vbeam 595 nm 是目前临床公认的应用设备。由于 585 nm 染料激光仪脉宽太窄，对很多比较粗的血管不能完全封闭，所以脉宽从原来的 0.45 ms 不可调，发展到 1.5 ms、6 ms、10 ms、20 ms、30 ms、40 ms 连续可调的脉宽选择。最为重要的是 20 世纪 90 年代面世了新的冷却方式叫 DCD 动态冷却，这是一个非常好的动态冷却机制，能够确保治疗时表皮的温度不过高，保护表皮。之后逐渐出现新型的子脉冲技术，例如 20 ms 或者 40 ms 脉宽，中间有几个子脉冲，实现一个发射时间，一个延迟时间，用这种子脉冲的技术来分割整个激光脉宽，达到保护表皮的效果，同时提高治疗的安全性和有效性。

第二节　技术原理与相关设备

一、技术原理

就激光的波长而言，靶组织的光吸收特点很重要，氧合血红蛋白有 3 个吸收峰值：415 nm、542 nm、577 nm。由于 415 nm 的波长穿透力有限且黑色素的吸收也强，在治疗血管性疾病时疗效不理想，很少选用。542 nm 和 577 nm 两个峰值周围的波长激光常被用作治疗光源，临床常用的是脉宽更长的 595 nm 染料激光，其一方面可以增加激光的穿透深度，另一方面在一定程度上兼顾了激光的选择性和吸收性。根据选择性光热作用原理，当激光作用于血管时，血管中的血红蛋白选择性吸收特定波长激光的能量，通过控制单个脉冲的能量、脉宽和脉冲个数及脉冲间隔时间等参数，使血红蛋白受热凝固，血管内皮细胞肿胀、血管痉挛，逐渐封闭萎缩，达到治疗目的。

二、相关设备

染料激光设备主要是指 Vbeam 595 nm。考虑到血管性疾病位置有深有浅，为此本节一并介绍脉冲染料激光、ND：YAG 激光治疗仪、Cynergy 双波长激光治疗仪、倍频 ND：YAG 激光治疗仪。

（一）Vbeam 595 nm 脉冲染料激光治疗系统（图 3-3-2-1）

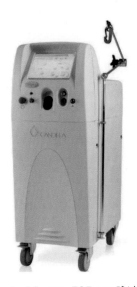

图 3-3-2-1　Vbeam 595 nm 脉冲染料激光

Vbeam 595 nm 脉冲染料激光治疗系统具有多种治疗优势：

（1）具有黄金波长 595 nm，兼顾血管靶基氧合血红蛋白的选择吸收和组织穿透深度。

（2）具有新的冷却方式：DCD 动态冷却，这是一个非常好的动态冷却机制，制冷剂在激光发射前数毫秒喷射至皮肤表皮，并且在表皮仍处于冷却状态时进行激光治疗，具有安全、舒适的特点，能够确保治疗时表皮的温度不过高，保护表皮。

（3）Vbeam 595 nm 脉冲染料激光具有新型子脉冲技术，8 个子脉冲均匀分布至整个长脉冲，总能量均匀划分至 8 个子脉冲，每个子脉冲能量相同，8 个能量密度低且相同的子脉冲接近一个连续的脉冲发射，使血管凝结的同时减少紫癜的发生概率。

（4）Vbeam 595 nm 有多挡脉宽可调：Vbeam 有 0.45 ms、1.5 ms、3 ms、6 ms、10 ms、20 ms、30 ms 以及 40 ms 的脉冲持续时间可选，脉冲持续时间越短，能量峰值越高，传递的能量侵袭性越大；脉冲持续时间越长，能量峰值越平稳，传递的能量越柔和。

（5）Vbeam 595 nm 治疗光斑可调，最大可达 12 mm，光斑越大，穿透深度越深，临床效果越好，治疗时间越快，并配有 3 mm × 10 mm 线性光斑，与线性血管形状完美匹配，可用于治疗腿部静脉。

（6）Vbeam 595 nm 染料激光增加了色素性疾病治疗手柄，可用于治疗浅表性色素病，如晒斑、异色症、雀斑、咖啡斑等。

（二）ND：YAG 激光治疗仪（图 3-3-2-2）

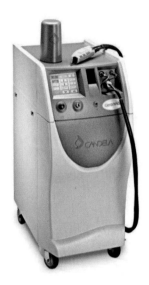

图 3-3-2-2　ND：YAG 激光治疗仪

ND：YAG 激光具有多种治疗优势：

（1）ND：YAG 激光的波长为 1064 nm，不在氧合血红蛋白的吸收峰附近，氧合血红蛋白对 ND：YAG 激光的吸收较差，但其穿透深度可达 8 mm 左右，因而能对较深部位的血管瘤发挥治疗作用。按能量输出方式的不同，ND：YAG 激光可分为连续式和脉冲式两种。连续式 ND：YAG 激光对组织的热损伤是非选择性的，在凝固瘤体血管的同时，多余的能量也会损伤周围正常的组织，术后容易留下瘢痕。ND：YAG 激光治疗的同时采用冰块冷敷，使术后瘢痕的形成有所减少。

（2）脉冲式 ND：YAG 激光符合选择性光热作用理论，能减少对周围正常组织的热损伤，减轻瘢痕等不良反应的发生。同时由于黑色素颗粒对 1064 nm 的激光吸收很少，因此，表皮的损伤很少发生。

（3）目前国内常用的有美国 Candela 公司的长脉冲可调脉宽 YAG 激光，型号 Gentle YAG，波长为 1064 nm，脉宽为 20 ~ 300 ms，有单个脉冲、双脉冲和三脉冲形式，激光能量为 10 ~ 600 J/cm^2 可调，带有喷雾动态冷却（DCD）系统。该激光具有脱毛、嫩肤和治疗皮肤血管异常性疾病 3 种功能。带有 3 种不同光纤工作手柄，可采用其治疗皮肤血管异常性疾病的 1.5 ~ 3.0 mm 光斑手柄。该波长在非色素性软组织的穿透深度为 1.0 cm，在色素性软组织的穿透深度为 0.5 cm，血管瘤中富含的氧合血红蛋白对这一波长有较强的吸收能力。

（4）长脉冲可调脉宽 Gentle YAG 与连续式 ND：YAG 激光治疗的区别：由于连续式激光凝固的热效应较大，容易损伤周围正常的皮肤、黏膜组织，较高的瘢痕发生率限制了激光治疗的开展。长脉冲可调脉宽 Gentle YAG 激光的新物理光学性能，克服了连续式激光凝固的过度升温。通过较长的脉宽（10～50 ms），有效凝固了血管异常性疾病的内皮细胞，又低于组织热弛豫时间，加上采用 DCD，有效降低了周围组织所致的升温，已成为一种较为理想的激光治疗手段。

（5）与脉冲染料激光的（585～595 nm）区别：长脉冲可调脉宽 Gentle YAG 激光是脉冲染料激光的后继产品，两者都具有脉冲激光的选择性光热作用，但是染料激光的波长穿透比 Gentle YAG 激光要浅，前者的组织穿透深度为 3～5 mm，后者的组织穿透深度为 5～10 mm。因此，染料激光是国外公认的治疗微静脉畸形的标准，Gentle YAG 激光可用于治疗更深的静脉畸形（腿部静脉畸形、静脉扩张）和血管瘤。长脉冲激光治疗时对血管的加热过程比较和缓，因此避免了短脉冲治疗时血液温度过高"沸腾"进而撕裂血管导致紫癜形成。而染料激光因为脉宽过短，因此常会形成血管紫癜。

（三）Cynergy 双波长激光治疗仪

双波长治疗技术（Multiplex 技术）是将两种激光——高功率脉冲染料激光（PDL）和 ND：YAG 激光合在一台设备上并合用同一传输系统：脉冲染料激光及 1064 nm ND：YAG 激光在疗效与安全性方面都有各自的局限性，脉冲染料激光治疗深度有限，1064 nm 激光对氧合血红蛋白缺乏亲和力，需高能量补偿吸收缺陷，而能量增加会致靶血管治疗过度、热弥散造成周围组织非特异性损伤，靶选择性欠佳；氧合血红蛋白吸收脉冲染料激光能量后，会在瞬间形成高铁血红蛋白和血凝块，高铁血红蛋白对 1000 nm 附近的近红外光有较高的吸收峰，其对 1064 nm 激光吸收率较氧合血红蛋白增加 3～5 倍，而对染料激光吸收很少。为了提高疗效同时减低副作用，应用这两种波长取得协同效果为最新的血管激光治疗理论，即双波长治疗技术（Multiplex 技术），为序贯发射脉冲染料激光和 ND：YAG 1064 nm 激光。

美国赛诺秀公司推出的 Cynergy 激光为首台也是目前唯一的双波长治疗设备，可使用亚紫癜量的脉冲染料激光及低能量的 1064 nm 激光，达到单波长激光的治疗效果，而紫癜、瘢痕等单波长激光常见副作用的发生率明显降低。最初的临床评价显示，Cynergy 激光与单一脉冲染料激光或 ND:YAG 1064 nm 激光相比，增加了鲜红斑痣的治疗深度，并提高了面部和下肢毛细血管扩张的治疗效果。根据皮损性质、深度、血管管径选择激光类型及设置参数如下：

PDL：波长 585 nm，光斑直径 5 mm、7 mm、10 mm、12 mm，能量密度 2～40 J/cm²，脉宽 0.5～40 ms，能量密度增量 0.5～1 J/cm²。

YAG：波长 1064 nm，光斑直径 3 mm、5 mm、7 mm，脉宽 0.3～300 ms，能量密度 10～300 J/cm²，适用于面部较大面积的血管问题、皮肤年轻化问题。

Multiplex：有 8 个脉冲组可选（表 3-3-2-1）。每个脉冲组对每种激光都有一个固定的脉冲宽度，1 个可接受的能量密度参数设定范围和延迟时间的设定范围。2 种波长之间的延迟时间主要取决于血流量，高流速血管皮损如血管瘤应选择短延迟，而低流速如鲜红斑痣皮损，可选择中延迟或长延迟。

表 3-3-2-1　Cynergy Multiplex 脉冲组选项

脉冲组	脉冲宽度（固定）		能量密度范围		延迟范围	
	PDL (ms)	YAG (ms)	PDL (J/cm²)	YAG (J/cm²)	7 mm 探头	10 mm 探头
1	0.5	15	4 ~ 8	20 ~ 60	中延迟	长延迟
2	2	15	4 ~ 8	20 ~ 60	中延迟	长延迟
3	6	15	6 ~ 12	20 ~ 60	短延迟	长延迟
4	10	15	6 ~ 12	20 ~ 70	短延迟	长延迟
5	20	20	7 ~ 12	20 ~ 80	短延迟	长延迟
6	40	40	8 ~ 15	20 ~ 80	短延迟	长延迟
7	0.5	40	4 ~ 8	20 ~ 60	中延迟	长延迟
8	10	40	6 ~ 12	20 ~ 60	短延迟	长延迟

（四）倍频 ND：YAG 激光（图 3-3-2-3）

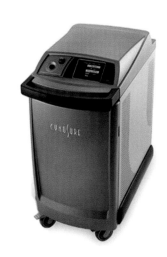

图 3-3-2-3　赛诺秀 Cynergy 血管治疗激光工作站

　　ND：YAG 激光（波长为 1064 nm）通过肽氧磷酸钾（KTP）晶体后，可产生频率增倍而波长减半的 532 nm 的绿色激光。532 nm 的激光处于氧合血红蛋白的吸收峰附近，具有较高的特异性。目前国内应用较多的倍频 ND：YAG 激光，脉宽为 2 ~ 100 nm 可调，能缓和热凝固各种管径的血管。主要有 Versapulse C 激光治疗仪。该治疗仪的激光发射源为钇钕石榴石晶体，其脉宽有 2 ms、5 ms、7 ms 及 10 ms 共 5 种选择，具有 HELP-G 时，其脉宽能达到 50 ms，光斑有 2 mm、3 mm、4 mm、5 mm、6 mm、8 mm、10 mm，每一脉冲最大能量为 1200 mJ（毫焦），能量密度最大可达 38 J/cm²。冷却治疗仪 Cont rolled Cold

Therapy（Solid State Thermal Regulation 美国），主机可控温度液晶显示，温度由 4～42 ℃每半度为一挡随意调节，控制温度通过外接双管，循环的冷却液通过其中空部分使之降温，冷却头带有与 VPW532 配套使用的卡口装置，可在冷却的同时进行激光治疗。与其他长波长的血管类激光相比，VPW532 适应证广，能治疗多种浅表性皮肤血管性疾病，如鲜红斑痣、草莓状血管瘤、毛细血管扩张、血管痣、充血性增生性瘢痕。此疗法方便快捷，但疗效上仅能治愈部分鲜红斑痣，如I型、II型、III型，对IV型以上的鲜红斑痣治疗次数多，不能彻底治愈，且易出现瘢痕增生和色素沉着或脱失，与未治愈的红斑一起形成"花斑样改变"。VPW532 对草莓状血管瘤有明显疗效，与注射疗法相结合可完全治愈。VPW532 由于有各种不同的脉宽，可平缓地加热各种不同管径的血管，对血管组织没有机械牵拉，从而避免了皮下出血及紫癜的形成。此外，同步冷却的使用可有效地避免组织热损伤，减少表皮组织黑色素对能量的吸收，避免表皮损伤及治疗后色素沉着。另外，皮肤冷却有辅助麻醉的作用，治疗时求美者痛感轻，易于接受治疗。另外，与 585～595 nm 的 FPDL 相比，532 nm 的 ND：YAG 激光更容易被表皮的黑色素颗粒吸收，因此，皮肤较黑的求美者慎用。

第三节　应用及操作规范视频二维码

一、适应证

适用于良性的皮肤血管性疾病，或与皮肤血管有关的病变。

（1）鲜红斑痣、血管瘤、毛细血管扩张、蜘蛛痣、酒渣肤质、静脉湖。

（2）皮肤年轻化：除皱、嫩肤、痤疮术后瘀斑、银屑病、皮肤异色症等。

（3）瘢痕及感染性疾病：早期瘢痕、增生性瘢痕、肥厚性瘢痕、凹陷性瘢痕、感染性疾病 HPV，感染性疣、传染性软疣等。

（4）Gentle YAG 激光治疗血管性疾病的适应证：病灶位于皮肤、黏膜的表面且深度不超过 1.0 cm 或表面皮肤、黏膜正常但是病灶深度不超过 1.0 cm。

二、禁忌证

（一）绝对禁忌证

（1）1 个月内有暴晒史及日光性皮炎。

（2）光敏感或可能诱发癫痫者。

（3）6 个月内口服维 A 酸类药物，或正在口服或外用光敏性药物。

（4）全身性红斑狼疮、进展期白癜风等，部分自身免疫性疾病者。

（5）使用抗凝药物或凝血机制有问题者。

（6）有个人或家族皮肤癌史。

（7）期望值过高及不愿意接受术后风险者。

（二）相对禁忌证

（1）皮肤放疗、糖尿病及吸烟者。

（2）妊娠或哺乳者，主要是避免不必要的纠纷。

三、操作流程及操作规范视频二维码

操作流程步骤：第一步签署知情同意书，拍照；第二步治疗部位消毒；第三步进行治疗；第四步术后冷敷、保湿、防晒等护理。具体治疗步骤如下：

> 治疗部位清洁

↓

> 拍照存档

↓

> 评估求美者治疗部位的皮肤情况，收集一般资料、现病史、既往史、药物过敏史及有无治疗禁忌证等

↓

> 向求美者交代激光治疗的方法、过程、预期效果及不良反应，签署染料激光治疗知情同意书

↓

> 调节室内温度，保持在 22～25 ℃之间，接通电源，预热仪器

↓

> 系统自检

↓

> 充分暴露治疗部位

↓

> 操作者戴手套、帽子、口罩

↓

> 操作者和求美者戴好防护眼镜

↓

> 激光系统自检完成后，将治疗探头置于校准口里，选择治疗参数

↓

> 取出探头，进行光斑测试，确定治疗密度水平，治疗过程中密切观察求美者的反应及治疗部位皮损反应

↓

> 治疗结束后，取下防护眼镜

↓

冷敷约 30 分钟

↓

术后予以莫匹罗星软膏预防感染

↓

向求美者交代注意事项及复诊时间

↓

整理用物，仪器归位

↓

洗手，脱口罩、帽子

染料激光技术操作
规范视频二维码

四、注意事项

（一）术前

（1）准备物品、仪器预热。

（2）清洁治疗部位。

（3）拍照（使用同一数码相机以相同角度及基本相同的参数拍照存档）。

（4）告知治疗的预期结果和可能产生的其他后果，取得期望值的结果可能需要几次治疗，告知可能出现的不良反应、预防措施及其护理办法，签署知情同意书。

（二）术中

（1）术者应戴无菌手套、帽子。

（2）求美者和术者均应做好眼部保护措施，如佩戴滤光镜或眼罩。

（3）消毒激光手具发射窗口。

（4）消毒要进行治疗部位的皮肤，设定能量密度水平，进行斑点测试，以便根据皮肤类型确定适用的能量密度水平。术中应观察治疗区域皮肤的反应，并询问求美者的主观感受。治疗终点为激光照射后，皮损立即变为紫红色或暗褐色紫癜反应（根据皮损对激光的反应调整能量，如皮损出现褐黑色紫癜和水疱，则降低 $0.5 \sim 1 \, \text{J/cm}^2$）。能量光斑不可重叠或最多重叠 10%，同部位治疗光斑重复 ≤ 3 次，不可在 $30 \sim 60 \, \text{ms}$ 内对同一光斑部位重复治疗。

（5）使用空气冷却系统，喷射 20～100 ms，间隔 10～100 ms。

（6）治疗期的次数和时间取决于病损的大小、治疗的成功率和求美者对治疗的耐受度。治疗间隔时间婴幼儿为 4～6 周，儿童、成人为 6～8 周。

（三）术后

（1）术后可进行冷喷、冰袋冷敷或 3% 硼酸溶液冷湿敷。

（2）不要摩擦治疗部位，局部保持清洁，1 周内不要浸泡，避免接触热水或热的蒸汽。

（3）出现水疱或表皮破损时可涂抹抗生素药膏。出现结痂时注意皮肤保湿，待其自行脱落。

（4）严格防晒，紫癜消退后可使用防晒霜。

（5）术后 1 周，避免可导致血管扩张的运动或其他任何可能会导致治疗部位挫伤的运动。

（6）尽量少食刺激性食物和烟酒。

五、并发症及处理

激光治疗后可产生以下不良反应：红、肿、热、痛、水疱、皮肤感染、色素沉着、瘢痕等。脉冲染料激光治疗血管性疾病的主要并发症包括：术中疼痛、紫癜、术后红肿、皮肤感染、色素沉着。具体处理办法如下：

（1）疼痛、水肿：疼痛为术后一过性反应，是染料激光治疗血管异常性皮肤病中最常见的不良反应，可即刻进行局部冷敷，严重水肿反应、光过敏反应者 1 周内可用少量糖皮质激素软膏。

（2）紫癜：紫癜主要发生于治疗中和治疗后 4 天以内，尤其是眼睑等组织疏松部位的求美者，其与治疗使用的能量密度关系密切，能量越大，发生频率越高，紫癜是暂时的。术后予以冷敷可以减轻紫癜，避免紫外线照射，一般 7～10 天可自动消退。

（3）水疱、血疱：短脉宽或者相对较大的能量密度容易导致水疱、血疱发生，这些可能是术后发生色素异常的主要原因，需加强冷敷，也可以用冷凝胶，出现水疱时抽取疱液，表皮破损时注意防止感染，可外用夫西地酸软软膏，严重者可口服糖皮质激素 3 天。

（4）色素沉着、色素减退或脱失：PDL 治疗皮肤血管性疾病具有优越性，对正常组织破坏性小。色素异常的发生率低，可能的发生原因是能量过高、护理不当、个体差异等。掌握恰当的治疗能量，避免过多脉冲重叠，术后加强护理，避免紫外线照射，局部涂抹防晒霜可减少、减轻色素异常的发生。出现色素沉着者可外用氢醌霜、熊果苷、果酸、左旋维生素 C、维 A 酸类产品，并可适当延长治疗间隔，色素沉着一般在 3～6 个月恢复。

（5）皮肤组织改变、瘢痕形成：萎缩性瘢痕发生于草莓状血管瘤和混合性血管瘤治疗后，且以草莓状血管瘤为主，考虑与草莓状血管瘤自身的瘤体形态有关，激光照射后通过选择性光热作用，导致病变血管萎缩、瘤体缩小，从而使表面出现相对凹陷的瘢痕。

（6）感染：一般常见于创面较大、治疗中未遵循无菌操作、术后护理不当、术前治疗区已有感染或有单纯疱疹病毒感染疾病史、免疫功能低下者，注意术后防水、忌搔抓，患处使用抗生素软膏，面积较大者可同时口服抗生素。

（7）面部或生殖器部位单纯疱疹的激发：口服、外用抗病毒药物，避免搔抓、防水，水疱未破可予炉甘石洗剂外搽，水疱破溃者可予3%硼酸溶液冷湿敷，外用抗生素软膏防止感染。

第四节　联合应用

一、与海姆泊芬-光动力技术联合应用

脉冲染料激光无法直接针对血管壁治疗，而是由血管中的血红蛋白吸收能量，产生血栓，再影响和破坏血管壁。在传输过程中，能量会损耗而大大影响治疗效果。所以，对于鲜红斑痣需多次治疗，完全清除率低，只有12%～85%的求美者达到不足50%的改善；约20%的求美者治疗抵抗；部分求美者会遗留瘢痕；对于增生性瘢痕疗效差，远期较易复发。而海姆泊芬-光动力治疗直接作用于血管壁，利用激光光敏技术对病变的毛细血管网进行精确的选择，可以在消除病灶的同时，最大限度地保护皮肤的正常组织，通常不会形成瘢痕，且治疗后皮损消退均匀，效果更自然，一般无复发，适合大面积鲜红斑痣求美者。对于PDL治疗抵抗、效果不佳、复发、结节型鲜红斑痣亦显示出较好的疗效，弥补了脉冲染料激光治疗的不足。因此，对于光动力治疗后残留的一些小面积的皮损，可以使用染料激光治疗。

二、染料激光与长脉冲1064 nm ND：YAG激光技术联合应用

PDL只能选择性作用于浅表部位的血管性病变区，最大穿透深度仅为3～4 mm，故对真皮深层及皮下组织部位的血管并无作用。对静脉畸形和深部血管瘤，我们通常用595 nm PDL和长脉宽1064 nm ND：YAG激光联合治疗。

三、与射频技术联合应用

部分鲜红斑痣对PDL治疗耐受，与产热不足等一系列因素有关，在PDL治疗前，使用双极射频（RF）治疗是为了抵消光热作用不足，以热凝固较大的血管，目标是使皮肤温度升高10～15 ℃。

四、与超脉冲点阵二氧化碳激光技术联合应用

早期瘢痕、增生性瘢痕及瘢痕疙瘩往往充血明显，增生性瘢痕的血流率较对照皮肤及成熟瘢痕高2～4倍。PDL能够破坏增生的血管、抑制瘢痕增生，明显改善增生性瘢痕的痒痛症状，使瘢痕提前进入成熟期。术后拆线日即可采用PDL预防及治疗瘢痕增生，同时PDL也可改善增生性瘢痕及瘢痕疙瘩，但效果依病程、部位等具有个体不同而有差异，因而在不同时期开始的PDL治疗均是安全的。目前PDL预防和治疗增生性瘢痕及瘢痕疙

瘢至少需 2 次，一般瘢痕 2 ~ 4 次，瘢痕疙瘩 2 ~ 6 次，间隔时间 6 ~ 8 周，如有色素沉着，则需再等待 2 ~ 4 周。超脉冲点阵二氧化碳激光用于萎缩性瘢痕、凹陷性瘢痕、痤疮瘢痕等的治疗，疗效肯定。因此，二者联合应用具有协同作用，增强疗效、减少治疗次数。

五、与强脉冲光联合应用

当面部皮肤老化、色素性皮损合并血管性问题发生时，二者可联合应用。

六、与 755 nm 翠绿宝石激光联合治疗婴幼儿血管瘤

使用 PDL、755 nm 翠绿宝石激光序贯治疗不仅能缩短血管瘤病程，还可以显著降低血管瘤后遗症（如毛细血管扩张、色素沉着不良、纤维脂肪组织残留、瘢痕等）的发生率，尤其对于厚度 > 2 mm 的血管瘤，这可能与激光所致热效应造成胶原溶解和组织重塑，以及激光所致毛细血管封闭有关。对于上述联合激光疗法，我们认为对于厚度在 2 ~ 8 mm 的血管瘤患儿疗效较好，并且开始治疗的最佳时间应 < 6 月龄。

七、与化学剥脱技术联合应用

化学剥脱技术能显著改善求美者的粉刺、炎性丘疹及脓疱皮疹，但会留有痤疮炎症性的红斑，PDL 能有效改善面部毛细血管扩张和红斑，对抑制痤疮丙酸杆菌及改善痤疮瘢痕均有效。化学剥脱技术与脉冲染料激光有明显协同作用，不良反应小，安全性较好，为临床中不能耐受内服和长期外用药物的求美者提供了新的治疗方法。

八、与瘤体内注射技术联合应用

对于深部血管瘤或静脉畸形，使用 PDL 治疗的同时，加用平阳霉素、硬化剂或者糖皮质激素等瘤体内注射治疗，可抑制血管瘤的生长和发展，相互间可以起到补充协同作用，可有效减少药物的剂量和缩短治疗周期。激素有抗炎、抗过敏作用，可减少激光热损伤后的组织水肿、皮疹等不良反应，从而明显减少局部组织肿胀破溃等风险，确保了激光治疗的安全性及疗效。

九、与 β 受体阻滞剂联合应用治疗血管瘤

目前，普萘洛尔已成为婴幼儿血管瘤治疗的一线药物，尤其对于高风险部位，但其对心血管、呼吸及消化系统会产生一定的影响。而激光穿透力有限，适合浅表血管瘤的治疗。对于深部血管瘤和特殊部位血管瘤，如口唇、睑缘、乳头、会阴部等，适合首选药物治疗，如皮肤浅层残留血管瘤，再联合 PDL 治疗。此外，因口服普萘洛尔不宜长期使用，在符合停药指征时，应尽快予以减量并终止治疗，残存血管瘤可用 PDL 治疗。本方法疗效确切、不良反应轻，可推荐作为婴儿血管瘤的疗法之一。

十、与高频电针技术联合应用

陈阳美等首次报道将高频电针与 595 nm 脉冲染料激光联合应用治疗皮肤囊肿。首先，利用高频电针排除囊内容物，取出囊壁，随后利用脉冲染料激光选择性地破坏囊肿内的微血管，使血管闭塞，减少出血，减轻高频电针对皮肤的损伤，获得满意疗效，1 次治疗痊愈率达 98.5%，且绝大部分求美者伤口恢复较快，愈合后无再进行局部美容的需求。本法具有创伤小、出血少或不出血、痛苦小、操作简单、恢复快、不用缝合等优点，特别适用于囊肿较小、多发性囊肿和不愿手术而美容要求较高的求美者。

十一、与自体脂肪移植联合应用治疗增生性瘢痕

PDL 可通过闭塞血管管腔，减少增生性瘢痕组织的血流灌注，且 PDL 治疗下，胶原纤维受热后分解加快，减少了胶原在增生性瘢痕组织中的沉积，促使了胶原的重塑，进而有助于增生性瘢痕组织向正常皮肤组织的转化，瘢痕厚度下降。脂肪组织中脂肪来源干细胞（ADSC）可通过下调 α 肿瘤坏死因子等炎症因子的表达，促使瘢痕组织的上皮化以及向肉芽期的转化，进而降低了增生性瘢痕发生的风险。此外，自体脂肪移植还可有效降低成纤维细胞（FB）的数量，调节不同类型蛋白的比例，促进胶原结节状结构的改善，进而有助于降低瘢痕厚度。PDL 和自体脂肪移植联合应用可从不同作用机制发挥协同效应，进而使求美者的瘢痕血流灌注和瘢痕厚度改善情况更佳。

十二、595 nm 脉冲染料激光联合应用液氮冷冻治疗血管角皮瘤

临床治疗中尝试先用脉冲染料激光照射，再做冷冻联合治疗肢端型血管角皮瘤，将传统的冷冻治疗方法与现代脉冲染料激光相结合，两者优势互补，可取得满意疗效。染料激光与冷冻联合治疗可明显减少治疗次数，提高治愈率。考虑其原因可能是染料激光的穿透较深，冷冻对血管角皮瘤表面角化治疗作用明显，两者深浅相结合达到优势互补、增强疗效的效果。同时，脉冲染料激光治疗后立即冷冻治疗可替代冰敷来缓解激光照射的热损伤，加强对周围正常组织的保护作用。激光加冷冻组治疗因冷冻程度较轻，治疗后仅有局部红肿、紫癜，无水疱。

十三、595 nm 脉冲染料激光联合应用果酸治疗寻常性痤疮

脉冲染料激光可刺激血管内胶原分泌、形成，加快免疫抑制因子转化 TGF-β 生成，抑制角质增殖、改善痤疮炎症反应，进而预防瘢痕形成。痤疮丙酸杆菌产生内源性卟啉，激光波长与其反应可产生单态氧原子，进而有效杀灭痤疮丙酸杆菌，减少皮脂分泌；果酸减轻毛囊口堵塞，溶解角质层，抑制痤疮丙酸杆菌增殖，纠正毛囊上皮角化异常，利于油脂排出。激光联合果酸治疗可达到有效抑制痤疮丙酸杆菌的作用，减轻毛囊口堵塞，达到有效治疗痤疮的作用。

十四、脉冲染料激光联合口服四环素类药物降低酒渣鼻的复发率

酒渣鼻是一种慢性炎症性疾病，面部毛细血管扩张、发红，炎症性丘疹和脓疱是最常见的特征。PDL 治疗酒渣鼻可改善面部潮红、发红和毛细血管扩张，米诺环素具有强大的抗炎作用，但长期口服四环素类药物副作用较大，因此脉冲染料激光已被建议与口服和局部治疗酒渣鼻方案联合使用，以更彻底地解决症状，并可降低酒渣鼻复发的风险，更有助于预防长期口服米诺环素的并发症。

十五、脉冲染料激光联合应用 A 型肉毒毒素治疗酒渣鼻相关红斑和潮红

PDL 通过下调血管内皮生长因子水平和抑制血管生成来治疗毛细血管扩张和酒渣鼻红斑，BoNT A 在酒渣鼻求美者中具有稳定肥大细胞作用（后者表达的 SNARE 蛋白是乙酰胆碱的靶点），减少组胺释放，进一步减轻酒渣鼻症状。

第五节 应用效果案例

案例见图 3-3-5-1~图 3-3-5-7。

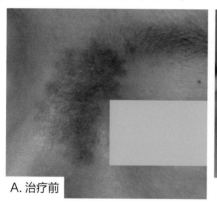 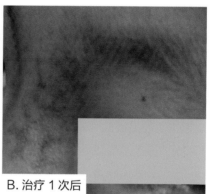

A. 治疗前　　　　　　　　　　　B. 治疗 1 次后

图 3-3-5-1　鼻部鲜红斑痣治疗对比图

治疗仪器	治疗参数
Vbeam 595 nm 脉冲染料激光治疗仪。	8.0~8.75 J/cm²，脉宽 1.5 ms，光斑 7 mm。

治疗模式	终点反应
Port Wine Stains 模式。	红色皮损颜色加深或者紫癜。

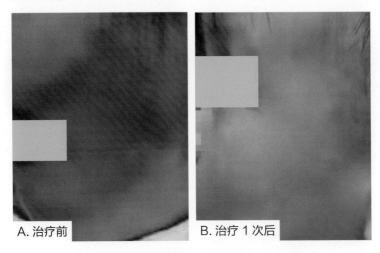

A. 治疗前　　　　　B. 治疗 1 次后

图 3-3-5-2　左面部鲜红斑痣治疗对比图

治疗仪器

Vbeam 595 nm 脉冲染料激光治疗仪。

治疗模式

Port Wine Stains 模式。

治疗参数

$8.25 \sim 8.75$ J/cm^2，脉宽 1.5 ms，光斑 7 mm。

终点反应

红色皮损颜色加深或者紫癜。

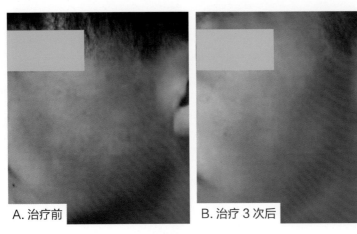

A. 治疗前　　　　　B. 治疗 3 次后

图 3-3-5-3　面部毛囊红斑角化症治疗对比图

治疗仪器

Vbeam 595 nm 脉冲染料激光治疗仪。

治疗模式

Misceiianeous 模式。

治疗参数

$7.5 \sim 8.5$ J/cm^2，脉宽 $0.45 \sim 1.5$ ms，光斑 7 mm。

终点反应

红色皮损颜色加深或者紫癜。

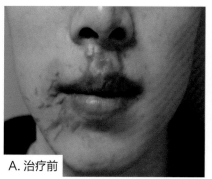
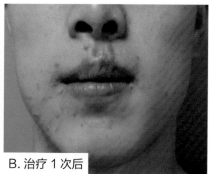

A. 治疗前　　　　　　　　　　B. 治疗 1 次后

图 3-3-5-4　　口周红色增生性瘢痕治疗对比图

治疗仪器	治疗参数

Vbeam 595 nm 脉冲染料激光治疗仪。　　　　8.5~9.25 J/cm², 脉宽 0.45~1.5 ms, 光斑 7 mm。

治疗模式	终点反应

Miscellaneous 模式。　　　　　　　　　　红色皮损颜色加深或者紫癜。

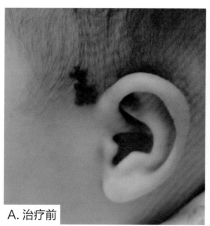
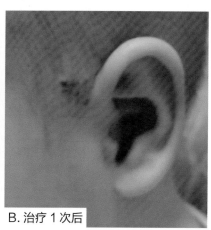

A. 治疗前　　　　　　　　　　B. 治疗 1 次后

图 3-3-5-5　　左耳前血管瘤治疗对比图

治疗仪器	治疗参数

ND：YAG 激光治疗仪。　　　　　　　　　160 J/cm², 脉宽 20 ms, 光斑 3 mm。

治疗模式	终点反应

血管性疾病治疗头。　　　　　　　　　　红色皮损颜色变灰。

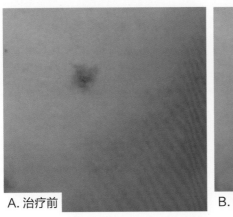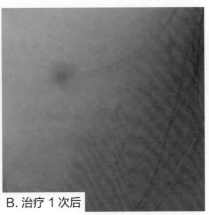

A. 治疗前　　　　　　　　　　　　B. 治疗 1 次后

图 3-3-5-6　左面部蜘蛛痣治疗对比图

治疗仪器

ND：YAG 激光治疗仪。

治疗模式

血管性疾病治疗头。

治疗参数

180 J/cm^2，脉宽 10 ms，光斑 3 mm。

终点反应

红色皮损颜色变灰，血管收缩消失。

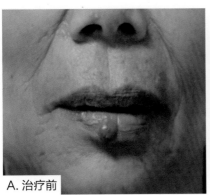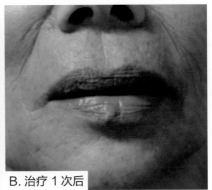

A. 治疗前　　　　　　　　　　　　B. 治疗 1 次后

图 3-3-5-7　下唇静脉湖治疗对比图

治疗仪器

ND：YAG 激光治疗仪。

治疗模式

血管性疾病治疗头。

治疗参数

150 J/cm^2，脉宽 20 ms，光斑 3 mm。

终点反应

皮损变灰、变平。

第四章
强脉冲光技术

第一节　引言

　　强脉冲光（Intense Pulsed Light，IPL），又名"光子嫩肤"，自 2001 年在国内迅速开展并沿用至今已经有二十几年的历史了，从最初的能量波形尖塔状，到最佳脉冲技术（Optimal Pulse Technology，OPT）长城垛口状均匀能量方波的出现，再到近年来高级的 AOPT（Advanced OPT，AOPT）技术的出现（图 3-4-1-1），实现了治疗的多样性和可控性。它卓越的治疗效果赢得了国内外专家和求美者的一致认可，国内陈平教授团队的临床大数据报道证实：光子嫩肤肤质改善的有效率达 88.24%，而光子联合其他技术治疗后肤质的明显改善有效率达 96.45%，由此可见，光子嫩肤能逆转皮肤的衰老，可作为皮肤抗衰老的手段之一。

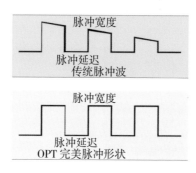

图 3-4-1-1　IPL 脉冲示意图

第二节　技术原理与相关设备

一、技术原理

　　强脉冲光（图 3-4-2-1）是一种以脉冲方式发射的强光，属于非激光光源，有多色性、非相干性和非平行性。其光源是惰性气体（通常为氙气）闪光灯，发射的强光经过聚光和初步过滤，最后形成特定波长（400～1200 nm）的强光发出。

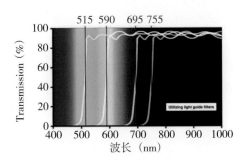

图 3-4-2-1　IPL 经过滤后发出的不同波段的宽光谱

　　强脉冲光的能量、脉宽、脉冲数、延迟均可调。其宽光谱的特性（图 3-4-2-2），能被皮肤中的色基如黑色素、血红蛋白和水选择性吸收，根据求美者不同的皮肤类型和皮肤疾病状态选择合适的滤光片，从而改善皮肤色素、血管、毛孔和质地等多种问题，具有一举多得的效果；但其选择性低，针对性较 YAG 激光差，疗效相对较弱，有时需要和其他设备联合应用才能达到更佳的治疗效果。

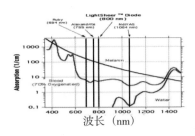

图 3-4-2-2　不同组织对光的吸收

　　IPL 治疗的理论基础与激光作用原理相似，也是选择性光热作用原理。根据 Planck 定律：长波长的光子所携带的能量较短波长光子的能量低。而同时根据组织对光的吸收原理，波长越短表皮作用越强（表皮色素血管吸收峰所致），波长越长穿透越深，表皮作用越弱（表皮色素吸收少），随着光谱范围的延长，近红外光部分对水的吸收率则不断增加，1200 nm 的波长对水的吸收较 950 nm 的波长高，因而嫩肤效果 1200 nm 的波长更优。Altshulerd 等 2001 年提出"扩展的选择性光热作用原理"：如针对脱毛、血管问题，治疗的理想脉宽应大于等于靶组织热弛豫时间，并小于等于靶组织热损伤时间，以便达到最佳疗效。靶色基分布越深，需要脉宽越大，使能量充分到达靶组织破坏色基。最新的 AOPT 技术能使每个脉冲的宽度和能量可控调节，可针对皮肤内不同层次和大小的色基，实现治疗参数的多样性，以应对更复杂的临床病例。

　　IPL 在治疗色素性疾病中主要利用其"选择性热解作用"或"内爆破效应"，黑色素颗粒非常小，热弛豫时间为 1 μs，控制小于等于靶色基的热弛豫时间，使损伤局限于靶组织内，避免正常组织受损，表浅的色素结痂成粉末状薄屑从表皮脱落，深部色素受热破碎坏死，被吞噬细胞吞噬排出体外，最终变淡甚至完全消失。

　　IPL 在治疗血管性疾病中主要是血红蛋白作为靶色基吸收光能，当脉宽小于靶组织热弛豫时间时，血管升温达到血管的损伤阈值，凝固破坏血管，导致血管闭塞退化，逐渐被吸收和纤维组织取代，达到治疗血管性皮肤病的目的。IPL作用于3个色基：氧合血红蛋白（HbO_2）、去氧血红蛋白（Hb）、高铁血红蛋白（MetHb），吸收高峰分别为418 nm、542 nm、577 nm，短波长色素竞争性吸收明显，因此577 nm附近波长更安全，穿透更深。单波窄谱或双波窄谱滤光片对血红蛋白吸收更高效，Tanghetti、Babilas各自的研究发现，IPL在血管性疾病中的疗效与安全性均不亚于激光治疗。

IPL在改善皮肤松弛、皱纹、毛孔粗大等肤质问题时，主要利用其生物刺激作用，其长波长部分能量被真皮组织吸收后，通过热效应和光化学作用刺激胶原纤维和弹力纤维重塑和增生，促进胶原蛋白的合成，从而使皮肤光滑细腻、有弹性。

目前临床上使用的滤光片波长由短到长分别有420 nm、515 nm、560 nm、570 nm、590 nm、615 nm、640 nm、695 nm、755 nm等多种，以515 nm滤光片为例则输出的强脉冲光波段为515～1200 nm。近年来随着滤光晶体的改进，强光波段更为窄小，治疗更为精准。波长范围从最早的800 nm缩窄到现在最短的100 nm，即从"宽谱"进化到"窄谱"。窄谱光有两种类型，一种是彻底去除光学窗口的"单波"窄谱光，另一种是保留部分可见光及近红外的"双波"窄谱光。单波窄谱光有500～600 nm和550～650 nm，双波窄谱光有570～600 nm和870～1200 nm，550～600 nm和800～1200 nm，400～600 nm和900～1200 nm。通过去除无用的"光学窗口"，将能量集中在色基吸收高的波段，从而提高疗效。有学者做过半脸对照研究发现，在色素性和血管性疾病清除方面，单波窄谱光疗效更优，在皮肤质地改善上两者疗效相当。

目前不同厂家的IPL的冷却方式主要有接触式冷却、动态冷喷剂、冷风3种，目前以接触式冷却应用更广泛、便捷。

二、相关设备

强脉冲光是滤过性非相干性强脉冲光（Intense Pulsed Noncoherent Light，IPNL）。其代表性生产厂商为美国Lumenis公司，20世纪90年代中期，Eckhouse博士发明了划时代的第一台光子设备PhotoDermVL，由ESC-Sharplan（现为Lumenis公司，全球第一台IPL制造商）生产（图3-4-2-3），这一代的IPL系统发射光源（氙气）的电流不稳定，导致发射能量不均等，输出的为钟形尖峰波，光波分布不均，为中央能量高、边上能量低的高斯能量光斑，容易灼伤皮肤。第二代光子Vasculight、第三代光子QuantumSR，能量输出不断趋于稳定，直到2003年，第四代的Lumenis One作为多功能美容设备的出现，奠定了它在IPL领域的绝对领导地位，IPL仅作为一个工作模块，同时还配备了半导体脱毛及Multi-Spot长脉冲1064 nm ND：YAG激光。它的发射光源（氙气）加入电容器，克服了以往IPL系统电流不可控的缺点，使输出电流平稳后，每个脉冲能量分布稳定均匀，使系统输出了一种平顶方波，没有峰值和衰减，提高了治疗的安全性和可控性，这就是一种全新的完美脉冲技术（Optimal Pulse Technology，OPT），能量输出更精细可调，可应对更复杂的病例。之后第五代以OPT为核心技术的M22以及第六代Lumenis M22 ResurFX都是在OPT技术上的进一步开发和改进，其能量、脉冲、脉宽、延迟均可调，插片式的手具更方便美观，增加了医生的操作自由度，可以针对不同疾病有针对性地进行治疗。2020 年，Lumenis 又在 OPT 基础上利用 5D 全息定位靶色基和新超膜双波截取技术升级成为 AOPT，新增了 Vascular（530 ~ 650 nm 和 900 ~ 1200 nm）及 Acne（400 ~ 600 nm 和 800 ~ 1200 nm）两组滤波片，分别用于治疗血管和痤疮，成为第七代光子的代表。2023 年国家药品监督管理局（NMPA）批准第一台靶向聚焦光子以色列 EXTRA 非凡蛋白光在中国上市，其通过特殊的光学设计，利用 GEM-PL 靶向聚焦专利技术，将 418 ~ 900/590 ~ 1100 nm 两个波段的光子的能量透过皮肤屏障充分聚焦于皮下 2 ~ 3 mm 的深度，能量直接作用于黑色素、血红蛋白等皮下靶组织，既减少了对皮肤表层灼伤的风险，又降低了非靶组织对能量吸收的浪费，标志着光子进入第八代靶向聚焦治疗时代。

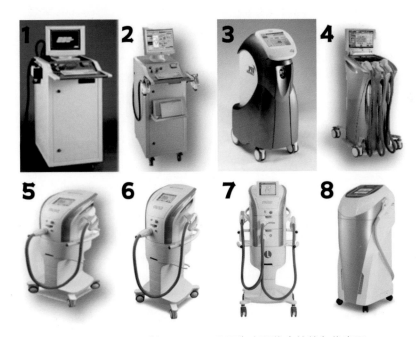

图 3-4-2-3　以 Lumenis 公司为主要代表的的各代光子

1. 第一代光子仪器 PhotoDermVL。2. 第二代光子仪器 Vasculight。3. 第三代光子仪器 QuantumSR。4. 第四代光子仪器 Lumenis One。5. 第五代光子仪器 Lumenis M22。6. 第六代光子仪器 Lumenis M22 ResurFX。7. 第七代光子仪器 Lumenis M22 ResurFX AOPT。8. 第八代靶向聚焦光子 EXTRA

　　其余的如 Palomar、Candela、Syneron、Cynosure、Cutera 和 Alma、中国武汉奇致等公司都纷纷推出自己的产品，不同 IPL 设备脉宽差别较大，为 2.0 ~ 100 ms。适应证基本一致，各公司的 IPL 设备的区别多围绕电源控制系统、波长、能量和脉宽、冷却这 4 个方面（表 3-4-2-1）。临床疗效还是有所差距的，相同参数疗效没有可比性，不同的设备各有优缺点。近几年，武汉奇致代理的美国 BB 光（图 3-4-2-4）和自己生产的金皇后 CC 光（图 3-4-2-5），均采用智能方波脉冲技术，输出均匀子脉冲串，低起效能量、从而提高求美者治疗的舒适度，BB 光采用了双灯技术，输出的能量比单灯输出的能量、通道更多，相当于把原来单灯输出能量降低为原来的一半、加大光斑，也大大降低了治疗痛感，两者均属于第六代强脉冲光系统。

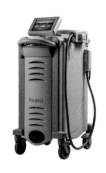

图 3-4-2-4　美国 BB 光

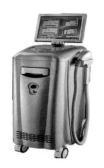

图 3-4-2-5　奇致金皇后 CC 光

以色列飞顿（Alma Lasers. Ltd.）激光公司是世界著名的医用激光光子设备生产厂商，先后推出了单脉冲、三脉冲、七脉冲 AFT 能量均化、自动脉冲 APT 智能化飞顿 DPL 精准超光子嫩肤系统（图 3-4-2-6），其 100 nm 的窄谱精准光（500～600 nm，550～650 nm）在对雀斑、脂溢性角化等色素性疾病和毛细血管扩张等血管性病变的治疗上，疗效较其以往所出设备更具有针对性。其 in-motion 专利速滑技术和四挡白宝石制冷控温技术让疼痛明显降低，治疗速度和疗效增加。2016 年美国赛诺秀 Icon（图 3-4-2-7）重新在中国上市，Icon 激光强光共享平台 MaxR & MaxRs：1～400 ms、MaxG & MaxYs：1～100 ms 连续脉宽，500～670 nm 和 870～1200 nm 双波段截取技术与多脉冲发射技术，以及双系统冷却模块，让求美者疼痛度降低，体验舒适感明显提升。这台设备最独特的区别于其他光子设备的亮点在于它通过测量 640 nm、700 nm、910 nm 这 3 个波长光的反射系数，准确计算治疗区域黑色素含量，得出黑色素指数（MI），从而优化治疗过程，提高治疗精准度。

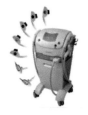　　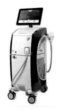　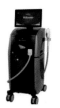

lovely-1（飞顿 1 号工作站）　辉煌 360 平台　DPL 辉煌精准嫩肤系统　黑金 DPL 超光子

图 3-4-2-6　以色列飞顿 Alma 公司最近四代 IPL 系统

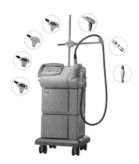

图 3-4-2-7　美国赛诺秀 Icon 激光强光共享平台

表 3-4-2-1 常见 IPL 设备一览表

IPL 名称	波长 (nm)	脉宽 (ms)	能量 (J/cm^2)	光斑 (mm)	生产厂家
EpiLight	590 ~ 1200	15 ~ 100	最大 45	10 × 45 和 8 × 35	Lumenis
QuantumHR	695 ~ 1200	15 ~ 100	25 ~ 45	8 × 34	Lumenis
Lumenis One	515 ~ 1200	3 ~ 100	10 ~ 400	15 × 30 和 8 × 15	Lumenis
M22	515 ~ 1200	4 ~ 20	10 ~ 35	15 × 35 和 8 × 15	Lumenis
Estelux	470 ~ 1400	10 ~ 100	4 ~ 40	16 × 46	Palomar
Ellipse	400 ~ 980	0.2 ~ 50	最大 21	10 × 48	DDD
PhotoLight	400 ~ 1200	5 ~ 50	最大 16	18 × 46	Cynosure
ProLite	550 ~ 900	—	10 ~ 50	10 × 20 和 20 × 25	Alderm
Spatouch	400 ~ 1200	35	最大 7	22 × 55	Radiancy
QuadraQ4	510 ~ 1200	48	10 ~ 20	15 × 33	DermaMedUSA
SpectraPluse	510 ~ 1200	3 × 12	10 ~ 20	15 × 33	PrimaryTechnology
Icon	500 ~ 1200	1 ~ 100	80	10 × 15	Cynosure
Lovely–I	500 ~ 1200	10 ~ 15	38 ~ 90	10 × 30	Alma
Lovely–II	515 ~ 1200	10 ~ 15	15 ~ 45	10 × 30	Alma
HarmonyXL 360	540 ~ 950	10 ~ 15	5 ~ 15	10 × 30	Alma
HarmonyXL Pro	540 ~ 950	10 ~ 15	5 ~ 30	10 × 30	Alma
queen	560 ~ 1200	2 ~ 8	10 ~ 48	8 × 34	miracle
CClight	420 ~ 1200	5 ~ 200	2 ~ 35	15 × 45 和 15 × 15	miracle
BroadBand Light	420 ~ 1200	2 ~ 200	2 ~ 35	15 × 45 和 15 × 15	Sciton
EXTRA	418 ~ 900	5 ~ 30	5 ~ 30	15 × 50 和 15 × 50	Active

第三节 应用及操作规范视频二维码

强脉冲光（intensepulsedlight，IPL）的临床应用广泛，在皮肤美容领域占有十分重要的地位，目前广泛应用于I型和II型嫩肤。

● I型嫩肤：针对色素性皮肤病和血管性皮肤病的 IPL 治疗。色素性皮肤病包括雀斑、黄褐斑、日光性黑子、雀斑样痣、皮肤异色症、瑞尔黑变病、脱毛等；血管性皮肤病包括毛细血管扩展症、酒渣鼻、鲜红斑痣、血管瘤等。

● Ⅱ型嫩肤：是针对真皮胶原组织结构改变的相关性疾病的 IPL 治疗，包括皱纹、皮肤松弛，毛孔粗大、皮肤粗糙以及炎症后如痤疮、水痘等遗留的凹陷性瘢痕等。

一、适应证

（1）光老化皮肤的治疗例如脂溢性角化、皱纹等。

（2）色素性疾病的治疗例如雀斑、瑞尔黑变病、皮肤异色症等。

（3）血管性疾病的治疗例如毛细血管扩张、鲜红斑痣、蜘蛛痣等。

（4）皮脂腺炎症性疾病的治疗例如痤疮、酒渣鼻等。

（5）脱毛。

二、禁忌证

（一）绝对禁忌证

（1）光敏性皮肤及患有与光敏相关疾病（比如红斑狼疮、白癜风等自身免疫性疾病的求美者）。

（2）治疗区域皮损为癌前期病变或恶性肿瘤，活跃的痣细胞痣，黑色素瘤等。

（3）治疗部位有感染或开放性伤口（比如疱疹、冻疮等）。

（4）近 1 个月内口服维 A 酸类药物或正在口服或外用光敏性药物者。

（5）嗜酒者或患有癫痫的求美者。

（6）治疗期望值过高的求美者。

（二）相对禁忌证

（1）口服维 A 酸类药物者慎用（停药大于 1 个月可酌情考虑）。

（2）近 2 周内有日光暴晒史，术后不能做到防晒者。

（3）妊娠或哺乳期，以免引起不必要的纠纷。

（4）瘢痕体质者慎重，以免能量过高，造成起疱、感染诱发瘢痕。

（5）免疫力低下或正在服用糖皮质激素类药物、免疫抑制剂的求美者。

（6）脆性血管性病变求美者（比如糖尿病），使用抗凝血药物和凝血机制有问题者。

（7）有精神疾病或精神障碍不能配合治疗者。

（8）有其他严重系统性疾病者。

三、操作流程及操作规范视频二维码

术前检查和物品准备、术中治疗参数和终点反应及注意事项、术后修护。

操作流程的关键：第一步：对求美者进行术前评估，掌握适应证和禁忌证，签署知情同意书；第二步：面部清洁（有条件的可以用水氧大小气泡进行负压吸附清除黑头粉刺），拍照留档（要求正面和左右侧 45° 照共 3 张），有条件的可使用 VISIA 皮肤检测仪对皮肤进行分析，方便获得更细致的色素、血管、毛孔、皱纹方面的数据；第三步：进行治疗，必要时可外敷表麻膏 15~20 分钟后再进行治疗，以减轻求美者对疼痛的恐惧；第四步：术后即刻冷喷，最适宜的温度为 3~5 ℃，不至于让刚受伤的皮肤太受刺激，术后保湿、防晒等。详细步骤如下：

面部清洁

↓

拍摄 VISIA，拍照存档

↓

评估求美者治疗部位的皮肤情况，收集求美者的一般资料、现病史、既往史、药物过敏史及有无治疗禁忌证等

↓

耐心向求美者讲解强脉冲光治疗的方法、过程、预期效果及不良反应等，签署激光治疗知情同意书

↓

调节室内温度，保持在 22~25 ℃，接通电源，预热仪器

↓

充分暴露治疗部位，并再次清洁

↓

操作者戴手套

↓

操作者和求美者戴好防护眼镜

↓

选择需要的手具

↓

设置参数，做测试光斑，以下颌角皮肤微微发红为宜

↓

治疗中密切观察求美者反应及治疗部位皮损变化

↓

治疗完毕，取下求美者防护镜

↓

敷医用面膜、冷喷或纱布包裹冰袋冰敷 20 分钟左右

↓

观察求美者治疗后反应，向求美者交代注意事项及复诊时间

↓

整理用物

↓

洗手，脱口罩、帽子

M22 强脉冲光操作
规范视频二维码

四、注意事项

（一）术前

（1）求美者清洁面部，清洗残留化妆品，对于难以清洁或有粉刺者，可以用水氧负压吸附深层清洁或轻轻用粉刺针挤压清除黑头、白头粉刺。

（2）毫毛和胡须长者可用一次性备皮刀剃除，以免热量的传导烫伤皮肤。

（3）拍摄 VISIA 前，静坐 5 分钟以上，待面部肤色恢复正常后再拍摄，每次拍摄VISIA，做到头位与上次重合；普通单反相机拍摄要求统一光源，正面和左右侧面 45° 照共3 张。

（4）告知求美者治疗的目的以及可能出现的不良反应和预防措施。

（5）麻醉和消毒：强脉冲光治疗一般疼痛轻微，大部分求美者无须麻醉即可进行治疗，对于疼痛敏感者可以外敷复方利多卡因乳膏 20 ～ 30 分钟进行表面麻醉。

（二）术中

（1）检查激光手具发射窗口的清洁，并用一次性酒精棉片消毒。

（2）术者应戴医用手套。

（3）求美者治疗区域涂抹医用激光冷凝胶，要求均匀无气泡，厚度一般在 1 ～ 3 mm，求美者和术者均应做好眼部保护措施，佩戴好防护镜。

（4）选择正确的治疗手具和参数给求美者做治疗，要做测试光斑，面部强脉冲光治疗一般选择下颌角为宜，以治疗区域皮肤微微发红为宜，针对浅表性色素（雀斑、日光性角化等），手具贴紧皮肤与皮肤平行依次进行治疗，参数选择精准的情况下一遍治疗就可以了，以色素加深为有效治疗终点反应。针对毛细血管扩张性疾病，除选择正确的手具、能量和脉宽外，治疗中手具应平行紧贴皮肤，避免按压过紧导致血管消失，找不到靶目标而影响治疗效果，冷凝胶适当涂厚以减少热辐射，保护好正常皮肤，以血管变灰或消失为有效治疗终点反应（图 3-4-3-1）。

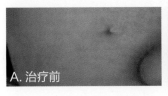
A. 治疗前

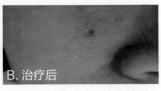
B. 治疗后

治疗设备

科医人 M22。

终点反应

血管变灰或消失。

图 3-4-3-1　血管性疾病（蜘蛛痣）IPL 治疗的终点反应

（5）强脉冲光主要针对浅表性色素、毛细血管扩张、嫩肤去黄收缩毛孔方面，Ⅰ/Ⅱ型皮肤选用 515/560/590 nm 手具（科医人 Lumenis）；Ⅲ/Ⅳ型皮肤选用 590/615/640/695 nm（科医人 Lumenis）或 570/550~650 nm 手具（飞顿 Alma）。总之色素或血管越深，选择脉宽越宽，穿透越深，肤色越白，能量可以稍微偏大，主要以嫩肤收缩毛孔为主的可以选择 615 nm/640 nm 手具进行长期规律治疗。500~600 nm 之间为血红蛋白吸收高峰区，治疗毛细血管扩张、敏感性肌肤主要往这个区域靠，越接近 577 nm 吸收高峰，疗效越佳。

（6）术中应观察治疗区皮肤的反应，并询问求美者主观感觉，如未出现色素加深或血管变灰等反应，则有可能是能量低于起效剂量，应适当增加能量或增加重复治疗次数，以增加疗效。

（7）对于毛孔粗大、软组织较厚的部位或混合性病变可用单一手具重复治疗或换用不同的治疗手具进行治疗，比如用 640 nm 手具治疗毛孔粗大后，可用 560 nm 或 590 nm 手具再进行治疗一遍。

（8）强脉冲光和其他 Q 开关激光治疗都有延迟反应（24~48 小时后），如果局部出现皮肤隆起的胶原反应说明能量偏高，后期可能会水肿、起疱，术后即刻的冷喷和修复很重要；如果术中求美者有明显灼热疼痛感，可适当用冰袋冷敷，冰袋温度以 3~5 ℃为宜。

（三）术后

（1）常规冷喷，用补水修复面膜冷敷治疗区皮肤 20~30 分钟，直到皮肤没有灼热感为宜。

（2）清洗皮肤后可立即涂抹医用保湿修复霜（成分以胶原蛋白类，维生素 B_5 保湿因子等为主）。

（3）严格防晒，掉痂前以物理防晒为主，掉痂后应物理防晒和化学防晒结合，使用防晒霜（SPF30、PA++ 的光谱防晒霜），时间不少于 2 周。

（4）3~5 天内避免剧烈运动、避免用过热的水洗澡和用热水洗脸。

（5）日常皮肤护理，保持皮肤清洁，坚持做好保湿、防晒；2 周内禁用含果酸、水杨酸、维 A 酸等刺激成分的美白、祛斑和抗皱产品。

五、并发症及处理

强脉冲光治疗后可能产生以下不良反应：红、肿、热、痛、紫癜反应、水疱、过敏、感染、色素紊乱、痤疮加重等。其处理办法如下：

（1）局部潮红、水肿、热痛：为术后一过性反应，术后的即刻冷敷和医用修复面膜能很好地缓解不适，严重水肿反应、光过敏反应者，3天内使用小剂量皮质类固醇激素口服，一般用强的松 30 mg/ 天或局部外搽糠酸莫米松等软性激素软膏消肿。

（2）紫癜反应、水疱：主要发生在局部加强治疗后，能量过高引起的，为光的机械损伤导致毛细血管的破裂和热辐射引起，做好术后修护，水疱一般让其自行吸收，一般3天左右可以消肿，结干痂，可外用夫西地酸或抗酸莫米松软膏抗炎抗感染。脱痂时间会延长，建议让其晚掉痂，掉痂后注意防晒，以免留色素沉着，掉痂后局部皮肤发红、Ⅲ/Ⅳ型皮肤、年龄偏大者留色素沉着概率偏高，做好术后的防晒和抗氧化可减轻或预防色素沉着。

（3）皮肤干燥、瘙痒：一般术后 1~2 天出现，及时做好术区的补水保湿，重者可外用弱效激素软膏，口服抗过敏药物或皮质类固醇激素。

（4）过敏、刺激性皮炎：主要表现为面部的潮红、瘙痒、干燥、痤疮样发疹，早晚补水保湿后，一般使用功效性护肤品，3~5天可消退。严重者可外用弱效激素软膏，口服抗过敏药物。

（5）色素沉着、色素减退或脱失、痤疮加重：

● 色素沉着：强脉冲光治疗总的来说还是很温和的，很少会出现这种现象，联合治疗中可能会出现，原因可能与能量密度过高、护理不当、个体差异等有关。炎症后色素沉着（Post-Inflammatory Hyperpigmentation，PIH，以下均简称为 PIH）多为Ⅳ型以上肤色容易出现，一旦出现 PIH，一般 3~6 个月可消退，可外用左旋维生素 C、CE 或 CF 精华、烟酰胺、氨甲环酸、维 A 酸软膏、氢醌霜等；口服氨甲环酸片、维生素 C、维生素 E、还原型谷胱甘肽等。

● 色素减退或脱失：其形成的光生理学原理尚未完全清楚，主要认为是光对角质形成细胞的光毒性损伤所致。可局部外用他克莫司软膏；若 1 年尚未恢复，可使用 308 nm 准分子激光或 CO_2 点阵激光等对症治疗。

（6）痤疮加重：IPL 本身可以治疗痤疮，往往治疗后导致痤疮复发或加重，可能与光被痤疮丙酸杆菌产生的卟啉（特别是原卟啉Ⅸ）激发，抗炎细胞因子和免疫调节细胞因子产生形成的一系列免疫反应有关，痤疮丙酸杆菌或螨虫杀死后引起的异种蛋白免疫反应有关，建议用粉刺针清理脓头后外用抗感染药膏，多次治疗改善皮肤质地后能有效控制痤疮，防止复发。

第四节　联合应用

一、强脉冲光与调 Q 激光联合应用

这是最常见、最具代表性的运用，尤其在色素增加性疾病的治疗中，两者结合优势更为明显。有临床研究显示，IPL 疗效并不逊于前者，Moreno Arias 的临床研究发现，IPL 治疗色素增加性疾病，表皮色素类皮损清除率高达 76%~100%，而真皮类色素性皮损清除率不到 25%，根据表皮真皮的色素分布深度，通过滤光片选择合适的波长治疗，对

色素提取不明显者再行调 Q 激光治疗以增加色素清除率。以一位治疗雀斑并发脂溢性角化的求美者为例，可先用强脉冲光全面部治疗 1 遍，通常用 560/590 nm（科医人）、540/570/550～650 nm（飞顿），清洁皮肤后观察数分钟，对没有变灰或加深的色素，局部再用调 Q 755/532/694 nm 进行加强治疗，联合治疗对皮肤的损伤肯定较单次治疗大，因此术后的即刻冷敷处理和后期功能性护肤品的修复一定要到位，一般我们让求美者冷敷到面部没有灼热感后离开，掉痂后持续 2～4 周的防晒也很重要。多数研究者认为，IPL 治疗黄褐斑是一种有效方式，但需要多次长期维持治疗，能量以治疗即刻黄褐斑区域微微发热、无明显红斑反应为宜。为降低黄褐斑色素的活跃度，在 IPL 治疗前，我们可用调 Q 1064 nm 大光斑低能量对黄褐斑求美者先进行全面部的扫描，以去除表皮和毳毛上的部分色素，然后再用 590/615/640/550～650 nm 的强脉冲光治疗手具进行全面部均匀治疗。对太田痣的治疗我们常规使用调 Q 1064/755/695 nm 波长的激光进行治疗，后期出现色素不均的状态，我们可以在 Q 开关激光治疗期间进行几次 IPL 治疗，以促进色素代谢，均匀肤质，对于颜色偏淡、位于表皮层的色素可选用调 Q 532 nm 进行治疗，以终点反应灰白色、不产生紫癜为宜，后期配合修复、抗氧化类产品，炎症后色素沉着（PIH）消退快的话，治疗间隔可以缩短至 3 个月左右，如果偏重，间隔就要延长至 6 个月甚至更长时间。

二、强脉冲光和电子注射技术、微针、手针联合应用

电子注射技术是指通过将治疗需要的特定物质如透明质酸、维生素类、微量元素、氨基酸、肽类、氨甲环酸、肉毒毒素等精准注入皮肤特定层次，有效补充透明质酸、多种维生素等营养物质，刺激胶原蛋白生成，使皮肤变得水润光泽，有效延缓皮肤衰老，改善肤质。在选择求美者时首先要排除一些皮肤偏敏感的求美者，例如面部色素性疾病并发鱼尾纹、抬头纹的求美者，为节省求美者的治疗次数和修复时间，我们可以考虑先给求美者行强脉冲光治疗后，在表皮没有明显损伤的情况下，同时给予肉毒毒素除皱注射；一般最好在激光治疗后 2 周再行肉毒毒素除皱治疗；或者肉毒毒素除皱治疗 2～4 周再行光电治疗；对于要行电子注射或滚针的求美者则不宜同时进行，应在强脉冲光治疗 3～4 周再行治疗，以免影响疗效和产生不必要的术后并发症。

三、强脉冲光与化学剥脱技术的联合应用

临床上常用的化学剥脱剂有果酸和水杨酸，现在还有复合酸，其主要原理是可重塑表皮、抑制黑色素生成，淡化色斑；纠正毛囊上皮角化异常，加快皮脂的引流，抑制痤疮丙酸杆菌的生长，刺激真皮胶原的再生，具有嫩肤紧致毛孔的作用。和强脉冲光联合主要用于痤疮、玫瑰痤疮、脂溢性皮炎、黄褐斑的治疗，痤疮炎症期建议先行果酸焕肤治疗，待炎症控制后的炎症后红斑（Post Inflammatory Erythema，PIE）期再行强脉冲光治疗，可以有效防止痤疮的复发，减少痤疮凹陷性瘢痕形成、提亮肤色、减轻色素沉着、控油、紧致毛孔，玫瑰痤疮和脂溢性皮炎亚急性期可以考虑用水杨酸和复合酸先行治疗，然后再用强脉冲光后期巩固治疗，两者建议间隔 3～4 周，后期建议 3 个月一次强脉冲光巩固治疗，以维持正常皮肤屏障功能。

四、强脉冲光与超声、射频电场导入联合应用

低频的超声通过空化作用、热作用及声微流效应等，可将所需的营养物质比如氨甲环酸、透明质酸、左旋维生素 C 导入皮肤以达到淡化色素、减少皱纹、嫩肤等效果；以武汉中科为代表的舒敏之星通过涡旋电场、注氧活肤技术和超强电离发生技术这三大技术有效将高浓度纯氧和营养物质注入皮肤深层，起到杀菌消炎，促进角质层新生，恢复皮肤砖墙结构，提高皮肤免疫功能，从而达到修复皮肤屏障功能的作用。对于一些敏感性肌肤，我们可以先行舒敏之星治疗，待皮肤稳定后再行强脉冲光治疗，解决顽固性红血丝问题，7~10 天后再用舒敏之星补水修复皮肤屏障功能，这样能有效地解决皮肤的敏感、色素沉着（PIH）以及皮肤缺水干燥等不适，大大提高了治疗敏感性肌肤和年轻化的疗效，增加了求美者的舒适性，从而建立良好的依从性。建议舒敏之星治疗间隔 5~7 天，后期可以间隔 10~15 天。

五、强脉冲光不同波段之间的联合应用

根据不同波长的激光穿透能力不同和靶目标对不同波长激光的吸收不同，强脉冲光可以解决面部多种问题，因此不同波段联合应用不仅能提高治疗效果，而且能缩短治疗疗程，增加求美者满意度。例如当面部皮肤老化并发色素性问题、毛细血管扩张等多个问题时，以飞顿 360 操作平台为例，我们可以先用 550~650 nm 手具进行全面部治疗，局部毛细血管扩张再用 500~600 nm 手具进行治疗；以美国科医人 M22 为例，可以选择用 640 nm 手具先全面进行扫描式治疗，局部色素问题和血管问题再使用 560 nm 或 590 nm 手具进行加强治疗。

六、强脉冲光与射频联合应用

射频（RadioFrequency，RF）是高频交流变化电磁波的简称，分为单极射频、双极射频和多级射频，主要通过电流加热真皮和皮下组织，使胶原变性收缩，从而刺激自身胶原蛋白和弹力纤维的数量增加，达到提升紧致皮肤、缩小毛孔的作用，同时还能促进脂肪的转移和消除，达到重塑形体和消脂的作用，因为射频属于"色盲"，对色素没有选择性，但可以穿透表皮基底黑色素细胞的屏障，作用于各型肤色。以美国 SoltaMedical 公司推出的 Thermage 为代表，大量文献报道射频具有去皱、溶脂、提升、紧致毛孔、改善皮肤质地等效果。二者联合应用后，皮肤质地、提升效果将明显增加，疗效维持时间更长，我们可以间隔地给求美者治疗，3 个月 1 次的强脉冲光保养性治疗，1 个月 1 次的射频治疗。

七、强脉冲光与等离子技术联合应用

等离子体（Plasma）是一种多点单极射频激光微等离子电浆，通过离子束在皮肤表面产生非气化性微剥脱，同时单极射频对深部胶原组织加热时，治疗头与皮肤间隙中的氮气被激发产生微等离子作用，将热效应传递至靶组织深处，促进深部胶原的新生和重排，从而达到有效修复瘢痕均匀度和平整度的目的，对痤疮凹陷性瘢痕的疗效确切，增生性瘢痕

疗效欠佳，总有效率为 96.05%。等离子技术保留了微创的表皮和部分真皮组织，起到了天然的生物辅料作用，有效保护了创面，降低了感染的发生风险，再加上此技术的非色基依赖源效应，因此与气化型 CO_2 点阵激光、铒激光相比，具有修复更快，留色素沉着概率低的特点；微等离子射频是眼部皱纹非手术疗法的一个理想方法，尤其对眼部松弛早期，具有安全、有效、误工期短的特点。在痤疮瘢痕炎症后红斑（Post Inflammatory Erythema，PIE）早期，我们可以先行强脉冲光治疗，减轻红斑炎症反应，然后再行等离子束治疗，二者间隔 3~4 周。

八、强脉冲光与 1565 nm 非剥脱点阵激光联合应用

王者之冠 Resur FX 1565 nm 非剥脱点阵激光（科医人 Lumenis）照射皮肤后可形成很多直径 110 μm 的非剥脱凝固孔径，这些热凝固微孔深度可达 1 mm，微孔周围为正常组织，热传导可至真皮中部网状层，激发炎性反应，刺激纤维组织活性、胶原蛋白新生和重组，表皮层色素略减少，即刻出现隆起水肿型红斑，说明该激光对表皮和真皮都是有刺激的。即刻治疗区域的红肿和灼热感明显，此时我们即刻给求美者敷上光子冷凝胶，用 640 nm 或 590 nm 波长的强脉冲光低能量进行治疗 1~2 遍，再给求美者冷敷。观察发现，求美者的即刻和术后几天的红斑水肿反应消退较单独 1565 nm 激光照射的反应消退快，疼痛和灼热维持时间短，尤其对面部有粉刺、炎性丘疹、瘢痕痤疮的求美者，治疗后红斑、色素、瘢痕得到很大改善，炎性痤疮明显消退，毛孔缩小，油脂分泌明显减少，能预防痤疮复发。因而 1565 nm 非剥脱点阵激光联合强脉冲光在改善毛孔粗大、妊娠纹、痤疮瘢痕等方面效果明显，且具有疼痛、红肿消退快，局部皮肤修复快，不良反应轻微的特点。二者联合应用对皮肤轻微松弛、细小皱纹、毛孔粗大、光泽度等有改善，同时做好外用抗氧化剂的使用，促色素代谢，正确保湿防晒，疗效更佳。

总之，皮肤年轻化是一个综合的因素，求美者需要的是由内而外的年轻，每台设备和技术都有其优势和局限性。对医生来说，应该在充分了解求美者需求的基础上，运用现有手段给求美者一个全方位综合的治疗方案，长期规律治疗的疗效和满意度高于短期的，每个月进行 1 次治疗，连续 3~5 次，后期 2~3 个月 1 次的维持治疗，这样才能让求美者达到比较满意的效果。

第五节　应用效果案例

案例见图 3-4-5-1~图 3-4-5-9。

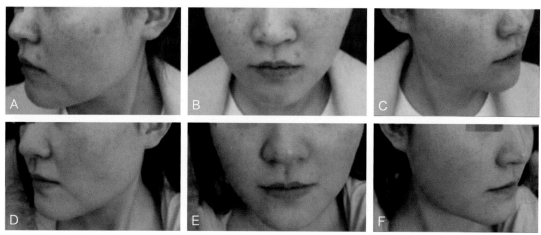

图 3-4-5-1　雀斑治疗效果对比图

A ~ C.治疗前。D ~ F.治疗后 1 个月

治疗设备

M22（美国科医人 lumenis）联合 ATR（韩国元泰）532 nm 调 Q 激光治疗。

治疗参数

560 nm 手具：10/7 J/cm^2，3.5/3.5 ms，25 ms；ATR 532 nm：能量密度 0.6 J/cm^2，3 mm，1 Hz。

终点反应

雀斑颜色加深、变灰。

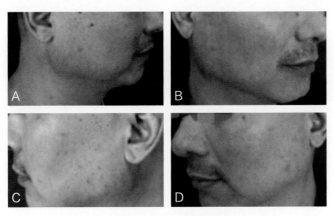

图 3-4-5-2　脂溢性角化治疗效果对比图

A、C. 治疗前。B、D. 治疗后 3 个月

治疗设备

M22（美国科医人 Lumenis）联合吉林科英 K-L 型 CO_2 点阵激光。

治疗参数

M22（美国科医人 Lumenis）手具 590：10/7 J/cm^2，3.5/3.5 ms，25 ms；超脉冲 CO_2 点阵激光（吉林科英）：160 mJ/cm^2，1 cm×1 cm，100%，多次脉冲。

终点反应

角化层气化，留淡红色基底。

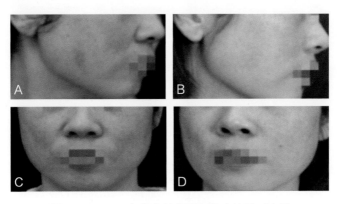

图 3-4-5-3　雀斑合并黄褐斑治疗效果对比图

A、C. 治疗前。B、D. 3 次电子注射联合 1 次 M22 后

治疗设备

M22（美国科医人 Lumenis）联合德玛莎水光注射仪。

治疗参数

M22 手具 590：6/5/5 J/cm^2，3.5/3.5/3.5 ms，25/25 ms。

终点反应

治疗区域皮肤微红、微热。

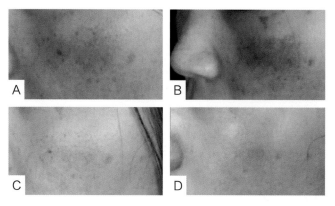

图 3-4-5-4　敏感性皮肤合并黄褐斑治疗效果对比图

A. 治疗前。B. M22 治疗后即刻。C. M22 治疗 2 次后。D. M22 治疗 3 次后

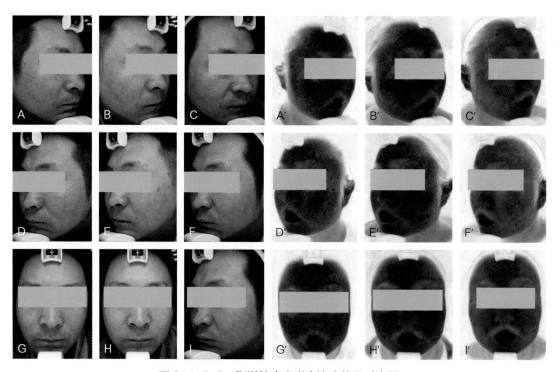

图 3-4-5-5　脂溢性皮炎联合治疗效果对比图

A、A′、D、D′、G、G′. 治疗前。B、B′、E、E′、H、H′. 治疗 1 次后。C、C′、F、F′、I、I′. 治疗 2 次后

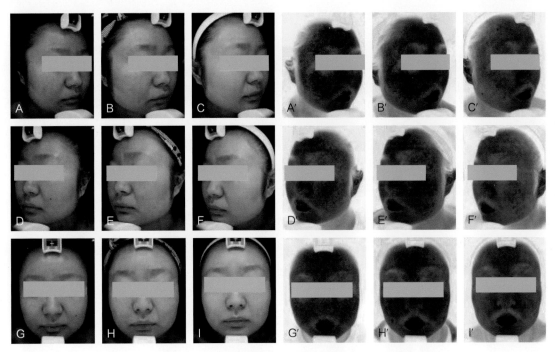

图 3-4-5-6　敏感性皮肤伴毛孔粗大联合治疗效果对比图

A、A′、D、D′、G、G′.治疗前。B、B′、E、E′、H、H′.治疗 1 次后。C、C′、F、F′、I、I′.治疗 2 次后

治疗设备

M22（美国科医人 Lumenis）联合 1565 nm 非剥脱点阵激光。

治疗参数

640 nm 手具：8/6/8 J/cm^2，6/7/7 ms，50/50 ms；590 nm 手具：10/7 J/cm^2，3.5/3.5 ms，30 ms；1565 nm 非剥脱点阵：25 mJ/cm^2，17 mm，1 Hz，250 spots/cm^2。

终点反应

治疗区域皮肤微红、微热。

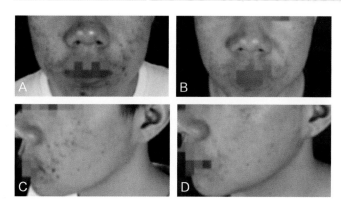

治疗设备

M22（美国科医人 Lumenis）联合博乐达水杨酸。

治疗参数

M22 手具 640 nm：12/8 J/cm², 6.0/4.0 ms，25 ms；手具 590 nm：18 J/cm²，4.0/4.0 ms，25 ms。

终点反应

痤疮周围皮肤微红、微热，痤疮区域血管颜色变暗。

图 3-4-5-7 痤疮强脉冲光联合水杨酸治疗效果对比图

A、C.治疗前。B、D.一次水杨酸和一次 M22 治疗后

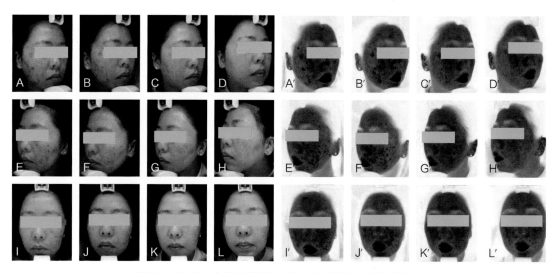

图 3-4-5-8 痤疮合并炎症后色素沉着治疗效果对比图

A、A′、E、E′、I、I′.治疗前。B、B′、F、F′、J、J′.M22 治疗 1 次后。C、C′、G、G′、K、K′.M22 治疗 3 次后。D、D′、H、H′、L、L′.M22 治疗 6 次和 1565 nm 非剥脱点阵激光治疗 1 次后

治疗设备

M22（美国科医人 Lumenis）联合 1565 nm 非剥脱点阵激光。

治疗参数

640 nm 手具：8/6/6 J/cm²，6/7/7 ms，50/50 ms；590 nm 手具：10/6 J/cm²，3.0/3.0 ms，40 ms；1565 nm 非剥脱点阵：20 mJ/cm²，17 mm，1 Hz，300 spots/cm²。

终点反应

痤疮色素沉着区域皮肤变暗，两颊微红、微热。

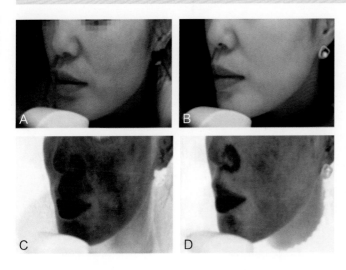

治疗设备

M22（美国科医人 Lumenis）

治疗参数

590 nm 手 具：10/7 J/cm^2，脉 宽 4.5/4.5/4.5 ms，25 ms；vascular 手 具：8/6/6 J/cm^2，6/4/6 ms，30/30 ms。

终点反应

治疗区域皮肤微红，部分血管变暗或消失。

图 3-4-5-9　面部年轻化强脉冲光治疗效果对比图

A、C. 治疗前。B、D. M22 治疗 3 次后

第五章
二氧化碳激光技术

第一节 引言

基于 1917 年爱因斯坦（Albert Einstein）提出的理论设想——用一个能量与受激发态的原子能量相当的光子去激发该原子，会释放另一个能量与激发光子相同能量的光子，美国梅曼（Maiman）在 1960 年用固体红宝石作为工作介质制成了世界上第 1 台红宝石激光，从此为人类开创了一项新的技术——激光，即受激释放并放大的光（light amplification by stimulated emission of radiation，laser）。第 1 台激光器诞生后 6 个月，在贝尔实验室的伊朗科学家 A.Javan 成功研制出了第 1 台气体激光器——He-Ne 激光器。随后几年，各种激光器如同雨后春笋一样相继被发明。1964 年，二氧化碳激光（Carbon Dioxide Laser，CO_2 Laser）由 Patel 及其同事发明，并于 1967 年首次用于外科。

CO_2 激光是一种以 CO_2 气体为工作介质产生的波长 10.6 μm 的激光，以组织内水分为靶色基的激光设备，它可以让组织气化而达到治疗的目的。

CO_2 激光类型：普通连续 CO_2 激光器、脉冲 CO_2 激光器、超脉冲 CO_2 激光器、超脉冲扫描 CO_2 激光器等。该技术可用于血管性皮肤病、色素性皮肤病、恶性肿瘤、清疮术、良性肿瘤或囊肿、角化、增生等皮肤病。

第二节 技术原理与相关设备

一、技术原理

CO_2 激光器是一种气体分子激光器，能发射出波长 10.6 μm 的远红外不可见激光，谐振腔内充有 CO_2、N_2、He、Xe、H_2 混合气体，工作物质为 CO_2 气体。激光辐射在 CO_2 2 个振动能级之间跳跃，其他气体则用于改善转换效率。该激光器的波长可被生物组织中的水很好地吸收，能量转化效率也高，最高可达 25%。当激光照射到皮肤组织后，如此高的水吸收率使激光能量仅穿透 100 μm 厚即被完全吸收，使水分吸收能量，运动加剧，相互碰撞而升温，随后照射的激光可为该部分组织继续提供能量，使水升华为气体。当组织细胞内水分子吸收激光能量后，气化过程可使细胞体积迅速膨胀、爆裂，细胞碎片喷溅到激光束中，可即刻碳化甚至燃烧。CO_2 激光就是这样汽化生物组织，从而达到治疗目的的。CO_2 激光器结构简单、造价低、稳定性好，是临床应用最多的的激光器之一。

二、相关设备

CO_2 激光器种类很丰富，包括普通连续脉冲、超脉冲、超脉冲扫描、超脉冲点阵或像素等。Alma（飞顿）、Cynosure（赛诺秀）、Lumenis（科医人）、Eeclipsemed、Ellipse Inc、Syneron-Candela（赛诺龙）、Lasering、Lutronic、Matrix、Quantel、Sellas、Solta Medical、Kinglaser（中国科英）等上述公司都有波长 10.6 μm 的 CO_2 激光器。下面重点介绍酷逸的 Pixel CO_2、UltraPulse、CO_2 RE、科英 JC-100D 这 4 款产品。

（一）Pixel CO_2

Alma（飞顿）公司推出，它配有 2 个手具（图 3-5-2-1）。

1. 像束扫描手具：lite Scan

扫描速率可调：1 ~ 20 Hz。

扫描形状可调：方形、圆形、直线、弧线、点。

治疗密度可调：5% ~ 90%。

光斑模式可调：螺旋式、格栅式、切割式。

扫描面积：弧度。

位置可调美容模式（Aes-thetic）：常用 impact 透皮给药前形成微通道，适应萎缩性瘢痕、妊娠纹、面部年轻化，增生性瘢痕等。

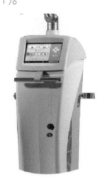

图 3-5-2-1　Pixel CO_2：Alma

2. 外科切割手具：F-50、F-100

光斑：0.125 mm、0.25 mm。

脉冲模式：连续模式、连续脉冲模式、单脉冲模式。

脉冲及脉冲间隔可调：连续脉冲模式中，可调 10 ~ 1000 ms。

对病灶组织进行非碳化切除和气化组织。

可对切割部分进行大面积凝固止血。

适用于皮肤外科、整形外科切割、组织切除、损伤修复。

3. 外科磨削模式

光斑：1 mm、2 mm、3 mm。

脉冲模式：连续模式、连续脉冲模式、单脉冲模式。

脉冲及脉冲间隔可调：连续脉冲模式中，可调 10 ~ 1000 ms。

适用于皮肤科去痣、去赘生物等治疗。

（二）UltraPulse

美国科医人公司推出（图 3-5-2-2）。

波长：10.6 μm。

有多种手具：Scaar FXTM 精雕模式，单个脉冲可达 4 mm 深度；DeepFXTM 深层模式、ActiveFXTM 浅层模式、PigmentFXTM、TotalFXTM 涵盖以上浅层到深层模式、PreciseFXTM、IncisionFXTM。

光斑：120～2000 μm。

脉冲模式：连续脉冲模式、超脉冲模式。

输出峰值功率：240 W

脉冲延迟：0.25～0.75 秒。

瞄准光：5 mW、650 nm 红色二极管激光，强度可调。

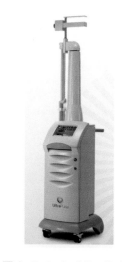

图 3-5-2-2　UltraPulse

适用于瘢痕、光老化、各种皱纹、皮肤松弛、痣、疣、小肿瘤、血管瘤、眼睑成形术、拉皮手术、眼袋去除术。

（三）CO_2 RE 酷逸

由美国赛诺龙公司（Syneron）生产（图 3-5-2-3），有外科磨削及外科切割模式，可以自由切换。

波长：10.6 μm。

多用途手具：150 mm，切换模式无须更换手具。

光斑：1～10 mm。

激光器发射模式：射频激发。

脉冲模式：单脉冲模式、连续脉冲模式、超脉冲模式。

脉冲重复频率：≥ 16.7 kHz。

瞄准光：5 mW、650 nm（红光）半导体激光。

适用于皮肤科去痣、去赘生物等治疗。

可对切割部分进行大面积凝固止血。

适用于皮肤外科、整形外科切割、组织切除等。

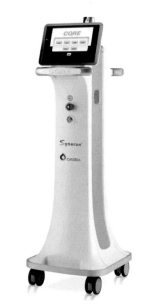

图 3-5-2-3　CO_2 RE 酷逸

（四）Model JC-100D CO_2 Laser

由中国科英公司生产（图 3-5-2-4）。

波长：$10.6\ \mu m$。

输出功率：连续输出 $0.5 \sim 30\ W$，调制脉冲输出 $0.3 \sim 15\ W$，峰值功率 $450\ W$。

脉冲模式：单脉冲模式、连续脉冲模式、超脉冲模式、调制脉冲 4 种输出方式。

多用途手具：配有 f=100 mm，f=50 mm 两种聚焦刀头，并配有多科室治疗手具。

光斑：可变光斑调节手具，最小光斑直径 ≤ 0.1 mm。

瞄准光：红色半导体激光。

主要适用于人体组织的气化、碳化、切割、凝固和照射。

广泛应用于皮肤科、耳鼻喉科、妇科、口腔科、肛肠科等。

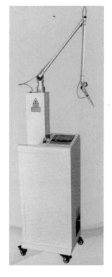

图 3-5-2-4　Model JC-100D CO₂ Laser

第三节　应用及操作规范视频二维码

一、适应证

（1）血管性皮肤病：化脓性肉芽肿、樱桃样血管瘤（俗称"福痣"）、血管性纤维瘤、血管角化瘤等。

（2）色素性皮肤病：小的黑痣、先天性巨型长毛痣等。

（3）恶性肿瘤：基底细胞癌、上皮细胞癌、鲍温氏病等的切除或气化。

（4）良性肿瘤或囊肿：如毛囊上皮瘤、汗管瘤、脂溢性角化症或老年斑、粟丘疹、皮脂腺增生症、嘴唇皮脂腺异位增生、多发性皮脂囊肿、表皮痣等。

（5）角化、增生及其他皮肤病：如寻常疣、传染性软疣、鸡眼、胼胝、蟹足肿、汗孔角化症、嵌入性趾甲、良性家族性天疱疮等。

二、禁忌证

（一）绝对禁忌证

（1）瘢痕体质者。

（2）使用抗凝血药物和患有血友病或者血小板较低以及有出血倾向者。

（3）期望值过高及过分挑剔的求美者。

（4）各种精神及心理异常者。

（5）拒绝签署知情同意书的求美者或未满 18 周岁而家属反对其治疗的求美者。

（6）HIV 抗体阳性者。

（7）患有活动期白癜风、银屑病、天疱疮等疾病的求美者。

（二）相对禁忌证

（1）病灶及周围有活动性感染或皮肤肿瘤的求美者。

（2）患有高血压、糖尿病的求美者。

（3）妊娠或哺乳者，主要是避免不必要的纠纷。

（4）既往有麻醉药品过敏者。

（5）较易晒伤并有色素加深者。

（6）近 1 个月有晒伤史或术后可能暴晒者。

（7）不能遵从医嘱进行术后护理者。

三、操作流程及操作规范视频二维码

操作流程的关键：第一步签署知情同意书、拍照；第二步面部清洁、碘伏消毒；第三步局部浸润麻醉；第四步进行治疗；第五步术后伤口处理。详细步骤如下：

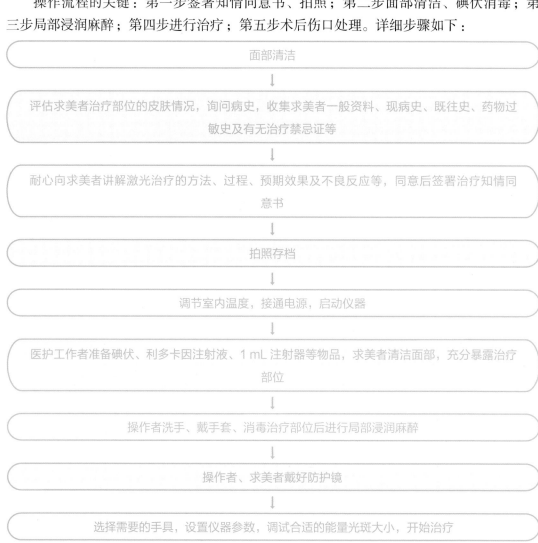

面部清洁

↓

评估求美者治疗部位的皮肤情况，询问病史，收集求美者一般资料、现病史、既往史、药物过敏史及有无治疗禁忌证等

↓

耐心向求美者讲解激光治疗的方法、过程、预期效果及不良反应等，同意后签署治疗知情同意书

↓

拍照存档

↓

调节室内温度，接通电源，启动仪器

↓

医护工作者准备碘伏、利多卡因注射液、1 mL 注射器等物品，求美者清洁面部，充分暴露治疗部位

↓

操作者洗手、戴手套、消毒治疗部位后进行局部浸润麻醉

↓

操作者、求美者戴好防护镜

↓

选择需要的手具，设置仪器参数，调试合适的能量光斑大小，开始治疗

$\downarrow$

逐层气化皮损组织，及时调整能量

$\downarrow$

无明显肉眼可见皮损，治疗完毕，涂抹抗生素软膏

$\downarrow$

再次向求美者交代注意事项及复诊时间

$\downarrow$

整理用物，关闭机器，洗手，脱口罩、帽子

二氧化碳激光操作
规范视频二维码

四、注意事项

（一）术前

（1）治疗前的评估和求美者的教育对于 CO_2 激光治疗过程及术后恢复的影响。医生需要对求美者关于治疗后可能出现的结果、潜在的风险和并发症进行详细的解释，并对治疗前和治疗后的注意事项进行告知。

（2）彻底清洁面部，避免面部残留的油脂和化妆品影响治疗效果。

（二）术中

（1）注意医生及求美者眼部的保护，以免激光光束造成眼睛损伤。

（2）根据治疗疾病的不同，治疗创面的深浅也会不同。治疗开始时，治疗光斑、能量可适当调大，光斑可重叠，到达肿物深层，可以下调光斑、能量，减少光斑重叠，避免过深，治疗终点是肉眼可见病灶清除干净。较小的肿物 1 次治疗就可以结束，较大的肿物考虑术后瘢痕问题，需分次治疗，周期是 1 个月左右。

（三）术后

（1）保持创面的清洁、干燥，3~7 天内避免沾水，个别创面可能要延长时间。周围皮肤可用湿毛巾清洁。

（2）治疗后的创面根据医嘱外用抗生素药膏，防止细菌感染。

（3）伤口尽量保持干燥，痂皮未脱落前，不宜上浓妆，结痂后等上皮修复后自行脱痂，

不用强行脱痂，以防损伤表皮，延长治愈时间。

（4）暴露部位的创面脱痂后，避免日光照射或涂防晒霜以防色素沉着。如果发生色素沉着可涂祛斑霜，或等3个月以上自然消退，若伤口愈合后有色素沉着，应去门诊诊治。

（5）脱痂后，检查有无残留病损，如有残留，应复诊，及早进行治疗。

五、并发症及处理

激光治疗后可能产生以下不良反应：局部疼痛、伤口出血、肿胀、灼热、术后感染、瘢痕形成、色素异常等。其处理办法如下：

（1）局部疼痛、肿胀、灼热：术前麻醉可以缓解术中疼痛，术后疼痛一般较轻，可以忍受，如较严重无法忍受，可配合口服止痛药。术后肿胀、灼热为一过性反应，必要时给予局部冷敷。

（2）伤口出血：主要发生在术中或术后，CO_2激光能理想地控制小血管出血情况，治疗中可以有效控制出血，术后嘱咐求美者加压观察30分钟，伤口不出血方可离开。回家后创口如有出血可加压后去医院就诊。

（3）术后感染：激光治疗后，术区感染发生率并不高，多发生于较大、潮湿伤口，而感染发生后一般都会形成瘢痕。因此，当激光治疗创面较大、较深，炎症反应较重时，必须给予适当的预防感染措施。可以口服抗生素，同时局部外用抗生素制剂，较干燥的创面可以外用软膏，较潮湿、有明显渗出的创面可以用溶液湿敷。对激光治疗后单纯疱疹复发者，可使用抗疱疹病毒药物进行干预。

（4）色素异常：

● 色素沉着：CO_2激光治疗后容易引起色素沉着，但一般都是暂时性的，大多可在4~6个月内消退。可外用左旋维生素C软膏、维A酸软膏、氢醌霜等；口服氨甲环酸片、维生素C、维生素E、还原型谷胱甘肽等。

● 色素减退发生率次于色素沉着，为1.3%~3.0%，大部分是暂时性的，一般3~6个月可以消退，但形成的光生理学原理尚未完全清楚，主要认为是光对角质形成细胞的光毒性损伤所致。若1年尚未恢复，可使用308 nm准分子激光或窄谱的UVB治疗。

（5）瘢痕形成：激光治疗有发生萎缩性瘢痕或增生性瘢痕的概率，主要是创口较深或术后创面感染导致的。明显瘢痕形成是较严重的并发症，主要以预防为主，包括：术中激光能量不宜过大，以免导致创面过深；预防感染；不强行揭开创面的痂等。对于较轻微的皮肤质地改变可以不予特殊处理，而较明显的瘢痕则按瘢痕的治疗原则进行治疗。

第四节　联合应用

一、与光动力技术联合应用

外用光动力治疗是指将光敏剂通过局部给药的方法涂覆到皮肤浅表疾病和肿瘤的表面，待局部组织将光敏剂吸收后，在病变或肿瘤局部进行直接光照，诱发光动力反应，产生单态氧或自由基，与病变或肿瘤组织内的多种生物大分子发生作用，引起功能障碍和结构损伤，达到治疗病变或肿瘤的目的。病变经过 CO_2 激光磨削、切割后再敷药可增加光动力作用深度及范围，更能达到好的治疗效果。

二、与肉毒毒素注射联合应用

肌肉注射可以麻痹肌肉，减少周围皮肤及肌肉对创面的牵拉，减少瘢痕形成。建议创伤较大的 CO_2 激光治疗术后立即在创面周围行肉毒毒素注射。

三、与海姆泊芬 – 光动力联合应用

海姆泊芬 – 光动力是将海姆泊芬光敏剂静脉注射入人体，使光敏剂聚集于构成血管壁的内皮细胞内。当病灶区域皮肤接受特定波长的光照后，光源穿透到一定深度的病变血管处，血管壁内皮细胞内的光敏剂吸收能量并产生强烈的光化学反应，导致血管壁内皮细胞坏死或凋亡，整个血管结构被瓦解破坏。部分鲜红斑痣求美者面部会有红色结节，光动力治疗不能消退，需配合 CO_2 激光磨削、切割，使求美者达到更好的治疗效果。

四、与 Q 开关激光联合应用

Q 开关激光可以去除一些彩色文身，或者特异针对色素的激光无法去除的极浅色文身，CO_2 激光磨削去除残留的色素。

五、与化学剥脱联合应用

CO_2 激光联合化学剥脱用于面部年轻化治疗，改善皮肤细小皱纹，刺激深层胶原再生，减少 CO_2 激光治疗色素沉着的发生。

六、与脉冲染料激光联合应用

寻常疣的治疗方法有多种，如外用药物咪喹莫特、5- 氟尿嘧啶、鬼臼毒素等，外科治疗冷冻、电灼、CO_2 激光、光动力、局部切除手术等，然而多容易复发或遗留中重度瘢痕，这与疣体的大小、位置、临床表现以及患者的免疫功能等有关。最新有研究者发现，CO_2 激光与 ND：YAG 激光或脉冲染料激光联合应用能够很好去除顽固性疣，并且避免了明显瘢痕的产生。即首先使用 CO_2 激光超脉冲模式去除疣的表皮浅层，暴露真皮浅层，继而通过长脉宽 ND：YAG 激光（针对掌跖部位）或脉冲染料激光（其他部位）作用于该部位，从而减少局部血管再生，终点反应为皮损局部颜色变暗。

巨大表皮痣影响到面部或广泛累及身体表面时，往往会造成心理上的创伤，而该治疗仍然面临巨大挑战。目前采用的治疗方法有口服维 A 酸类药物，局部应用维 A 酸、类固醇激素、氟尿嘧啶、鬼臼毒素、冷冻、磨削手术等，但保守治疗效果较差，而传统手术方法又容易造成瘢痕且不适应皮损累及面积较大患者。通过 CO_2 激光汽化剥脱皮损组织后，联合应用脉冲染料激光，可有效减轻明显瘢痕的产生。

七、与强脉冲光联合应用

痤疮皮肤第一次行强脉冲光治疗常常可见痤疮复发或加重，这可能和强脉冲光对皮肤皮下组织的热刺激有关，热刺激激发了痤疮的炎症反应。而通过治疗前应用 CO_2 激光，对痤疮皮肤有白头、黑头、脓头栓子进行汽化，排出脓头、脓液，然后进行强脉冲光治疗，可以很好地预防痤疮爆痘现象的产生。此外，面部痣、疣、汗管瘤等浅表肿物去除后，通常会遗留长时间的红斑、色素沉着及瘢痕，可后期联合强脉冲光进行干预，减轻或消除该不良反应。

第五节　应用效果案例

案例见图 3-5-5-1~图 3-5-5-4。

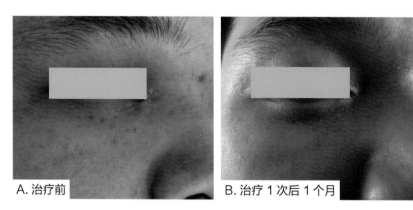

A. 治疗前　　　　　　　　　　B. 治疗 1 次后 1 个月

图 3-5-5-1　汗管瘤的 CO_2 激光治疗效果对比图

仪器名称	终点反应
科英 JC-100D CO_2 Laser。	角化层气化，留淡红色基底。

治疗参数

0.3 mm，0.3~1 W。

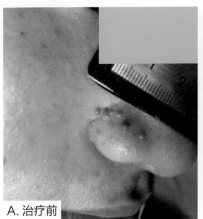
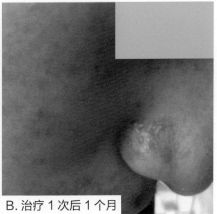

A. 治疗前　　　　　　　　　　B. 治疗 1 次后 1 个月

图 3-5-5-2　毛发上皮瘤的 CO_2 激光治疗效果对比图

仪器名称	终点反应

科英 JC-100D CO_2 Laser。

角化层气化，留淡红色基底。

治疗参数

0.3 mm，0.3~2 W。

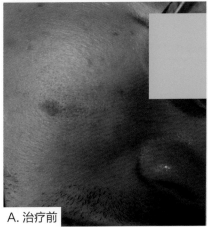
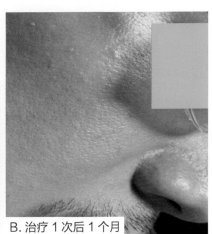

A. 治疗前　　　　　　　　　　B. 治疗 1 次后 1 个月

图 3-5-5-3　扁平疣的 CO_2 激光治疗效果对比图

仪器名称	终点反应

科英 JC-100D CO_2 Laser。

角化层气化，留淡红色基底。

治疗参数

0.3 mm，0.3~0.8 W。

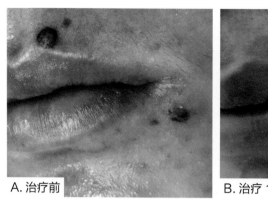 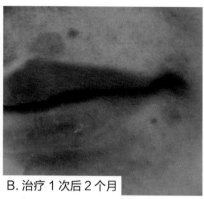

A. 治疗前　　　　　　　　　　　B. 治疗 1 次后 2 个月

图 3-5-5-4　色素痣的 CO_2 激光治疗效果对比图

仪器名称	终点反应

科英 JC-100D CO_2 Laser。　　　　　　角化层气化，留淡红色基底。

治疗参数

0.3 mm，0.3~2 W。

第六章
点阵激光技术

第一节 引言

点阵激光（Fractional Laser）是指通过计算机控制的快速扫描模式，在皮肤上产生柱状的微损伤，从而进一步形成局灶性热损伤区（Microscopic Thermal Zone，MTZ）的一种激光治疗方式。与传统经典的剥脱性全层表皮重建相比，点阵激光治疗后受损伤的范围大幅度减少，可使得创面愈合更快，副作用明显减少。点阵激光迄今为止有各种不同波长的设备，绝大多都以水为靶色基，治疗时可以被皮肤组织中各种含水的结构（表皮、胶原纤维、血管等）所吸收，从而产生热效应，促使新的胶原纤维合成、胶原重塑、表皮更新。21 世纪初，点阵激光技术得到临床医生的广泛关注，成为近年来激光的热门项目。目前在以下激光美容领域中大量运用：表皮重建治疗（resurfacing），痤疮瘢痕，手术瘢痕，皱纹，去除色素性病变（雀斑、日晒斑、老年斑、黄褐斑等色素异常性疾病），治疗血管性疾病（酒渣鼻、毛细血管增生等），日光性角化等。点阵激光分为剥脱性点阵激光和非剥脱性点阵激光两大类，其基础原理均为局灶性光热作用，该理论是传统光热作用的延伸和拓展，其既有侵袭性治疗的快速高效，又兼顾非侵袭性治疗的副作用小、恢复时间短的优势。

第二节 技术原理与相关设备

一、技术原理

点阵激光是基于局灶性光热作用原理（Fractional Photother Molysis）来进行皮肤的重建治疗的。所谓的局灶性光热作用原理，是指当激光光束直径调节到数百微米以下后，在一定的能量密度下作用于皮肤，激光光束能经过表皮穿透进入真皮，在激光经过的部位，组织会因为吸收热能而产生柱状的损伤，从而启动机体的程序化创伤愈合过程。点阵激光将光束排列成点阵状，这种点阵状热刺激会均匀地启动皮肤的修复程序，最终使得包括表皮和真皮在内的全层皮肤发生重塑，达到治疗的目的。激光作用于皮肤时产生的大小一致且排列均匀的三维柱状热损伤带，称为微热损伤区（Microscopic Thermal Zone，MTZ），在这一过程中，如果激光光束仅引起一个柱状的热变性区域（并非真正的孔径），称为非汽化型点阵激光。当能量足够大时可以将真表皮组织汽化面形成真正意义上的孔径，则称为汽化型点阵激光。每个 MTZ 周围由正常组织包绕，确保每个 MTZ 不被融合，单个 MTZ 直径通常 < 400 μm，能穿透皮肤不同深度，最深可达 1300 μm。激光的种类、波长及能量密度决定 MTZ 的直径和穿透深度。同种激光，每个点阵光束的能量越高，产生的 MTZ 直径越大，穿透越深。与传统的其他类型激光不同，点阵激光由于光热作用集中在非常细小的光斑上，每个治疗区只有 3%～40% 的皮肤被治疗覆盖。其周围的组织则是完好的正常组织，周围这些正常组织具有丰富的胶原蛋白和角质形成细胞，在创伤修复过程中，成为活细胞的储存库，其角质细胞可迅速爬行至 MTZ 区域，使其很快愈合。相对于传统剥脱激光，点阵激光损伤范围大大减少，具有恢复快、副反应较低、停工期短、安全性较高等特点。

点阵激光不仅能用于面部年轻化，还可以用于各类皮肤疾病的治疗，包括：①改善面颈部皱纹，达到面部年轻化、缩小毛孔、改善皮肤质地的效果。②去除色素性病变：包括雀斑、晒斑、日光性黑子、脂溢性角化、色素沉着、黄褐斑等色素异常性疾病。③改善各种痤疮或者外伤瘢痕，包括凹陷性瘢痕、增生性瘢痕、萎缩性瘢痕等。④治疗玫瑰痤疮、毛细血管扩张等血管性疾病及较为深在的混合型血管瘤等。⑤可用于面部、颈部、胸部、手部等其他部位皮肤病变的治疗。

各类点阵激光的参数设置会有所不同，但主要参数如下：①点能量（mJ/ 点），由医生依据各个求美者的具体情况而设定。②点密度（点 /cm²），部分治疗仪器设备的手具点数密度为固定值，另有部分仪器设备可以设定不同的点密度，从而可以通过控制治疗密度来实现个性化治疗。③一次治疗扫描次数，部分仪器单次扫描的穿透深度有限，需要多次方能达到治疗的效果。④治疗总点密度，为单次治疗密度 × 治疗往返次数。⑤覆盖率，为治疗总点密度 × 点面积 / 单位面积（%）。⑥治疗总体积，为治疗总点密度 × 点面积 × 穿透深度。⑦治疗间隔，最短 1 周，最长数月，根据不同激光及求美者的治疗恢复情况不同而有不同的设定。⑧总体治疗次数。上述治疗参数之间有密切的关联，每个求美者都应有个性化定制方案，争取在最小损伤情况下达到最大的治疗效果。一般建议亚洲人以小光斑、稍低能量和点阵低密度的多次治疗为主，否则容易遗留较长时间的色素沉着或者红斑期。

二、相关设备

根据激光被水吸收的强弱以及对皮肤是否具有气化作用，将点阵激光分为剥脱点阵激光（Ablative Fractional Laser，AFL）和非剥脱点阵激光（Non-Ablative Fractional Laser，NAFL）两大类。非剥脱点阵激光是一类波长为 1400～1600 nm 的激光（近红外激光）。此类激光主要有 Fraxel SR 系统、Starux 1540 nm Fractional、Affirm/wl、Fractionalnu、Sellas1550 nm、Mosaic 等（常见的非剥脱点阵激光见表 3-6-2-1），其特点是可以被水轻度吸收，治疗时不会损伤表皮角质层，仅使表皮组织凝固但不气化，其热损伤区域包括角质下的表皮组织和不同深度的真皮组织，这样保留了皮肤的屏障作用，使愈合更快，感染等并发症更少。研究表明，非剥脱点阵激光治疗 24 小时后，深层细胞即可向 MTZ 迁移进行修复，同时形成显微表皮坏死碎片（Microscopic Epidermal Necrotic Debris，MENDs）。单个的 MENDs 极微小，每平方厘米可形成 2000 个肉眼不可见的 MENDs，3～7 天即可经表皮代谢，同时刺激真皮胶原蛋白变性后增生新的胶原蛋白。剥脱点阵激光主要有 CO_2 激光和 Er：YAG 激光两类（常见的剥脱性点阵激光见表 3-6-2-2）。其特点是能够被水高强度吸收，损伤表皮角质层，对表皮组织产生汽化作用。热损伤区域包括表皮到不同深度的真皮组织，激光的作用强，同时组织修复的时间也较长。剥脱激光设备主要有 Pixel 2940 nm、Profractional、UtraPulse 点阵激光等。

最初的商业化生产的非剥脱点阵激光为 Reliant 公司推出的 Fraxel。首台设备被注册为 re：store，工作物质为铒玻璃激光，波长为 1550 nm，在治疗过程中不损伤表皮，热刺激也过于温和，要达到一定的效果，必须经过多次的反复治疗。随后该公司开发了另一种激光并注册为 re：fine，波长为 1410 nm，增加了热刺激性深度，与原来的 re：store 形成搭配，形成了非汽化型点阵激光的主要光源，这两种激光在热刺激强度和热刺激深度上相互弥补。目前，用于表皮重建治疗、痤疮瘢痕和外科瘢痕、皱纹、日光性角化等。

美国 Cynosure 公司推出的 Affirm™ 点阵激光系统是一种带有双波长序贯发射技术的复合点阵激光设备，该设备整合了 1320 nm 和 1440 nm 两种波长。1320 nm 激光首先发射出来，300 μs 后 1440 nm 激光再发射出来，通过设置，也可以仅发射其中 1 种光源，联合 1320/1440 nm 激光用于皮肤紧致和瘢痕的治疗，可使治疗效果显著增加。目前 Cynosure 公司推出了最新一代 Icon 光电平台，其复合有超级精准强脉冲光及 1540 nm 非剥脱冰晶点阵，其冰晶点阵配置有 3 个治疗头，可针对各种浅表瘢痕、痘坑、妊娠纹，目前是美国 FDA 批准用于治疗妊娠纹的非剥脱点阵激光（图 3-6-2-1）。

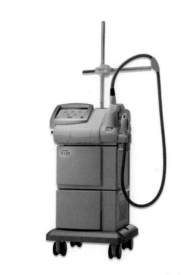

图 3-6-2-1　Cynosure Icon 光电平台

Palomar 公司的 LuX1540 nm 点阵激光能有效作用于皮肤胶原层，同时其适配有两种治疗头，可针对不同病变组织分别治疗，10 mm 治疗头作用于深层组织，用于深层皱纹、毛孔粗大、痤疮和瘢痕的治疗；15 mm 治疗头作用于较浅组织，目前多用于治疗黄褐斑和进行激光嫩肤（图 3-6-2-2）。

1927 nm 掺铥光纤激光点阵模式是非剥脱点阵激光中的一种新型波长激光，之前在泌尿外科领域应用广泛，因为铥激光具有精准度高、损伤小以及止血能力强的特点，主要作为微创手术工具被应用，近年来逐渐用于皮肤美容。目前临床应用中以韩国

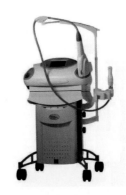

图 3-6-2-2　Palomar 公司 1540 nm 非剥脱点阵激光

Wontech 公司的产品为主要代表（图 3-6-2-3）。有研究表明，面部行 1927 nm 点阵激光术后，对比治疗前后 2 个月的皮肤活组织检查，可观察到胶原蛋白再生、毛孔缩小和基底细胞中黑色素减少。1927 nm 激光靶色基为水，NAFL 中 1927 nm 波长激光对水的吸收为 1550 nm 波长激光的 10 倍，其主要治疗区域为真表皮连接处，深度约为 200 μm。治疗时可根据需要调节脉冲时间、功率、扫描点阵间距、扫描次数叠加和扫

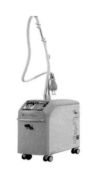

图 3-6-2-3　Wontech 公司 1927 nm 掺铒光纤激光

描时间，更有利于医生治疗时操作的精准化，是一种介于 AFL 与 NAFL 之间的治疗方式，且治疗后的不良反应较少，相对安全，满意度高。

剥脱点阵激光虽然开展时间较非剥脱点阵激光短，但目前在临床应用中已充分显示其效果要优于非剥脱点阵激光，但是其术后并发症，如瘢痕、色素改变、炎症反应要比非剥脱点阵激光重，常见的剥脱点阵激光设备如下：

（一）Er : YAG 点阵激光

波长为 2940 nm，正好位于水吸收峰，能精确汽化表皮。基于这个特点，可使激光在表皮部分就被吸收掉，使其很难穿透至深层，一次扫描的热损伤深度仅数微米至十多微米，对真皮的热刺激作用明显不足，导致其刺激胶原收缩和除皱的效果欠佳。因此，剥脱饵激光可做表皮的精细磨削，对表皮进行嫩肤治疗，适应证为改善色素斑、毛孔粗大、皮肤粗糙、浅表瘢痕等。但是由于其对真皮的热作用小，对皮肤松弛的改善并不明显。

全球第一台饵激光欧洲之星于 1992 年上市，1998 年推出第一代饵激光，2005 年推出 3D 点阵饵激光。近年推出欧洲之星 SP 超级平台，该平台由"飞梭"三维点阵饵激光和 VSP 可调脉宽 1064 nm 激光组成，其可调方波技术可依据临床需求调整脉宽，均匀输出能量，实现皮肤的精细化治疗。目前共有 6 种脉宽可调：MSP1000 μs（切割）、SP300 μs（汽化）、LP600 μs 和 VLP1000 μs（汽化与热效应联合）、XLP1500 μs（深热效应）、SMOOTH250 ms（非剥脱）。针对不同热凝固方式可分为冷磨削、温磨削、热磨削 3 类模式。Turbo 技术是在同一治疗位置上连续发射 1 ~ 6 个同等能量和微短的脉冲，剥脱深度和热凝固深度翻倍叠加，穿透更深、更加安全，该设备将点阵与非点阵技术结合，可适应更多的临床需求（图 3-6-2-4）。

Sciton 公司的 TRL 超级平台技术对 2940 nm 饵激光的调制可实现凝固层和剥脱层的定

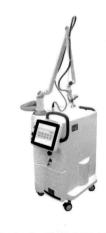

图 3-6-2-4　欧洲之星 SP 超级平台

制，模拟 CO_2 激光的加厚凝固效果，可做到凝固层与剥脱层的随意调节。其 Profile 超级平台铒激光系统有两种：微剥脱系统和微孔点阵系统。微剥脱系统有面积扫描模式（大面积快速扫描，全脸仅需 10 分钟）及单光斑模式（针对细小部位的精雕细琢），其 ProFractional 先进微孔模式的点阵深度为 25～1500 μm 可控，可采用最适合亚洲人皮肤的 250 μm，精确调控治疗面积、点阵密度及各点之间的间距，合理利用光斑和参数可实现求美者的个性化诊疗（图 3-6-2-5）。

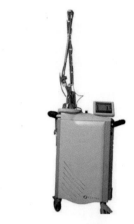

图 3-6-2-5　Sciton 点阵激光

飞顿 Pixel 高能像素 2940 nm 铒激光是一种较为经典的设备，为一种手具式的铒激光，在治疗手具上安装一种类似微小透镜样的装置，使得输出的脉冲激光再被"分割"成若干直径为 1 mm 的细小散光柱。在治疗区域可以获得 7×7 和 9×9 孔的点阵激光，由于形成的点阵类似于数码成像的像素结构，因此，该公司也将这种激光翻译成"像素激光"。此激光平台在治疗时能量的大小、点阵的数量、脉冲堆积治疗的回合都能影响激光汽化组织的深度，因而可以使皮肤的质地和颜色、皱纹、毛孔、瘢痕和各种浅层色斑得到改善（图 3-6-2-6）。

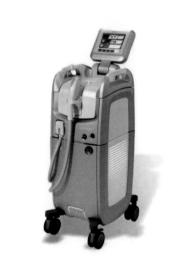

图 3-6-2-6　飞顿 Pixel 高能像素铒激光

（二）CO_2 点阵激光

波长为 10,600 nm 的 CO_2 点阵激光的热刺激性较好，既能汽化表皮，同时热刺激性又较强，穿透较深，是所有点阵激光中治疗效果最明显的激光，特别是在皱纹和瘢痕的治疗方面。进口设备是以 Lumenis 公司（UltraPulse 超脉冲点阵王）为代表的 CO_2 点阵激光，是第一台穿透深度 > 3500 nm 的点阵激光，为瘢痕治疗领域的业界金标准。UltraPulse 可提供两种治疗模式。第一种是具有代表意义的 ActiveFX 模式，该模式下激光光点直径为 1.25 mm，光点的密度和能量可以任意调节，因此也可调整为传统的汽化型表皮重建治疗。用这种模式来治疗色素性皮肤病时，疼痛感轻微，在无表面麻醉的情况下，求美者也可耐受。第二种模式是 DeepFX 模式，光点大小为 0.12 mm，光点的密度和能量也可以调节，这种模式下激光穿透得很深，可以观察到明显的真皮收缩效应。临床上，可以将 2 种模式结合起来使用，以获得更多的临床适应证（图 3-6-2-7）。科医人 Acupulse 微雕点阵王亦是近年来较为优秀的点阵设备，其治疗平台主要有 3 种模式。第一种为 CW 模式，主要可以用于止血部位的切除，其能量为连续性的，切割效率高，止血强，穿透最浅。第二种为 Pulser 模式，设置时可以依据求美者的情况个性化定制 Pulser 频率，设定恒定高频的 Pulser 激光来汽化或碳化组织。第三种为 Superpulse 工作模式，当不希望组织被碳化时，可选此种模式，利用短脉宽、高能量进行瞬间组织汽化，提高效率的同时减少周围组织的损伤，同时其最大的特点为使用同一微扫描手具即可提供 4 种治疗模式，大大提高了工作效率，展示了更多的功能（图 3-6-2-8）。

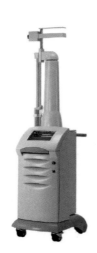 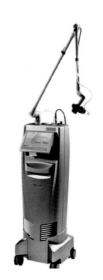

图 3-6-2-7　科医人 UltraPulse 超脉冲点阵王　　　图 3-6-2-8　科医人 Acupulse 微雕点阵王

国产设备中，科英 K-L 型 CO_2 点阵激光是国内最早的 CO_2 点阵设备，市场占有率较高，此设备具备了超脉冲和激光扫描输出功能，其设备对组织的热损伤小、碳化轻；同时具有治疗密度、治疗深浅、治疗光斑图形及尺寸可调的特点，可以迅速准确地进行各项治疗，施行求美者的个性化诊疗（图 3-6-2-9）。

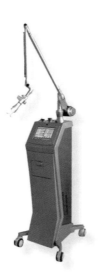

图 3-6-2-9　科英 K-L 型 CO_2 点阵激光

（三）YSGG 点阵激光（Yttrium Scandium Gallium Garnet，YSGG，钇钪镓石榴石激光）

波长为 2790 mm，水对这种激光波长的吸收性介于铒激光和 CO_2 激光之间，具有一定的真皮热刺激和止血作用，同时又具有良好的组织汽化功能。对老化的皮肤如色素斑、皱纹、皮肤粗糙、毛孔粗大、皮肤松弛等均有效。治疗后 1 个月可见效，治疗风险小，治疗过程中无明显不适，治疗后修复时间短，无须特殊护理，对生活、工作影响不大。Cutera 公司的 2790 nm 的 YSGG 点阵激光较为经典，现为 Cutera 3D 酷蓝 XEO 智能激光平台，其将强脉冲光与 Pearl Fractional 点阵激光整合到一个治疗平台，其点阵光束是直径为 300 μm 的 Er-YSGG 激光，有一定的凝血效果，同时汽化的孔径周围的残余热能损伤可刺激胶原再生，达到嫩肤除皱的目的（图 3-6-2-10）。

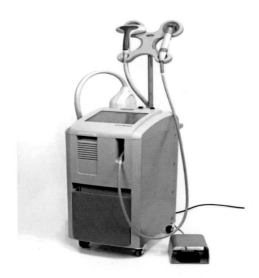

图 3-6-2-10　Cutera 3D 酷蓝 XEO 智能激光平台

表 3-6-2-1　非剥脱点阵激光设备

生产商	系统	激光类型	波长（nm）
Cynosure	Affirm	ND：YAG	1440 ± 1320
	Lux 1540	Er：Glass	1540
Palomar	Lux 1440	ND：YAG	1440
	Lux DeepIR	Infrared	850 ~ 1350
Sellas	Sellas-Evo	Erbiμm Glass	1550 ± 20
Solta Medical	Fraxel re：stone	Erbiμm fiber	1550
	Fraxel re：fine	Erbiμm fiber	1410
Lutronic	Mosaic	Er glass	1550

生产商	系统	激光类型	波长（nm）
Syneron	Matrix	Diode/bipolar RF	915
Wontech	Lavieen	Thulium fiber	1927

表 3-6-2-2　剥脱点阵激光设备

生产商	系统	激光类型	波长（nm）
Alma	Pixel Harmony	Er：YAG	2940
	Pixel CO_2	CO_2	10600
	Pixel CO_2 Omnifit	CO_2	10600
Cutera	Pearl Fractional	YSGG	2790
Cynosure	Affirm CO_2	CO_2	10600
Eclipsemed	Smartxide DOT	CO_2	10600
Ellipse Inc	JUVia	CO_2	10600
Focus Medical	NaturalLase Er	Er：YAG	2940
Fotona	SP Plus	ND：AG/Er：YAG	1064/2940
	SP Dualis	ND：AG/Er：YAG	1064/2940
	XSualis	Er：YAG	2940
	XS Fidelis	Er：YAG	2940
Lasering	Mixto SX	CO_2	10600
Lumenis	UltraPulse Active FX	CO_2	10600
	UltraPulse Deep FX	CO_2	10600
Lutronic	eCO_2	CO_2	10600
Matrix	LS-25	CO_2	10600
Palomar	Lux2940	Er：YAG	2940
Quantel	EXEL O_2	CO_2	10600
	FX4 and FX12	Er：YAG	2940
Sciton	Profrational	Er：YAG	2940
Sellas	Cis F1	CO_2	10600
Solta Medical	Fraxel re：pair	CO_2	10600
科英	K-L 型	CO_2	10600

第三节　应用及操作规范视频二维码

一、适应证

（1）瘢痕的治疗。

● 痤疮瘢痕。

● 外伤性和烧伤性瘢痕。

（2）光老化的治疗。

（3）皱纹的治疗。

（4）萎缩纹的治疗。

（5）黄褐斑的治疗。

（6）文身的治疗。

（7）外伤后色素减退、白癜风等色素减退性皮肤病。

（8）斑秃的治疗。

（9）点阵激光经皮给药。

二、禁忌证

（一）绝对禁忌证

（1）瘢痕体质者。

（2）患有精神疾病的求美者，或对治疗有过高期望值者。

（3）活动期白癜风和银屑病者。

（4）术前有活动性感染者（主要是疱疹病毒感染）。

（5）皮肤炎症反应活跃期。

（6）治疗区有可疑恶变病灶者。

（7）全身免疫系统疾病和严重脏器器质性疾病者。

（二）相对禁忌证

（1）妊娠及哺乳期女性，主要是避免不必要的纠纷。

（2）近期暴晒史或自觉肤色加深者（4周内）。

（3）易产生色素沉着或异常者。

（4）治疗前（尤其是1个月内）服用过维A酸类药物者。

三、操作流程及操作规范视频二维码

操作流程的关键：第一步签署知情同意书、拍照；第二步面部清洁；第三步进行治疗；第四步术后冰敷、保湿、防晒等护理。详细步骤如下：

清洁治疗区

↓

治疗区外涂表面麻醉剂，外封包膜，30～60 分钟后即可进行治疗

↓

去除麻醉剂，局部皮肤常规消毒，协助求美者戴好激光防护眼镜

↓

操作者戴激光防护眼镜

↓

根据求美者的年龄、皮肤类型及皮损状况等选择个性化治疗参数进行治疗

↓

治疗中密切观察求美者反应及治疗部位皮损变化，随时调整治疗参数

↓

治疗完毕，取下求美者防护镜

↓

纱布包裹冰袋冰敷或使用医用面膜 15～20 分钟

↓

密切观察求美者治疗后皮损反应，向求美者交代注意事项及复诊时间

↓

整理用物，洗手，脱口罩、帽子

点阵激光操作规范
视频二维码

M22 1565 nm 非
剥脱点阵激光操作
规范视频二维码

四、注意事项

（一）术前

（1）术前 2 周避免暴晒，涂抹防晒霜预防反黑。

（2）术前 1 周内，避免服用含阿司匹林或类阿司匹林药物，医嘱除外。

（3）术前 1 周，请停用包含维 A 酸类（如维 A 酸、阿达帕林）的皮肤护理产品或药品，或含有果酸的护理产品，并且术后 2 周以上医生评估后才可能恢复使用。

（4）告知求美者治疗的目的以及可能出现的不良反应和预防措施。

（5）皮肤组织含水量越高，术后改善越明显，治疗前使用保湿面膜和乳液，有助于改善皮肤干燥的状态。

（6）不建议对活动期黄褐斑求美者进行激光治疗。

（二）术中

（1）保持激光手具发射窗口的清洁。

（2）术者应戴无粉手套。

（3）求美者和术者均应做好眼部保护措施。

（4）眼周部位治疗时，应该放置防保眼罩，以保护眼睛。

（5）汽化型点阵激光治疗应遵循外科无菌原则进行操作。

（6）为了增加治疗时的舒适度，或防止过度的热刺激引发并发症，部分操作者在治疗的同时会采用皮肤冷却，但是却又可能导致疗效的削弱。所以要求操作者根据经验来选择是否采用皮肤冷却。

（7）治疗手具应该用无水酒精消毒后，再用无菌纱布擦干净残余酒精。治疗时需要垂直、轻贴皮肤，可依据求美者的反应进行能量调节，光斑不能过度重叠，即使常规重叠区少于 10%，光斑也不可有所遗漏，对局部较深的冰锥型痤疮瘢痕或者其他严重瘢痕，可以适当提高光斑重叠率。

（8）治疗结束后可使用医用无菌面膜进行镇静 15～20 分钟，同时烧灼感较严重者可配合冰敷降温，注意也不可过冷以免冻伤。

（三）术后

（1）术后可以遵医嘱使用医用保湿面膜。

（2）治疗结束后，不可立即用手触摸局部，以防造成细菌感染。

（3）治疗后如求美者主诉疼痛不适，禁止外用表面麻醉剂来缓解疼痛，防止药物经皮吸收过多而产生中毒现象。

（4）创面处禁止抓、揉搓、用力擦洗，让痂皮自行脱落。

（5）剥脱点阵激光治疗后患处 3～5 天内不宜用生水，2 周内避免使用化妆品，禁止蒸面，减少表情、运动及避免洗桑拿浴，避免用力按摩治疗部位以及做出汗的运动，非剥脱点阵激光治疗不沾水时间可略短。

（6）术后 2 周结痂脱落后可以使用温和清洁剂清洗面部，继续遵医嘱使用柔和保湿水和面膜。

（7）治疗后 3 个月内必须避免强烈日晒（使用 SPF ≥ 30 的物理防晒霜，出门前 20 分钟涂抹；在室内活动也要涂抹防晒霜）；如需外出，建议佩戴宽大帽子、打遮阳伞、墨镜等进行物理遮挡防晒。

（8）治疗后 2 周内禁食辛辣、刺激及海鲜、羊肉等食物（防大量出汗及皮肤过敏），尽量减少食用感光食物（如柠檬、白萝卜、芹菜、莴苣、油菜、茄子、紫菜、菠菜、红豆、芒果等）。可多食番茄、卷心菜、草莓等食物。

五、并发症及处理

（1）红斑：包括暂时性红斑和持续性红斑。点阵激光治疗后，求美者治疗部位可出现一过性红斑，由于其持续时间短，且能自行消退，大部分不需要干预。持续性红斑是指非剥脱点阵激光术后，治疗部位红斑持续超过 4 天，或剥脱激光术后治疗部位红斑持续 1 个月。重复脉冲和光斑不规则叠加增加了持续性红斑的发生风险，感染和接触性皮炎亦可引起部分求美者出现长期持续性红斑。红斑处应避免各种理化刺激，如需治疗干预，可选治疗方案为采用发光二极管 [（633±10）nm] 或者强脉冲光、脉冲染料激光来封闭浅表血管，达到缩短红斑期的效果

（2）色素性改变：

● 色素沉着（PIH）：属于最常见的术后并发症之一，通常发生于术后 1 个月左右，常可自行消退。局部外用一些轻度化学剥脱剂（例如维 A 酸、壬二酸、维生素 C 及羟基乙酸）和使用防晒乳膏均可减轻其症状。色素沉着可持续 6～12 个月甚至更长时间才能完全恢复。故为了减少色素沉着，点阵激光治疗前 2 周及治疗后需要嘱咐求美者做好防晒，最好选用 SPF30 以上的防晒产品。治疗时设置合适的激光治疗参数，可保护基底膜的屏障功能和控制激光损伤的炎症反应，也可降低色素沉着概率。术后给予适当的皮肤冷却能减少激光对表皮的损伤，降低色素沉着的发生，但也需警惕过度冷却造成表皮冻伤。

● 色素减退：较为少见的并发症，多出现在术后 6～12 个月，可能与色素性细胞被激光破坏后影响新的色素形成有关，可伴有周围血管炎症和真皮浅层纤维化，好发于多次治疗和肤色较黑的求美者。有报道称，窄谱 UVB 成功治疗激光介导的色素减退，亦有文献报道，1 例皮肤 Fitzpatrick 1 型求美者接受剥脱 CO_2 激光治疗 9 个月后，出现迟发性色素减退，再用点阵激光治疗后，颈部色素减退改善 75%。有学者采用 0.001% 8- 甲氧基补骨脂素光化学疗法治疗 10 例激光术后色素减退的求美者，取得 71% 的复色率。

（3）感染：术后 1～2 周容易出现病毒、细菌和真菌感染，最常见的是单纯疱疹，需给予对症抗感染治疗，如抗病毒、抗细菌和抗真菌治疗。预防：应尽量避免大面积创伤，加强皮肤创面的护理。免疫功能低下的求美者接受点阵激光治疗时需警惕各种机会性感染。

（4）瘢痕：增生性瘢痕的发生原因可能包括能量密度过大，术后皮肤感染，术后无冷却或医护人员缺乏激光操作技巧等。治疗常外用糖皮质激素或局部糖皮质激素封闭，硅酮和脉冲染料激光治疗增生性瘢痕。需要小心设置激光参数和做好术后皮肤损伤后的护理，尤其是治疗一些特殊部位，例如口周、下颌、颈部、胸前和后背等。求美者曾出现创面感染、接触性皮炎或瘢痕疙瘩，或颈部激光治疗时需更警惕瘢痕形成。

（5）痤疮样疹和粟丘疹：粟丘疹可能与治疗损伤毛囊单位及治疗后损伤修复过程引起毛囊异常上皮化所致，痤疮样疹可使用抗生素治疗，粟丘疹可通过电灼或激光治疗。化妆会加重痤疮样疹和粟丘疹的发病，因此，应避免化妆。痤疮求美者需控制炎症后，再采用点阵激光治疗，如中重度痤疮求美者选择点阵激光治疗，可短期服用抗生素预防痤疮样疹暴发。

（6）接触性皮炎：接触性皮炎主要是由于麻醉药物（如利多卡因软膏）或术后修复面

膜引起的过敏反应。治疗可选择抗过敏及对症处理。临床上应详细询问药物过敏史，一旦出现不适，应立即停止使用麻醉药和修复面膜，并及时应用抗过敏药物。

（7）麻醉毒性：用麻醉软膏引起麻醉毒性临床上很少见，表现为兴奋、焦虑、头晕目眩、心悸、恶心、口周发麻和心动过速，因多数求美者能自行缓解，无须特殊处理，特别严重者可行对症处理。

（8）睑外翻：瘢痕性睑外翻是一少见但严重的并发症，于眼周行剥脱点阵激光治疗后较少见的一种副作用。眼周既往手术或皮肤弹性较差的则出现睑外翻的概率明显增高，采用低能量可降低睑外翻的发生率。治疗上可采用整形外科手术处理。临床上应仔细询问病史，选择适合求美者的激光参数。

（9）角化棘皮瘤：角化棘皮瘤常在创伤部位出现，有学者发现在治疗部位均有光线性角化病，推测角化棘皮瘤的发生和光线性角化病有关。可给予手术切除，如治疗面积较大且求美者有光线性角化病，则激光治疗需谨慎。

（10）记忆现象（红斑记忆现象）：记忆现象多出现在非剥脱点阵激光治疗后，尤其为复合点阵激光。有研究报道，热介导记忆现象发生在求美者接受点阵激光治疗红斑消退后，洗热水澡或在日光下暴露时间延长，导致类似红斑出现，其机制不明，考虑可能与神经源性或组胺或肥大细胞有关。当医生操作点阵激光时，需要提醒求美者潜在的不良反应。

第四节　联合应用

一、与射频联合应用

射频波作用于真皮层胶原，使双极水分子处于一种高速震动状态，加快皮肤中胶原蛋白纤维的收缩，拉紧皮肤，修复胶原层，进而达到紧致皮肤的目的。单纯射频治疗极易造成诸多不良反应，且疗效维持时间相对较短，与点阵激光联合应用可有效增加皮肤的弹性，紧致肌肤，起到良好的收缩毛孔作用，维持效果相对更持久。联合应用顺序是先进行射频治疗，1个月后做点阵激光，有利于提高求美者对点阵激光联合射频治疗的满意度。

二、与强脉冲光联合应用

强脉冲光（IPL）和非剥脱点阵激光（NAFL）都是常用的面部年轻化手段，各有优缺点。IPL更适用于解决浅表的色素和血管问题，而对于深层的抗衰老效果较弱，需要连续多次治疗。非剥脱点阵激光可直达真皮层，保留表皮完整性，刺激真皮胶原再生，更快地达到治疗效果而无停工期，但其对于浅表的色素和血管性损害则不具备优势，二者联合可以优势互补，同时解决皮肤浅层和深层的衰老问题。联合治疗时，IPL对表皮和真皮已经有一定的热刺激，为了将热损伤控制在一定范围之内，应减少NAFL点阵密度。

三、与A型肉毒毒素联合应用

点阵激光可以改善面部皮肤静态皱纹和质地。而肉毒毒素能使皮肤下方的肌肉张力降低，皮肤皱纹变浅或消失。此外，肉毒毒素注射除皱效果一般只能保持半年左右，而点阵激光除皱一般 3~6 个月逐渐明显，故两种方法联合应用可以取长补短。联合治疗：先给予点阵激光治疗，1 周后行 A 型肉毒毒素注射，或者先予 A 型肉毒毒素注射治疗，2 周后再行点阵激光治疗。

四、与 PDL 联合应用

鼻型玫瑰痤疮的皮肤炎症和血管扩张位于真皮浅层，脉冲染料激光的 595 nm 波长能穿透表皮到达真皮血管，与治疗所需深度吻合。同时，2940 nm Er：YAG 点阵激光或者 CO_2 点阵激光对鼻赘区域的丘疹、结节等可取得显著疗效。这种联合治疗方法既能较快退红，又能促进原有皮肤重塑和重建，对鼻部的毛细血管扩张和丘疹脓疱型、鼻赘型玫瑰痤疮效果明显。治疗顺序：多先予 595 nm 脉冲染料激光照射，2 周后再以点阵激光治疗。治疗时终点反应一般为轻微紫癜，联合应用的能量较单用染料激光治疗时偏低。

五、与光动力疗法联合应用

与光敏剂 5- 氨基酮戊酸（ALA）的光动力疗法（Photo Dynamics Therapy，PDT）联合应用时，ALA-PDT 通过氧化作用，破坏皮脂腺，减少毛囊堵塞、角化过度，可考虑作为痤疮常规治疗或不可耐受副作用的替代治疗方法。点阵激光技术目前已广泛应用于痤疮瘢痕的治疗，有学者首先使用微剥脱模式多点打孔开放成熟的囊肿，以彻底引流脓性分泌物，同时结合点阵模式着重磨削囊肿、结节、瘢痕的边缘，对痤疮的无瘢痕愈合起到积极作用，再联合 ALA-PDT 治疗囊肿型痤疮。研究中发现：联合应用的疗效明显优于单纯 ALA 或 PDT 治疗，且鲜见色素沉着及瘢痕形成。分析其原因，主要为点阵激光的点状微剥脱后，大大促进了光敏剂 5- 氨基酮戊酸的经皮吸收，加之点阵激光可明确改善痤疮瘢痕，二者协同作用，提高了治疗的有效率及减少了瘢痕的发生率，且安全、有效。

六、与 308 nm 紫外光联合应用

CO_2 点阵激光治疗白癜风的机制复杂，与 308 nm 准分子激光相结合，可能在以下几个方面相互促进：一是 CO_2 点阵激光产生创伤后，愈合过程中皮损区分泌多种细胞因子及生长因子，而 308 nm 准分子激光可促使皮损区域 T 细胞的凋亡，两者均改善了皮损局部免疫失衡状态，促进了黑色素细胞的分裂增殖；二是 CO_2 点阵激光产生的热作用光及 308 nm 准分子激光均可增大黑色素细胞胞体，提升酪氨酸酶活性，增加黑色素合成；三是 CO_2 点阵激光及 308 nm 准分子激光均可通过刺激残留的或邻近的剩余黑色素细胞迁移到白斑部位，促进皮损复色。常用治疗方案为：CO_2 点阵激光每 4 周治疗 1 次；308 nm 准分子激光每周照射 2 次，连续治疗 12 周。

七、与聚焦超声联合应用

聚焦超声是近年来较为火热的抗衰技术，其能量较普通超声强，通常配备不同深度的治疗手具，可针对性地用超声能量精准加热到皮下 1.5 mm 真皮层、3.0 mm 脂肪浅层、

4.5 mm 筋膜层，使胶原纤维产生热效应，发生变性和收缩，即刻产生紧致提升的效果。有研究将来自不同美容医疗中心的求美者作为研究对象，对实验组进行点阵激光联合聚焦超声的治疗，观察其对求美者的面颈部的年轻化效果。研究结果显示，求美者的皮肤质地、细纹以及松弛和暗黄等问题都得到了有效的改善，术后未出现严重的副作用，求美者满意度较高。

八、与 PRP 技术联合应用

PRP 是一种富血小板血浆，其中存在各种化学介质和细胞因子，能有效加快 MTZ 的愈合，缩短点阵术后的恢复时间，减少色素沉着概率。有研究采用一侧面部单用点阵激光技术进行治疗，另一组面部对照使用点阵激光联合 PRP 技术，所有求美者均接受 1 个月的治疗后，结果显示，PRP 技术联合点阵激光进行治疗的求美者，其面部细纹、老化等情况均得到有效的改善，求美者的满意度较高，恢复时间短，整体治疗效果比较理想。究其原因可能与 PRP 中具有丰富的生长因子等补给成分，可有效刺激皮肤细胞，促进胶原纤维的活化，助力于胶原蛋白合成，促进点阵激光术后表皮及真皮细胞的再生和重建。同时也有研究表明，点阵激光联合 PRP 技术对膨胀纹、妊娠纹等也有所改善，联合治疗组可较大限度缓解点阵激光术后的红斑水肿、色素沉着、色素减退等不良反应的发生率。

九、与皮下分离技术联合应用

皮下分离技术是一种微创的外科疗法，通常使用锐针或小针刀来直接穿刺作用于皮肤瘢痕深处，通常能在不损伤表皮的情况下，人工将病灶内的畸形纤维粘连有效破坏，然后切断纤维束，使皮肤凹陷部位紧缩的皮下纤维得以充分松解，并形成较为微小的可控损伤，给胶原组织重塑提供了环境。该疗法能利用皮肤自身的弹性缓解凹陷，由于皮下分离没有热作用，单独使用皮下分离术，此技术在缺乏其他技术的加持条件下，刺激自身再生修复的组织较弱，故目前有广泛的临床研究建议联合点阵激光术，更高效地刺激皮肤产生新的纤维结缔组织，从而来填充空腔，改善体表瘢痕，产生显著且持久的改善效果。

十、与透皮给药技术联合应用

在辅助透皮给药技术时，激光能通过改变皮肤屏障来提高药物的渗透量和作用深度，其中剥脱点阵激光因创伤小、不良反应少，能有效增加渗透率而作为首选。剥脱点阵激光的辅助透皮给药机制，主要是通过点阵方式形成微治疗区来进行打孔式破坏，使皮肤角质层形成许多微通道而作为给药前的预处理。虽然非剥脱点阵激光对于皮肤角质层不具有打孔式的破坏效应，但激光光热效应改变了皮肤角质层的通透性。临床常见的有：光动力疗法（PDT）联合点阵激光治疗基底细胞癌、日光性角化病；点阵激光联合 5% 米诺地尔治疗斑秃；点阵激光联合曲安奈德治疗瘢痕；点阵激光联合倍他米松 / 钙泊三醇软膏治疗指甲银屑病；点阵激光联合局部抗真菌剂治疗甲癣等。

第五节　应用效果案例

案例见图 3-6-5-1~图 3-6-5-5。

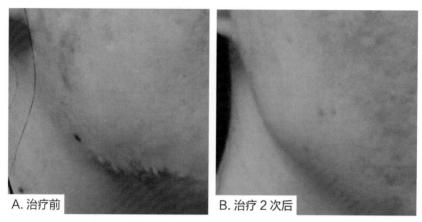

A. 治疗前　　　　　　　　　　　B. 治疗 2 次后

图 3-6-5-1　增生性瘢痕的点阵激光治疗对比图

治疗设备

科英 K-L 型 CO_2 点阵激光。

治疗参数

f=100 mm，间距 0.45 mm，能量 80 mJ/cm^2，覆盖率 9%，光斑 3 mm×3 mm，局部增生处配合激光前注射曲安奈德 20 mg。

终点反应

皮肤轻度收缩。

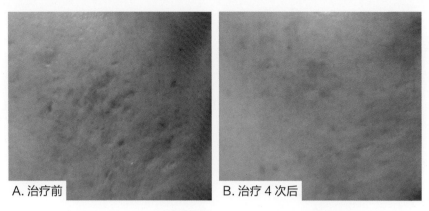

图 3-6-5-2　痤疮萎缩性瘢痕的点阵激光治疗对比图

治疗设备

科英 K-L 型 CO_2 点阵激光。

治疗参数

f=50 mm，间距 0.45 mm，能量 90 mJ/cm^2，覆盖率 9%，光斑 3 mm×3 mm。

终点反应

皮肤中等程度收缩。

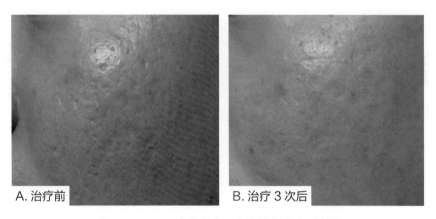

图 3-6-5-3　痤疮瘢痕的点阵激光治疗对比图

治疗设备

科英 K-L 型 CO_2 点阵激光。

治疗参数

f=100 mm，间距 0.6 mm，能量 80 mJ/cm^2，覆盖率 9%，光斑 6 mm×6 mm。

终点反应

皮肤中等程度收缩。

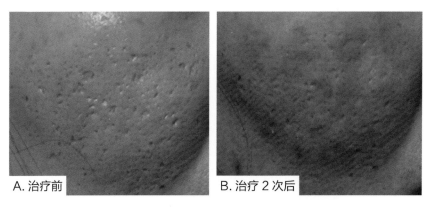

A. 治疗前　　　　　　　　B. 治疗 2 次后

图 3-6-5-4　　瘢痕的点阵激光治疗对比图

治疗设备

科英 K-L 型 CO_2 点阵激光。

治疗参数

f=50 mm，间距 0.45 mm，能量 90 mJ/cm^2，覆盖率 25%，光斑 5 mm×5 mm。

终点反应

皮肤中等程度收缩。

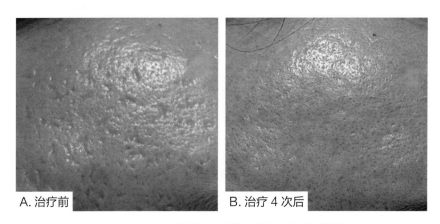

A. 治疗前　　　　　　　　B. 治疗 4 次后

图 3-6-5-5　　萎缩性瘢痕的点阵激光治疗对比图

治疗设备

科英 K-L 型 CO_2 点阵激光。

治疗参数

f=100 mm，间距 0.6 mm，能量 100 mJ/cm^2，覆盖率 25%，光斑 6 mm×6 mm。

终点反应

皮肤中等程度收缩。

第七章
激光脱毛技术

第一节　引言

过多的毛发是困扰人们的美学问题之一。传统的治疗方法有剃毛、热蜡脱毛、拔毛、化学脱毛以及电解脱毛。这些方法虽然能临时解决毛发过多、过长问题，但却难以破坏毛母质和毛囊干细胞，因而"治标不治本"。

1996 年，694 nm 红宝石激光成为第一台试用于脱毛的激光设备。紧跟出现的局部涂抹碳悬浮液 Q 开关 1064 nm ND：YAG 激光成为被 FDA 批准用于脱毛的第一台仪器。随着时代的发展，各种新型激光及非激光设备相继问世并取得更加优异的脱毛效果。目前，常用的仪器主要有红宝石激光（694 nm）、翠绿宝石激光（755 nm）、ND：YAG 激光（1064 nm）、半导体激光以及强脉冲光（IPL，400～1200 nm）等。

第二节　技术原理与相关设备

一、技术原理

（一）毛发的解剖结构和生理特性

通常把毛发分为 3 类：胎毛、毳毛和终毛。胎毛指胎儿体表白色柔软而纤细的无色毛发；毳毛是指面、颈、躯干、四肢的汗毛，短而细软，色淡；终毛又分为长毛和短毛，头发、胡须、阴毛及腋毛为长毛，眉毛、鼻毛、睫毛、外耳道毛为短毛。

毛囊是一种激素依赖性结构，根据所处皮肤内不同位置分为漏斗部（毛囊口到皮脂腺导管开口处）、峡部（皮脂腺导管开口处到立毛肌附着处）和毛球部（立毛肌附着处到毛囊根部）；毛乳头为毛球下端凹入部分，由伸入毛球内的结缔组织构成，内含血管和神经，为毛干生长提供营养。

毛发的生长呈周期性变化，这与毛囊本身的生长周期相关。可分为 3 期，即生长期、退行期和休止期。生长期的特征是毛发活跃生长、毛干延长，生长期时间的长短决定了毛干的长度；随后的退行期是毛囊下部经历凋亡的下一个过渡期，不同部位的毛发退行期相对一致，一般为 1～4 周；随之而来的是休止期，待毛发生长期恢复时再生，不同部位的毛发休止期差异较大。

毛发颜色是由毛干的色素含量、分布和类型决定的。黑色素细胞产生 2 种类型的黑色素：真黑色素，是一种棕黑色色素；褐黑色素，是一种红色色素。毛发的颜色主要由位于毛球上部和漏斗部的外毛根鞘处的黑色素细胞产生。

临床上主要把毛发过多类疾病分为两大类：毛增多症或多毛症。毛增多症是指毳毛全身性或局限性生长旺盛，没有性别差异，可因遗传、药物、代谢或其他非内分泌疾病引起；多毛症可分为雄激素源性和非雄激素源性，雄激素源性占 80%，其中又以多囊卵巢综合征（PCOS）为主，临床中可见女性体内雄激素敏感区域如面部和胸部出现过多、过密的终毛，具有部分或完全男性型毛发分布的特征。此外，采用皮肤外科的植皮和皮瓣的方法进行手术时，往往会把毛发带到此区域，造成外观不满意或功能障碍。

（二）激光脱毛的原理

1983 年 Anderson 提出了选择性光热作用理论，即选择适当的波长、脉冲持续时间和能量密度，将热损伤局限于靶色基内，而不会扩散到周围的组织，从而达到选择性破坏目标组织的目的。但是，该理论对于脱毛的治疗可能不够，这是因为激光治疗的靶目标是毛乳头和位于较低峡部的毛囊干细胞，而靶色基却是分布于毛干、漏斗部的外毛根鞘及毛母质区的黑色素，因此需要将脉冲宽度适当延长，这样黑色素吸收光能所产热能便可扩散到邻近的毛乳头和毛囊干细胞并使其达到不可逆的损伤。因此，Anderson 又提出了扩展的选择性光热作用理论，即激光作用在靶色基上产生的热能转导至远处靶组织并引起靶组织损伤的时间称为热损伤时间（Thermal Damage Time，TDT）。脱毛的热损伤时间是黑色素和毛囊冷却 63% 的时间，并且长于热弛豫时间。

毛囊和毛干中有丰富的黑色素，并对波长为 600 ~ 1100 nm 的激光有较好的吸收。但由于毛囊处于皮肤的真皮深部，因此选择波长较长、穿透较深的激光更为适宜；此外，表皮也含有不少黑色素，对于肤色较深的个体，表皮内的黑色素会与毛囊黑色素竞争吸收激光，从而增加水疱及色素沉着等不良反应的发生风险，因此选择波长更长的激光更为安全。

激光脱毛的作用机制反映在毛囊内即刻的组织学改变以及对毛发生长周期发生作用，从微观上看，治疗后的毛囊即刻表现出角质形成细胞肿胀、凋亡及坏死，能否达到毛囊的全层坏死取决于吸收能量的多少，使用最优参数进行脱毛。

治疗时，生长期的毛囊可以吸收能量而被去除，占所有毛囊的 15% ~ 30%。另外，激光脱毛还可以通过介导一种毛囊静止期样的状态从而达到暂时性脱毛的效果。

在生长期毛母质细胞快速分裂，此期黑色素最多，且毛球位置很表浅，激光可穿透足够深度，因此激光效果最佳；在退行期毛母质退化，毛乳头萎缩；静止期毛囊与毛乳头分离，毛发脱落。退行期和静止期黑色素很少，因此对激光治疗不敏感，只有等这些毛发转为生长期后激光才能起作用，所以激光脱毛需要多次治疗，效果才能明显。另外，基于不同部位的毛发有不同的生长周期，因此治疗的次数和每次治疗间隔均有差异。

二、相关设备

目前临床上常见的光电脱毛设备有以下几种（表 3-7-2-1）：长脉宽 694 nm 红宝石激光、长脉宽 755 nm 翠绿宝石激光、长脉宽 1064 nm ND：YAG 激光、半导体激光及 500 ~ 1200 nm 的强脉冲光。

（一）长脉宽 694 nm 红宝石激光

波长为 694 nm 的长脉宽红宝石激光是第一台用于脱毛的激光器，适用于 Fitzpatrick Ⅰ ~ Ⅲ型皮肤且头发颜色较深的求美者。但由于红宝石激光的波长短，对处于较深部位的毛囊穿透深度有限，因此疗效欠佳；此外，与其他波长激光脱毛仪相比，694 nm 红宝石激光对黑色素吸收最强，表皮黑色素相对较多的求美者（Ⅳ ~ Ⅵ型）容易发生表皮的损伤，出现水疱等不良反应的概率明显增加。再者，红宝石激光器的制作成本较为高昂，目前已很少用于脱毛治疗。

连续多次使用长脉宽（脉宽 3 ms）红宝石激光脱毛后，可观察到毛发在较长的一段时间内停止生长，变得更加稀疏，再生的毳毛比例增高。经照射后黑色素及其周围组织的强大温差形成休克波，损伤毛囊及黑色素小体。经红宝石激光脱毛治疗后随访 8 个月发现持续性 2/3 毛发数量的减少，随访至 12 个月后也未见显著的毛发再生。增加脉宽至 20 ms 可使红宝石激光脱毛的安全性和有效率获得提升。

在最早的 5 种普通模式 694 nm 红宝石激光中，目前还在使用的设备有 Ruby-Star（图 3-7-2-1）。Epilaser 是以正常模式（非 Q 开关）输出的脉冲红宝石激光系统，治疗参数多设定为 10 ~ 12 mm 光斑、3 ms 脉宽、重复频率为 0.5 Hz；能量密度：肤色较深者设为 l0 J/cm^2 左右，而肤色较浅者可设为 75 J/cm^2。Epitouch 则是一种双重目的设计的红宝石激光系统，Q 开关模式用于治疗文身及良性色素性皮损，而正常脉冲模式用

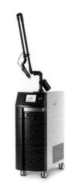

图 3-7-2-1　Ruby-Star 694 nm 红宝石激光

于脱毛，设脉宽为 0.5 ms，能量密度为 10 ~ 15 J/cm^2，光斑直径为 5 mm。

（二）长脉宽 755 nm 翠绿宝石激光

翠绿宝石激光（图 3-7-2-2）发射 755 nm 波长激光，波长大于红宝石激光，穿透更深，因此脱毛效果更好，且表皮黑色素对该波长的吸收相对较弱，相较于红宝石激光会更安全。Ⅰ ~ Ⅳ型皮肤可以使用长脉宽 755 nm 翠绿宝石激光治疗。翠绿宝石激光的脉宽分别为 5 ms、10 ms 或者 20 ms 时，随访 6 个月后，其有效率无明显差别。用长脉宽翠绿宝石激光进行治疗后 0.5 ~ 1 年的随访中，有效率可以达到 65% ~ 85%。治疗前可以先用一个试验性光斑，起始能量常设为 15 J/cm^2，低于红宝石激光，这是因为翠绿宝石激光的波长较

长，穿透更深，因此起始能量较低。

不良反应的发生常与求美者皮肤类型相关，V型肤色求美者出现不良反应的发生率接近I型肤色求美者的 40 倍。在夏季，不良反应的发生率会升高，术前术后的防晒显得尤其重要。

目前有 5 种不同绿宝石激光可用：Apogee（麻萨诸塞州切尔姆斯斯德 Cynosure 公司），Epilouch Alex（美国加利福尼亚州圣克拉拉市 Lumenis 公司），GentleLase（麻萨诸塞州韦兰 Candela 公司）（图 3-7-2-2），UltraWave Ⅱ ~ Ⅲ（美国加利福尼亚州圣玛格丽塔牧场特区的 Adept Medica 公司）和 Epicare（美国新泽西州萨默赛特 LightAge 公司）。

Apogee 激光脉冲持续时间为 5 ~ 40 ms，能量密度高达 50 J/cm²，配有冷却头（Smart-Cool™），可使冷空气持续冷却治疗部位。Epitouch Alex 重复频率为 5 Hz，配有 6 秒内可覆盖 40 mm × 40 mm 面积的扫描仪。GentleLase 脉宽 3 ms，光斑直径有 10 mm、12 mm、15 mm 3 种，激光最大能量密度为 70 J，重复频率 2 Hz，配备动态冷却系统（DCD）保护表皮。DCD 冷却采用电子控制的电磁阀短暂地喷洒冷却剂（5 ~ 100 ms）到皮肤表面，冷却剂喷洒的量和喷洒时间成正比；液态的冷却剂喷射到受热的皮肤上后再蒸发，皮肤温度因而降低，该方法可快速并有选择性地冷却表皮。UltraWave Ⅱ ~ Ⅲ组合有 755 nm 和 1064 nm 两种波长，非常适用于各种类型皮肤求美者的脱毛。Epicare 激光有冷空气冷却选择和一个辅助记录保存诊断、治疗方案甚至实际治疗方法的 SmartScreen 软件包。

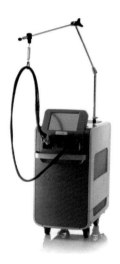

图 3-7-2-2　GentleLase 755 nm 翠绿宝石激光

（三）长脉宽 1064 nm ND：YAG 激光有两种模式用于脱毛

一种是老式高功率 Q 开关 ND：YAG 激光，局部需要涂抹碳粉悬液，但在随后的使用中发现其脱毛效果不佳，目前已很少用于脱毛。另一种是长脉宽 ND：YAG 激光，经证明有明显脱毛效果，尤其是黑粗毛。其穿透深，可达 4 ~ 6 mm，但表皮黑色素对该波长的吸收减少，结合表皮冷却，推荐用于Ⅳ ~ Ⅵ型深肤色的求美者。ND：YAG 激光还经常用于深肤色皮肤类型的胡须假毛囊炎的治疗。多次治疗长期效果非常显著，40% 的求美者经过 5 次治疗后随访 1 年，毛发减少 50% 以上。非面部皮肤如腋下等部位脱毛效果比面部更好。治疗后毛发可基本脱去，除有红斑、水肿及治疗时疼痛外，其他如色素改变等不良反应的发生率很低。治疗参数：脉宽为 0.25～500 ms，能量密度 10～600 J/cm^2，光斑大小 3～18 mm。

目前，脉宽为毫秒级的几种长脉宽 ND：YAG 激光（1064 mm 波长）可用于各型皮肤求美者的脱毛，包括：Lyra 或 Gemini（美国加利福尼亚州圣何塞 Laserscope 公司），CoolGlide（美国加州布里斯班 Cutera 公司），Ultrawave（美国加利福尼亚州圣玛格丽塔牧场特区 Adept Medical 公司），Profile（美国加利福尼亚州帕洛阿尔托 Sciton 公司），VascuLight（美国加利福尼亚州圣克拉拉市 Lumenis 公司），SmarlEpill 和 Acclaim（美国马萨诸塞州切尔姆斯福德 Cynosure 公司），Athos（法国雷祖里区 Quantel 公司），Dualis（斯洛文尼亚卢布尔雅那 Fotona 公司），Varia（美国加利福尼亚州罗斯维尔市 CoolTouch 公司），Mydon（德国爱尔兰根市 Wavelight 公司）和 Gentle YAG（美国麻萨诸塞州韦兰市 Candela 公司）（图 3-7-2-3）。

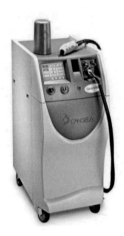

图 3-7-2-3　Gentle YAG 1064 nm 长脉宽激光

（四）半导体激光

波长多为 800/810 nm，尤其适用于黄色皮肤人种。半导体激光的穿透深度较红宝石激光、翠绿宝石激光要深。能量及脉宽范围大，可使光热能更好地从毛干传导到毛球外鞘的干细胞、破坏毛囊生发层。表皮黑色素对半导体激光发出的 800 nm 光子吸收较少，受到的破坏较轻，不良反应较少。半导体激光成本较低，可靠性强，体积较小，对电力供应无特殊要求，同时配备有同步冷却系统，不需外置冷却系统或通风设备。治疗参数：脉宽为 5～1000 ms，能量密度 5～100 J/cm^2，光斑大小 2～14 mm。一项针对Ⅳ～Ⅴ型肤色求美者的随机半面部对照研究发现，与 1064 nm ND：YAG 激光相比，半导体激光的舒适度更佳，求美者的疼痛感较轻。

美国加利福尼亚州圣克拉拉市 Lumenis 公司的 LightSheer 半导体激光机是一台有极高功率（2900 W）的激光脱毛设备，波长 800 nm，脉宽 5~400 ms，光斑 9 mm×9 mm 或 12 mm×12 mm，频率 1~2 Hz，能量密度 10~100 J/cm²，激光设备手柄前端配有 ChillTip 接触式冷却装置，可使局部温度在不到 1 分钟内下降 4 ℃。LightSheer 激光参数设计合理，加上积极有效的冷却系统，操作方便快捷，是临床应用最多的理想的激光脱毛系统。去除黑色终毛非常有效，89% 的求美者永久性毛发减少。其改进的 LightSheer DESIRE 半导体激光治疗仪（图 3-7-2-6）提供了 810 nm 激光波长联合应用真空负压装置，拉伸表皮使其变得更薄，因此黑色素浓度较低，同时毛囊及其底部又被拉到靠近表面和能量源，因此较低的能量即可产生较好的疗效，且痛感降低，不需要同时进行皮肤冷却。

其他 800 nm 的半导体激光仪有：Apex-800（美国加利福尼亚州山景城市的 Iridex 公司）、F1 半导体激光（加拿大蒙特利尔 Opus Medical Inc 公司）、SLP1000（美国马萨诸塞州伯灵顿市 Palomar 公司）和 EpiStar（日本蒲郡 Nidek 公司）。

● 810 nm 半导体激光：以色列飞顿公司生产的冰点专家 Soprano Xli 810 nm 半导体激光脱毛仪（图 3-7-2-4），其波长 810 nm、脉宽 10~1350 ms（自动调节）、光斑 12 mm×10 mm、能量密度 8~10 J/cm²、重复频率 10 Hz，白宝石接触式冷却。

● 超级冰点（SHR）脱毛：使用标准 810 nm 半导体激光结合 755 nm 激光，是目前研制的新一代激光脱毛治疗仪。其双脉冲技术由预热脉冲和加热脉冲构成，其中预热脉冲透过表皮将毛囊及周围组织升温至 40 ℃，加热脉冲选择性地将毛囊温度升至 45 ℃（低于皮肤损伤温度）。在每秒 10 个脉冲的作用下，低能量快速脉冲以连续稳定均匀的光能持续加热毛囊及其周边组织，毛囊逐渐破坏，直至失去活性。同时影响周边血管组织收缩而停止供应毛囊养分，增加脱毛效果。这种阶梯式加热模式不同于传统激光脱毛瞬间高能量破坏毛囊，保证疗效的同时将能量降至最低。配备的特殊冷却装置降低了术中的疼痛感及术后不良反应，NIR 红外光波是新版冰点脱毛的新增功能，能够解决脱毛后的毛孔粗大问题。

Mediostar（美多星）半导体脱毛治疗仪（图 3-7-2-5）是波长为 810 nm 和 940 nm 的混合双波长高功率半导体仪器，810 nm 是脱毛黄金波长，可充分作用于毛囊中的黑色素，适用于各种肤色、任何部位的毛发。940 nm 波长则更适合深色皮肤的求美者，治疗时更舒适，穿透更深，并可凝固毛囊周围的微血管，切断毛囊供血，进一步提升脱毛效果。因此 810 nm+940 nm 混合输出可在破坏毛囊的同时，切断毛囊供血，有双重效果，脱毛效果更佳。既减少术后短期不良反应的发生，也更进一步提高治疗过程中的舒适度。

最新的 Primelase 半导体脱毛治疗仪（西班牙 Cocoon Medical 公司）是波长 810 nm、940 nm 和 1064 nm 混合三波长半导体仪器。在一项纳入 14 个 Ⅲ~Ⅳ 型肤色求美者的半面部对照研究中，另一侧予以高功率（4800 W）810 nm 单波长半导体激光治疗，3 次治疗后 Primelase 的毛发清除率高出 12%，求美者满意度高出 14%，但求美者诉治疗过程中 Primelase 产生的疼痛和烧灼感更加明显一些。

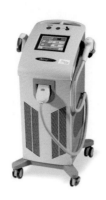

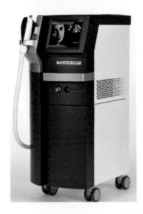

图 3-7-2-4　Soprano XIi 810 nm 半导体　　　图 3-7-2-5　Mediostar 810 nm+940 nm 双波长

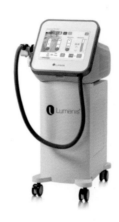

图 3-7-2-6　LightSheer DESIRE 810 nm 半导体

（五）强脉冲光

强脉冲光（Intense Pulsed Light，简称为 IPL）也称脉冲强光或强光，它不是激光，而是一种输出 500～1200 nm 波段的非相干光源，也可用于脱毛治疗。临床上常用的滤光片有 515 nm、550 nm、560 nm、570 nm、590 nm、615 nm、640 nm、645 nm、695 nm、755 nm，515～590 nm 的滤光片可用于皮肤白皙或红发的个体，因为褐黑色素对较长波长的光吸收不好。615 nm 滤光片可用于 II～III 皮肤类型的求美者；695 nm 及更长波长滤光片可用于深色皮肤类型。脉宽在 0.5～50 ms 之间可调，可选择具有不同脉冲间隔期的一种或多种脉冲模式，每次激发可选择 1～3 个脉冲，输出能量密度 3～90 J/cm^2，光斑尺寸有 8 mm×35 mm 或 8 mm×15 mm 等多种。选用脉冲方式释放能量可使靶组织持续升温，而让表皮充分散热。冷却方式也有两种：一种是用一层厚的透明凝胶耦合在紧贴皮肤的棱镜上，同时冷却皮肤和棱镜，从而保护表皮；另一种是将循环冷却水装置固定在棱镜上，同时冷却皮肤和棱镜，从而保护皮肤。

强脉冲光的能量较高，光的波段相对集中，脉宽可调等特点与激光极为类似，也可达到选择性光热作用进行脱毛治疗。不同部位毛囊位于皮下的不同深度，不同波长的光穿透皮肤深度不同，宽光谱强光可有效损伤位于不同深度的毛隆突部及毛球部的多潜能细胞，较为永久的毛发去除效率升高，并且强脉冲光脱毛仪的参数调整灵活，可根据肤色、毛囊大小及深浅的不同而选择合适的治疗参数。较浓密毛发或者较深的肤色，需要更长的曝光时间，同时也需要较长的脉冲延迟以保证表皮冷却。

最近新出现的脱毛技术为价格低廉、小型的脉冲光脱毛系统，它包括 IPL Quantum HR（美国加利福尼亚州圣克拉拉市 Lumenis 公司），ProLite（美国加利福尼亚州欧文市 Alderm 公司），SpaTouch 光学脱毛系统（美国纽约奥兰治堡 Radiancy 公司），PhotoLight（美国马萨诸塞州切尔姆斯福德 Cynosure 公司），Quadra Q4（美国宾夕法尼亚州 DermaMed USA 公司），PectraPulse（美国弗罗里达州坦帕市 Primary Technology 公司）和 Estelux（美国马萨诸塞州伯灵顿市 Palomar 公司）。该类仪器被优化为具有黑色素优先吸收的波长、长脉宽和大光斑，以用于脱毛。

最近开发出两种 IPL 系统都配备了 1064 nm 激光：VascuLight（美国加利福尼亚州圣克拉拉市 Lumenis 公司）和 Starlux（美国马萨诸塞州伯灵顿市 Palomar 公司）。这些设备适用于皮肤颜色较深、毛发位置较深的求美者的脱毛。

与波长较短的激光相比，波长较长的激光，如半导体（810 nm）激光以及 ND：YAG（1064 nm）激光，表皮黑色素吸收较少，因此不良反应较少。在对深色类型皮肤进行脱毛治疗时，ND：YAG 被认为是最佳的激光，IPL 及翠绿宝石（755 nm）激光无法穿透到如此深度，所以适用于肤色浅（I～III型）且毛发深的求美者。IPL 的长期脱毛效果与长脉宽翠绿宝石激光、半导体激光脱毛效果相似。但是宽光谱长光源增加了非靶目标对光热的吸收，因此也增加了不良反应的发生风险，临床上需要更多的经验和技巧，选择合适的参数以更好地应用于激光脱毛。

表 3-7-2-1　常见的脱毛设备及其参数

光源	波长(nm)	系统名称(公司)	脉宽(ms)	能量密度(J/cm²)	光斑(mm)	频率(Hz)	其他
翠绿宝石激光	755	Sinon					
		Apogee	0.5~300	25~50	5、10、12、15	3	空气冷却或接触冷却
		GentleLase	3	10~100	6、8、10、12、15、18	最大1.5	动态冷却
		Epi touch Alex	2~40	最大50	5、7、10	1	有扫描器选项
		Ultrawave II~III	5~50	5~55	8、10、12	1~2	配有532 nm 和（或）1064 nm ND:YAG
		Epicare	3~300	25~40	7、9、12、15	1~3	空气冷却
半导体激光	800	LightSheer XC400(Lumenis)	5~400	10~100	9 x9	2	Chill Tip 接触式冷却
		LightSheerET400/Lumenis One (Lumenis)			12 x 12		
		Apex-800	5~100	5~60	7、9、11	1~4	冷却头
		SLP1000™	5~1000	最大575	12	1~3	SheerCool™ 三重接触冷却，光子再利用 Triple
		Mediostar	50	最大64	10、12、14	1~4	集成扫描器及空气
		FI半导体激光	15~40	10~40	5、7	4	冷却装置
		Epistar	5~700	0.12~400	2、3、4、5	1~15	冷却装置

续表

光源	波长（nm）	系统名称（公司）	脉宽（ms）	能量密度（J/cm²）	光斑（mm）	频率（Hz）	其他
半导体激光	805	LightSheer DESIRE	5~400	最大92	22×35、9×9、12×12	3	蓝宝石晶体
	810	飞顿半导体激光	400	120	12×10	3	白宝石接触式冷却
		丽晶（康顿）	10~1000	1~200	24×24、24×8、8×8	0.3~100	蓝宝石接触冷却（0~20℃）
		MeDioStar（麦瑞特）	最长100	最高64	8、10、12、14	最高4	整合接触冷却
长脉宽ND:YAG激光	1064	CoolGlide	0.1~300	最大300	3、5、7、10	最高2	接触式预冷却
		Lyra/Gemini	20~100	5~900	10	最高2	接触冷却，光子再利用
		Ultrawave	5~100	5~500	2、4、6、8、10、12	1~2	配有532 nm 和（或）755 nm
		Athos	3.5	最大80	4	最高3	冷却式喷洒冷却
		Gentle Yag	0.25~300	最大600	1.5、3、6、8、10、12、15、18	最高10	脉冲式冷却剂量冷却伴热猝灭
		Varia	300~500	最大500	3~10		空气冷却或接触冷却
		Acclaim	0.4~300	300	3、5、7、10、12	5	Smart冷却扫描器
		Smartepil II	最大100	16~200	2.5、4、5、7、10	6	

续表

光源	波长 (nm)	系统名称 (公司)	脉宽 (ms)	能量密度 (J/cm²)	光斑 (mm)	频率 (Hz)	其他
长脉宽 ND: YAG 激光	1064	Dualis	5~200	最大 600	2~10		
		Vasculight	2~16	70~150	6	0.33	配有 IPL
		Profile	0.1~200	最大 400			配有饵激光
		Mydon	5~90	10~450	1.5、3、5、7、10	1~10	接触或空气冷却

第三节 应用及操作规范视频二维码

一、适应证

激光脱毛适用于所有部位深色或浅色的毛发。

二、禁忌证

（一）绝对禁忌证

无。

（二）相对禁忌证

（1）既往有瘢痕疙瘩或增生性瘢痕形成史者。

（2）在治疗区内有开放性伤口、感染或有单纯疱疹等其他皮肤病。

（3）在6周内曾使用过其他方式（如蜡脱）脱毛的求美者。

（4）近期服用光敏药物的求美者或治疗前6个月内服用过维A酸类药物者。

（5）治疗区色素异常、不稳定的求美者。

（6）妊娠或哺乳者。

（7）1～3个月内晒黑者。

（8）有其他严重系统性疾病者。

（9）有癫痫病史的求美者。

（10）期望值过高的求美者。

三、操作流程及操作规范视频二维码

（一）操作准备

（1）术者准备：衣帽整洁，洗手，戴口罩。询问病史包括一般情况、现病史、既往史、药物过敏史及禁忌证等。评估求美者治疗部位皮肤情况，观察局部皮肤是否完整、光滑，有无破损、感染、色素或血管性疾病，是否使用外用药物等。分析求美者皮肤类型，检查毛发情况。

（2）物品准备：治疗盘1个（激光防护镜、备皮刀、刀片、冷凝胶、涂胶板、纸巾、棉签、安尔碘消毒液、清洁手套、一次性床单），锐器盒，激光脱毛治疗仪，照相机。

（3）受术者准备：进行激光脱毛前向求美者做好解释工作，介绍脱毛的目的、方法、激光脱毛的意义及注意事项，告之需要多次重复治疗，需有足够的时间准备和思想准备，以取得求美者的配合。详述注意事项及可能产生水疱、色素改变等副作用，与求美者充分沟通后，签署激光脱毛治疗知情同意书。

（二）操作步骤

拍照存档

↓

更换一次性床单、一次性备皮刀片，清洁治疗部位后开始备皮，如果对于疼痛非常敏感或是毛发较浓密的求美者可采用表面麻醉，塑料膜封包 0.5~2 小时即可

↓

调节室内温度，保持在 22~25 ℃，接通电源，预热仪器

↓

操作者和求美者戴好防护镜，操作者戴手套

↓

充分暴露治疗部位，治疗区涂抹薄层冷凝胶

↓

设置仪器参数，做试验性治疗，在能量密度测试取得最好的效果后，开始全面治疗

↓

手持治疗头垂直于皮肤，与治疗区保持良好的接触，发射一个光斑后立即抬起治疗头，并移向下一个光斑处，直至治疗结束。最后将治疗部位的冷凝胶轻轻地去除

↓

治疗中注意保持治疗头的清洁，光斑重叠不能过多，观察受术者反应及治疗部位皮损变化，最佳的治疗反应是皮肤毛囊口红肿、凸起，在治疗过程中求美者会感到针刺样的疼痛

↓

治疗完毕，取下求美者防护镜

↓

立即冷喷或纱布包裹冰袋冰敷 15~30 分钟；毛发较重的部位可延长冰敷时间，冰敷后无须包扎

↓

密切观察求美者治疗后皮损反应，向求美者交代注意事项及复诊时间

↓

整理用物

↓

洗手，脱口罩、帽子

激光脱毛操作
规范视频二维码

四、注意事项

（一）术前

（1）让求美者了解激光脱毛治疗过程，告之需要多次重复治疗，需有足够的时间准备和思想准备。

（2）术前尽量避免日晒，建议使用防晒霜 4 ~ 6 周；暴晒致皮肤较黑者等待一段时间或通过积极处理后（如外用氢醌类药物）再进行治疗；有色素沉着倾向者加用氢醌类药物预防；疱疹等高危求美者可应用阿昔洛韦预防，治疗前后各使用 5 天。

（3）治疗前必须清洁治疗区，去除油脂和污垢以及残留的化妆品。

（4）备皮时，在治疗区涂抹薄薄的一层冷凝胶，起到润滑的作用并且要顺着毛发的生长方向进行刮毛，防止刮破皮肤。避免不涂抹冷凝胶或其他润滑剂直接备皮，如不小心损伤皮肤表皮，须消毒处理。治疗时应避开皮损处，术后涂抹抗生素软膏。

（5）根据求美者的皮肤类型选择适当的激光及参数。

（6）告知求美者治疗的目的以及可能出现的不良反应和预防措施，如有不适及时就诊；对接受激素治疗者或有潜在内分泌疾病的求美者，应告知脱毛效果可能不佳。

（7）告知求美者光电类脱毛或许在较长一段时间内有效，但是无法做到完全的永久性脱毛。

（二）术中

（1）术者应戴无粉手套。

（2）求美者、操作者以及治疗室内的观察者都应做好眼部防护，每种设备都有适合其光波波长的特定防护镜，激光或其他波长的强脉冲光的防护镜不可交换使用。

（3）脱毛激光能量密度的选择应按照"剂量个体化原则"，开始先以小剂量进行治疗，逐渐增加能量，以治疗后求美者有轻度烧灼感、局部皮肤出现微红等充血反应，数分钟后部分毛囊周围出现水肿性小丘疹，形似"橘皮样"外观为治疗终点。按治疗终点的能量密度进行全面治疗，光斑重叠不能多，重复照射会加重皮肤损伤，间距过宽则影响治疗效果；一般为 10%，若出现大片红斑、水疱，则表示能量密度过大。

（4）在半导体激光脱毛时，如使用冷却手具或在强脉冲光脱毛时，要对手具施加一定压力，在发射激光前，手具需与皮肤保持 0.25 ~ 0.5 秒的接触；治疗后，手具立即抬起并移向下一个治疗点；在治疗过程中要注意保持导光体的清洁。

（5）基于不同部位的毛发有不同的生长周期，治疗的间隔应有差异，如头部毛发有相对较短的休止期（为 12～16 周），故间隔 1 个月治疗，躯干和四肢毛发的休止期为 12～24 周，因此，治疗间隔以 2 个月为宜。

（6）一般来说，头发和胡须的治疗效果较差，尤其是女性上唇毛，一般需 5～12 次的治疗；四肢、腋毛、阴毛及胸背部效果较好，一般需 3～6 次治疗。

（三）术后

治疗部位外敷冰袋 30 分钟，以减轻疼痛和水肿；如出现持续性烧灼感，可外用糖皮质激素制剂数日。

告知求美者术后数周内破坏的毛发就会脱落，在此期间避免拔毛、刮毛。

保持治疗部位清洁，治疗后 1～2 天内局部禁用热水及肥皂等刺激。

治疗后注意避光防晒，出现色素沉着不退者可外用氢醌霜，必要时可联合温和的化学剥脱。

激光脱毛的并发症较少且大多能自行恢复，如有不适及时就诊。

五、并发症及处理

激光脱毛的并发症与皮肤类型、身体部位、季节变化、求美者近期暴晒史相关。避光部位，如腋窝和腹股沟与曝光部位相比，并发症较少，不良反应较轻且短暂。

激光脱毛后最常见的皮肤反应包括：治疗过程中不同程度的刺痛、治疗后出现的暂时性红斑及毛囊周围水肿，如能量密度过大可能会出现热灼伤、水疱等较重的不良反应；治疗后 1～3 天，部分求美者治疗区可出现紫癜；可出现暂时性色素沉着及色素减退，大多数可在数月后恢复，极少数可出现持久性色素减退；其他不良反应有瘢痕、痤疮的加重、酒渣鼻样皮损、毛发过早变白、皮肤下毛发的隧道效应、面部长期潮红和水肿、已存在的色素痣发生炎症性及色素性改变、腋下瘙痒、多汗、臭汗等情况。

眼部损害是激光脱毛的另一个潜在并发症。在波长为可见光（400～720 nm）和近红外光（720～1400 nm）的范围内，光线可穿透至眼内，导致视网膜灼伤及视觉损害。在操作时周围所有人均应当戴好眼部防护工具。应当避免在眼睛周围进行脱毛，据报道在眼周进行脱毛治疗时，尽管佩戴金属防护镜，依然可导致白内障、虹膜炎、虹膜萎缩、瞳孔变形、葡萄膜炎、微光症、虹膜粘连、视野缺损等损害。

（1）局部红斑、毛囊性水肿、烧灼感、疼痛感：较常见，治疗结束立即冷敷或冷喷可减轻不良反应，通常不需要使用止痛剂，大多在数小时后可自行消退。

（2）色素沉着：皮肤色素的改变可能与皮肤色素细胞接受激光后引起的变化有关，多为暂时性的色素沉着，极少数成为永久性色素沉着，多数人可以在数月内恢复。为了减少色素沉着，可在术前进行严格防晒，并在治疗后 3 个月内防止过度暴晒，在户外活动前使用 SPF（防护指数）> 15 的防晒霜，术后使用氢醌等外用制剂进行预防性治疗。

（3）色素脱失：色素脱失极少见，可因术后感染以及瘢痕形成导致，可用补骨脂素等药物治疗，部分可恢复，极少数成为永久性色素脱失，可行自体表皮移植术。

（4）瘢痕形成：治疗前详细询问求美者的病史，是否是瘢痕体质；治疗红斑持续时间长，可涂抹糖皮质激素类软膏；对结痂和水疱应注意保护，以防继发损伤和感染。

（5）痤疮：皮脂腺位于毛干附近，导管口位于毛孔下方，脱毛时毛孔周围热损伤较重，可造成毛孔闭塞，皮脂堆积伴发细菌感染而引发此病，按痤疮进行治疗，可外用克林霉素凝胶等治疗。

（6）毛囊炎：一般在男性络腮胡部位较多见。治疗后避免剧烈运动、洗热水澡等可预防毛囊炎的发生。若已发生毛囊炎，可给予局部外用消炎药膏。

（7）表皮损伤、水疱：一般由于能量过大引起，选择合适的参数可避免，若出现水疱，用注射器抽吸后消毒包扎换药，防止继发感染。

（8）剧烈瘙痒、荨麻疹、严重的水肿和红斑：以上症状均有报道。如有发生，可给予外用糖皮质激素、抗组胺药治疗。

减少并发症发生的关键是选择适当的受术者和掌握专业的操作技术。应根据受术者肤色选择好能量并使用冷却装置。皮肤对激光的最大承受能力与皮肤颜色成反比，肤色深者，激光能量一般要降低。

第四节　联合应用

一、与肉毒毒素注射联合应用

有研究报道显示：采用 810 nm 半导体激光脱毛联合 A 型肉毒毒素注射治疗局部多汗症及腋臭的临床疗效比单用 A 型肉毒毒素注射好，且不良反应无明显增加。具体方法如下：采用德国 Mediostar 半导体激光脱毛仪行激光脱除腋毛。参数设定为波长 810 nm，光斑直径 12 mm×10 mm，能量密度 10 J/cm^2，脉冲宽度 400 ms，频率 10 Hz。脱毛结束后，局部冰敷 30 分钟，外涂复方利多卡因软膏，以保鲜膜封包 50 分钟，之后进行 A 型肉毒毒素注射。该联合应用为轻、中度腋臭求美者提供了一种安全、快捷、有效的治疗选择。尤其是对腋毛较为浓密、出汗量增加后腋部异味加重的求美者，在注射治疗前行 810 nm 半导体激光脱毛更有利于改善局部症状。

二、755 nm 翠绿宝石激光与 810 nm 半导体激光联合应用

研究表明 755 nm 与 810 nm 激光联合应用治疗唇毛的有效率高于单用 755 nm 或者 810 nm 激光。具体操作如下：间隔 4~8 周激光脱毛 1 次，共治疗 6 次，第 1、3、5 次治疗为 755 nm 翠绿宝石激光仪（美国 Gandela 公司），选择 15 mm 光斑，测试光斑能量密度 12~18 J/cm^2；第 2、4、6 次治疗为 810 nm 半导体激光仪（冰点专家 Soprano XL），选择唇部定点模式，能量密度为 35~38 J/cm^2，1 Hz。临床发现毛发去除的激光治疗中，唇毛及络腮胡效果不佳，考虑与毛发的颜色和粗细有关。根据黑色素吸收光谱，755 nm 翠绿宝石激光在黑色素吸收方面优于 810 nm 半导体激光，而 810 nm 半导体激光的穿透深度大于

755 nm 激光，两种激光联合治疗可以在治疗上进行互补，从而加强治疗效果。

三、射频和激光或其他光源联合应用

射频的热效应取决于组织的导电性和阻抗，而与皮肤的色素无关，即射频能量的吸收与皮肤黑色素无关。因此，射频不但可以用于黑色、棕色毛发的治疗，也可用于金色、白色和红色毛发的治疗。且由于有射频能量补偿，光能量可以降低，大大减少了表皮损伤风险，安全性更高，求美者疼痛感轻微，可以放心应用于深色皮肤的治疗。

ELaser 是射频与 810 nm 半导体激光联合应用，波长 810 nm，脉宽 100 ms，光斑大小 12 mm×15 mm。配备两种治疗模式。LHR 模式（盖章式连续模式）：适用于如面部、唇部等小面积精细部位的治疗，光能密度 6~50 J/cm^2，射频参数低、中、高，频率 1~3 Hz；Motif 模式（滑动式连续模式）：适用于肢体和躯干等大面积的治疗，光能密度 2~8 J/cm^2，射频参数低、中、高，频率 10 Hz。治疗头冷却温度 4 ℃，具体光能及射频能量大小根据求美者皮肤类型、毛发颜色和粗细情况而定。一般面部间隔 4~6 周，四肢及腋下间隔 7~8 周，随着治疗次数增加，局部毛发生长缓慢可延长到 10 周。唇部治疗次数最多，治疗 5~6 次后有效率达 95%，而腋下、胸毛、比基尼区和下肢经 3~5 次治疗后，有效率可达 100%。

射频（能量密度 10~20 J/cm^2、脉宽 200 ms）与强脉冲光（680~980 nm、能量密度 14~30 J/cm^2、脉宽 25 ms）的联合应用也是治疗方法之一，间隔 8~12 周的 4 次治疗，6 个月后随访发现清除率分别是：黑色毛发 85%、金色毛发 60%、红色毛发 60%，白色毛发 40%。

第五节　应用效果案例

案例见图 3-7-5-1。

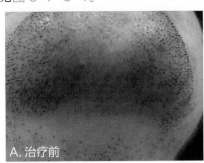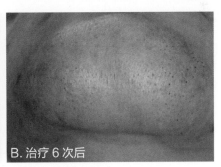

A. 治疗前　　　　　　　　　　　B. 治疗 6 次后

图 3-7-5-1　胡须治疗效果对比图

治疗设备

810 nm 飞顿冰点 Soprano 激光脱毛仪。

终点反应

毛囊口红肿且有少量毛发脱出。

治疗参数

10 J/cm^2。

第八章
皮秒激光技术

第一节 引言

皮秒激光技术（Picosecond Laser Technology）是指激光在快速发展过程中，其脉冲宽度通过各种技术压缩到皮秒（ps）级（1 ps=10^{-12} 秒），利用较低的能量密度产生较高的峰值功率，对皮肤的生物效应以光声作用为主，最终改善皮肤状态，使人变美的方法。这项技术对肤色肤质、色素性疾病、毛孔粗大、瘢痕、早衰松弛表征均有明显疗效，其优势是更安全、见效更快、反应更轻、解决问题更多、护理更简单、不适感更轻、停工期更短。

皮秒激光对人体的作用，仍然遵循 1983 年 Anderson 医生等提出的选择性光热作用原理，能针对黑色素颗粒、血红蛋白和水等靶目标，把脉宽限制在热弛豫时间（Thermal Relaxation Time，TRT）以内，确保不损伤周围正常组织。目前在临床上使用的皮秒激光主要是波长 755 nm 的翠绿宝石激光和 ND：YAG 1064 nm 及倍频 532 nm 的激光。

第二节 技术原理与相关设备

一、技术原理

（1）可调光斑的平光手具主要用于治疗色素性疾病及文身。黑色素颗粒对特定波长的激光高选择性吸收，通过光的机械作用，使黑色素颗粒粉碎，而不损伤周围正常组织。在 280 ~ 1300 nm 范围内，光的波长越长，皮肤的穿透深度就越深，根据黑色素颗粒的激光吸收曲线，黑色素颗粒所在的层次越深，选择治疗的波长应越长。而在文身的治疗上，根据文身的具体颜色，选择优势波长的激光，皮秒 532 nm 激光对黄色文身、红色文身、橙色文身具有较好的治疗效果，皮秒 1064 nm 激光主要针对黑色和紫色文身，皮秒 755 nm 激光针对难治的蓝色和绿色文身。皮秒 730 nm 为赛诺龙公司新推出的 Picoway 的选配手具，目前刚在中国上市，而 785 nm 的手具尚未在中国推出。

（2）点阵模式下，激光照射到皮肤时，在发色团（黑色素、血红蛋白）的辅助下产生自由电子，诱导等离子体的产生，其快速膨胀，可导致周围组织的机械性损伤，等离子体高度吸收激光能量，下方组织不受激光能量的影响，该过程称为激光诱导光学击穿（Laser Induced Optical Breakdown，LIOB）。当将激光强度降低到 LIOB 阈值以下时，组织中无法形成 LIOB，激光可以继续穿透至真皮，导致真皮层损伤，称为激光诱导空穴效应（Laser

Induced Cavitation，LIC）。皮秒 755 nm 和 532 nm 以及高能量的 1064 nm 激光均可产生 LIOB，其主要发生在表皮基底层上方，在表皮层形成损伤，导致表皮黑色素颗粒的破坏，并刺激真皮胶原蛋白的生成；而低能量的皮秒 1064 nm 则通过 LIC 效应，可以直接损伤真皮乳头层组织，刺激真皮胶原再生，而不损伤表皮结构，从而对求美者肤色的改善和面部年轻化方面起到积极的作用。

二、相关设备

皮秒激光产生技术和目前上市产品主要有：5 种技术，即锁模技术、脉宽切割技术、低能种子激光 +Reg.Amp、低能种子激光 +MOPA、高能微腔种子激光 +MOPA；8 家公司有相关产品，即 Cynosure（赛诺秀）、Alma（飞顿）、Lumenis（路创丽）、Quanta、Cutern、Syneron-Candela（赛诺龙）以及韩国 WONTECH 和中国吉林省科英激光股份有限公司；8 种产品，即 Picosure、Picoclear、PiQo4、DiscoveryPico、Enlighteen、Picoway、Picocare 和 KL-M(S) 型 Q 开关 ND：YAG 激光治疗机。由于 Picoway 脉宽更短（≤ 450 ps），被医美界称为"超皮秒"。目前在中国取得 CFDA 认证的主要有 Picosure 和 Picoway（表 3-8-2-1）、Picocare 以及 KL-M（S）型 Q 开关 ND：YAG 激光治疗机。

（1）Picosure 皮秒激光：美国赛诺秀公司（Cynosure）2013 年推出第一台波长为 755 nm 的皮秒激光，其主要配备的治疗手具有以下几个：

● Zoom 可调光斑手具：直径 2～6 mm 可调，以 0.1 mm 为最小单位，每个光斑有相对应的能量密度，能量密度 0.71～6.37 J/cm²，光斑越大，能量密度越小。频率 1 Hz、2.5 Hz、5 Hz、10 Hz 可调，并可以通过 Boost 可调压力技术使脉宽 550～750 ps 微调，以达到更好地破坏色素颗粒的目的。

● Fixed 固定光斑的手具：固定光斑直径为 6 mm、8 mm、10 mm，能量密度分别为 0.71 J/cm²、0.4 J/cm²、0.25 J/cm²，可加载 FOCUS 蜂巢透镜手具。

● FOCUS 蜂巢透镜手具：为密集排列的衍射透镜阵列，FOCUS 透镜技术可将透镜替换 Fixed 固定光斑的 6 mm、8 mm、10 mm 治疗手具上的蓝光平光镜，变成相应的蜂巢治疗头。其入射皮肤能量按高斯模式分布，每个微点能量达到总能量的 70%，10% 以内组织暴露于高能量密度中。

（2）Picoway 皮秒激光：美国赛诺龙公司（Syneron）生产，目前有皮秒 ND：YAG 1064 nm、倍频 532 nm 和 730 nm 3 个波长，有 Zoom 可调光斑手具和 Resolve 模式（点阵模式）的 1064 nm 及 532 nm 和新型的 730 nm 共 4 个治疗手具。

● Zoom 可调光斑手具：光斑直径 2～10 mm 可调，ND：YAG 1064 nm 脉宽为 450 ps，能量密度 0.2～12.5 J/cm² 可调；倍频 532 nm，脉宽为 375 ps，能量密度 0.13～6.25 J/cm² 可调，光斑越大，能量密度越小。

● Resolve 手具：固定光斑为方形，大小 6 mm×6 mm。采用的是全息衍射分光镜技术，其最大的优势是每个点都包含全部入射波束的光子，因而每个点的强度与入射光束的大小和能量分布无关，所有能量峰值均相等，治疗时可控性和预见性比较好。其治疗覆盖为治疗区 4%～25% 的部位，热损伤小。

● 新型的 730 nm 手具：固定光斑尺寸分别为 2 mm、3 mm、4 mm，脉宽为 250 ps，以非降解钛蓝宝石晶体作为激光介质，针对良性色素增生性疾病，可提高疗效和减少治疗副反应。

表 3-8-2-1　Picoway 和 Picosure 点阵手具比较

	Picoway 全息点阵		Picosure FOCUS 蜂巢透镜
激光类型	ND：YAG	倍频 ND：YAG	翠绿宝石激光
波长	1064 nm	532 nm	755 nm
矩阵	100 微束阵列	100 微束阵列	120 微束阵列
斑点大小	6 mm×6 mm 方形	6 mm×6 mm 方形	6 mm、8 mm 和 10 mm 的圆形图案，每一个位于不同头端
微束能量	3.0 mJ	0.3 mJ	1.2 mJ
频率	10 Hz	10 Hz	10 Hz
脉冲继续时间（脉宽）	450 ps	375 ps	750/550 ps
光学技术	全息点阵成像板		自耗蜂窝式气泡透镜阵列

（3）KL-M（S）型 Q 开关 ND：YAG 激光治疗机：由吉林省科英激光股份有限公司（Kinglaser）生产，目前主要有 1064 nm 和 532 nm 两个波长，同时集合纳秒与皮秒脉宽于一体。脉宽有 900 ps ~ 2.5 ns/4 ns/4 ns+4 ns 3 种，频率 1 ~ 10 Hz，光斑直径 1.5 ~ 8 mm 可调。由于其 900 ps 的脉宽产生的热能较 500 ps 的脉宽微增不超过 0.2 J，且成本降低近一半，因而具有较高的性价比。而其配置的 4 ns+4 ns 大能量超短双脉冲功能降低了治疗时的热损伤风险，将峰值功率提高了一半。

（4）Picocare 皮秒激光：由韩国 WONTECH 公司生产，波长为 1064 nm 和 532 nm，脉宽为 375 ps（532 nm）、450 ps（1064 nm），光斑 2 ~ 10 mm 可调，包含 Zoom 变焦手具和 MLA 蜂巢点阵手具，亦可选配 595 nm 和 660 nm 染料手具，对面部潮红、玫瑰痤疮、表皮色素、蓝绿色文身有治疗效果。

第三节　应用及操作规范视频二维码

一、适应证

● Zoom 可调光斑手具：小光斑中高能量机械爆破色素颗粒，主要针对表皮、真皮色素性疾病如雀斑、咖啡斑、脂溢性角化斑、太田痣、褐青色痣、太田痣样斑、贝克痣以及文身等进行治疗。有研究称，皮秒激光对于太田痣、难治性的牛奶咖啡斑效果优于调 Q 激光；日本学者 Sakio R 等研究证实，皮秒 755 nm 激光在治疗太田痣平均 10 个月左右取得良好疗效且不良反应较小，同时，在去除文身方面，对黑色、红色、绿色、蓝色、紫色、橙色均有效。而大光斑低能量则是利用亚细胞选择性光热解作用选择性地破坏黑色素颗粒，而避免或减少对树枝状细胞的激活，从而达到减轻黄褐斑、均匀肤色等目的。另外，在瘢痕色素沉着的治疗上，皮秒 1064 nm 也取得了较好的治疗效果。

● 点阵手具：对表皮和真皮层形成机械性微损伤，破坏色素颗粒，刺激胶原再生，修复皮肤屏障。主要用于黄褐斑、眶周细纹、光老化、黑眼圈、痤疮瘢痕、皮肤松弛、肤色暗沉、毛孔粗大、面部潮红等方面的改善。

二、禁忌证

（一）绝对禁忌证

（1）1 个月内暴晒及日光性皮炎者。

（2）有增生活跃的痣细胞痣、皮肤恶性肿瘤或癌前病变者。

（3）光敏感或可能诱发光癫痫者。

（4）6 个月内口服维 A 酸类药物或正在口服或外用光敏性药物者。

（5）全身性红斑狼疮、进展期白癜风等部分自身免疫性疾病者。

（6）瘢痕疙瘩者。

（7）菲薄的干性皮肤、脆性血管者。

（8）使用抗凝血药物和凝血机制有问题者。

（9）使用硅胶等合成填充剂者。

（10）期望值过高及不愿接受术后风险者。

（二）相对禁忌证

（1）2 周内行化学剥脱或其他焕肤术者。

（2）皮肤放疗、吸烟、糖尿病者。

（3）有增生性瘢痕史、色素异常、不稳定求美者。

（4）妊娠或哺乳者，主要是避免不必要的纠纷。

三、操作流程及操作规范视频二维码

操作流程的关键：第一步知情同意、拍照；第二步面部清洁；第三步进行治疗；第四步术后冰敷、保湿、防晒等护理。详细步骤如下：

> 面部清洁

↓

> 拍摄 VISIA，拍照存档

↓

> 评估求美者治疗部位的皮肤情况，收集求美者的一般资料、现病史、既往史、药物过敏史及有无治疗禁忌证等

↓

耐心向求美者讲解皮秒激光治疗的方法、过程、预期效果及不良反应等，签署皮秒激光治疗知情同意书

↓

调节室内温度，保持在 22～25 ℃，接通电源，预热仪器

↓

充分暴露治疗部位，并再次清洁

↓

操作者戴手套

↓

操作者和求美者戴好防护眼镜

↓

选择需要的手具

↓

设置仪器参数，做测试光斑，从最小红斑量开始治疗

↓

治疗中密切观察求美者反应及治疗部位皮损变化

↓

治疗完毕，取下求美者的防护眼镜

↓

冷喷或纱布包裹冰袋冰敷约 15 分钟

↓

敷医用面膜 30 分钟

↓

密切观察求美者治疗后的皮损反应，向求美者交代注意事项及复诊时间

↓

整理用物

↓

洗手，脱口罩、帽子

皮秒激光操作
规范视频二维码

四、注意事项

（一）术前

（1）清洁面部，清洗残留的化妆品，对于难以清洁者，可用水氧深层清洁。

（2）粉刺的处理：轻轻清除黑头或者白头粉刺。

（3）拍摄 VISIA 前，静坐 5 分钟以上，待面部皮肤恢复正常后再拍摄。

（4）每次拍摄 VISIA，做到头位与上次重合。

（5）告知求美者治疗的目的以及可能出现的不良反应和预防措施。

（二）术中

（1）保持激光手具发射窗口的清洁。

（2）术者应戴无粉手套。

（3）求美者和术者均应做好眼部保护措施。

（4）手具测距规的使用要正确，贴实皮肤才能在正确的层次形成 LIOB/LIC。

（5）要做测试光斑，从最小红斑量开始治疗。

（6）皮秒 532 nm 激光治疗有延迟反应，术中应观察治疗区域皮肤的反应，并询问求美者的主观感觉，如未出现水肿或白霜反应，则有可能是能量密度低于起效剂量，应适当调整能量密度，以 $0.2 \sim 0.4$ J/cm^2 为增量，直到发现水肿或微微白霜反应为止；由于 532 nm 波长可被黑色素颗粒强烈吸收，笔者在治疗中观察到，轻微的"荷包蛋"样水肿反应已经能达到治疗效果，若过分地强求产生如调 Q 激光样的白霜反应，则可能增大治疗风险。

（7）如果在点阵皮秒 1064 nm 激光治疗中，频繁出现点状出血点，则应降低能量密度，以 0.2 J/cm^2 为降量，直到不再出血为止；在毛孔粗大以及细小皱纹等的治疗中，笔者一般在治疗区治疗多遍，目的就是在皮内形成广泛的 LIC，但发生紫癜的可能性会大大增加，在术前要和求美者沟通清楚。

（8）如果术中求美者有热痛感，可适当用冰袋冷敷，冰袋温度不能低于 4 ℃。

（三）术后

（1）冷喷或冷敷，补水面膜冷敷治疗区皮肤 20 分钟；术后求美者术区有潮红伴热痛感，及时对皮肤进行降温可以降低术后风险。

（2）清洗皮肤后可立即涂抹保湿霜。

（3）严格防晒，使用防晒霜（SPF30、PA++ 的广谱防晒霜）。

（4）3 ~ 5 天内避免剧烈运动，避免用过热的水洗澡和热水洗脸。

（5）日常皮肤护理：保持皮肤清洁，坚持做好防晒、保湿；2 周内禁用含果酸、水杨酸、维生素 A 等刺激成分的美白、祛斑和抗皱产品。

五、并发症及处理

激光治疗后可能产生以下不良反应：红、肿、热、痛、水疱、色素紊乱、感染等。其处理办法如下：

（1）局部潮红、水肿、热痛：术后一过性反应，可做好局部冷敷；严重水肿反应，光过敏反应者，短期（7 天内）使用少量皮质类固醇激素软膏。

（2）点状出血：主要发生在点阵激光治疗后，为光的机械性损伤导致毛细血管的破裂引起，做好术后修护，一般 3 天左右可以消退。预防措施主要是在治疗中密切观察术区皮肤反应，适当降低术中的能量密度。

（3）出现水疱或表皮破损时注意防止感染，可外用夫西地酸乳膏，反应严重者可口服皮质类固醇激素 3 天。

（4）皮肤干燥、瘙痒：一般术后 1 ~ 2 天出现，应及时做好术区的补水保湿，严重者可外用弱效激素类软膏，口服抗过敏药物或皮质类固醇激素。

（5）刺激性皮炎：主要表现为面部的潮红、瘙痒、干燥、痤疮样发疹，早晚补水保湿后，一般使用功效性护肤品，3 ~ 5 天可消退。严重者可外用弱效激素类软膏，口服抗过敏药物和 / 或皮质类固醇激素。

（6）色素沉着、色素减退或脱失：可能原因是能量过高、护理不当、个体差异等。应做好光斑测试，从最小光斑量开始治疗。

● 出现色素沉着：皮秒色素沉着时间相对短，一般 2 ~ 3 个月可恢复，可外用左旋维生素 C 软膏、维 A 酸软膏、氢醌霜等；口服氨甲环酸片、维生素 C、维生素 E、还原型谷胱甘肽等。

● 色素减退或脱失：其形成的光生理学原理尚未完全清楚，主要是光对角质形成细胞的光毒性损伤所致。若 1 年尚未恢复，可使用 308 nm 准分子激光或窄谱的 UVB 治疗。

第四节　联合应用

（1）与电子注射技术联合：电子注射通过将治疗需要的特定物质如透明质酸、维生素类、微量元素、氨基酸、肽类、氨甲环酸、肉毒毒素等，精准注入皮肤特定层次，有效补充透明质酸、多种维生素等营养物质，刺激胶原蛋白生成，使皮肤变得水润光泽，有效延缓皮肤衰老，改善肤质。可与皮秒激光联合应用，共同改善肤质状况，两者治疗间隔 3 ~ 4 周。

（2）与肉毒毒素注射技术的联合应用：肉毒毒素注射可以麻痹肌肉，改善动态皱纹；皮肤微滴注射可以减少皮脂产物，从而缩小毛孔。建议激光后 2 周再行肉毒毒素治疗，或者肉毒毒素治疗后 2~4 周再行光电治疗。

（3）与化学剥脱技术的联合应用：临床上常用的化学剥脱剂有果酸和水杨酸，可抑制黑色素生成，重塑表皮，加速表皮脱落，减少色斑处的色素量；可以纠正毛囊上皮角化异常，使毛囊漏斗部引流通畅，加快皮脂的引流，抑制痤疮丙酸杆菌的生长，刺激真皮胶原的再生。和皮秒激光联合，改善面部静态皱纹、黄褐斑、光老化等，两者治疗可间隔 2 周。

（4）与超声导入联合应用：低频的超声通过空化作用、热作用及声微流效应等，促进氨甲环酸和左旋维生素 C 等的透皮给药效率，使用频率为每周 1~2 次。与皮秒激光联合应用，改善皮肤色素性问题及敏感状态等，可在皮秒激光术后使用。

（5）与强脉冲光联合应用：强脉冲光作为特定的光谱可以解决面部 30 余种问题，而皮秒激光因其脉宽短、剂量低，可精确破坏靶目标，并对周围正常组织影响小，两者联合应用，相得益彰。如当面部皮肤老化并发色素性问题需要同时治疗时，联合应用的顺序是：先做一遍全面部强脉冲光的扫描，清洁皮肤后，再做皮秒激光的面部治疗。

（6）皮秒与皮秒的联合应用：根据激光的穿透能力和靶目标对不同波长激光的吸收不同，不同波长的皮秒也可以联合应用。皮秒 532 nm 激光主要针对表皮色素性疾病和黄色、红色、橙色的文身；皮秒 1064 nm 激光主要针对深肤色人种的深层次色素性疾病以及黑色和紫色文身；皮秒 755 nm 可以穿透到真皮层，用来治疗表皮、真皮的色素性疾病和难治的蓝色、绿色文身。

（7）与脱毛激光的联合应用：主要针对有毛发生长的粗大毛孔，可破坏粗大的毛囊和皮脂腺，刺激真皮胶原的再生，两者联合应用，先行脱毛治疗，再行超皮秒激光治疗，达到缩小毛孔的目的。

（8）与微针的联合应用：微针可通过物理穿刺形成微孔通道，便于透皮给药，并可刺激真皮胶原再生，修复皮肤屏障。可根据不同的疾病和要求，选用常用的 0.5~1.5 mm 不同长度的微针滚轮，"井"字形均匀滚动；两者间隔 2 周。

第五节　应用效果案例

案例见图 3-8-5-1～图 3-8-5-5。

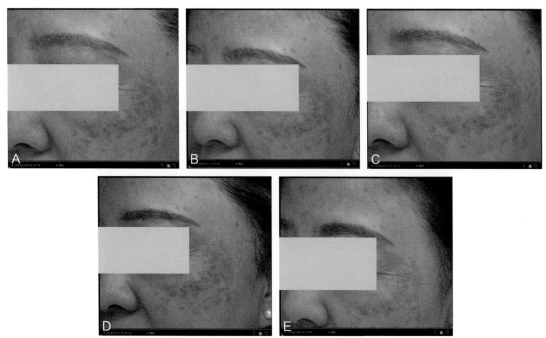

图 3-8-5-1　黄褐斑、褐青色痣、脂溢性角化斑的 Picoway 皮秒激光治疗效果对比图

A. 治疗前。B. 治疗 1 次后。C. 治疗 2 次后。D. 治疗 3 次后。E. 治疗 7 次后

治疗参数

Zoom1064 nm：6 mm，0.4 J/cm^2，1 遍。

Resolve1064 nm：0.7 mJ/cm^2，1 遍。

Resolve532 nm：0.16 mJ/cm^2，1 遍。

治疗效果

肤色变亮，褐青色痣、脂溢性角化斑及黄褐斑变淡。

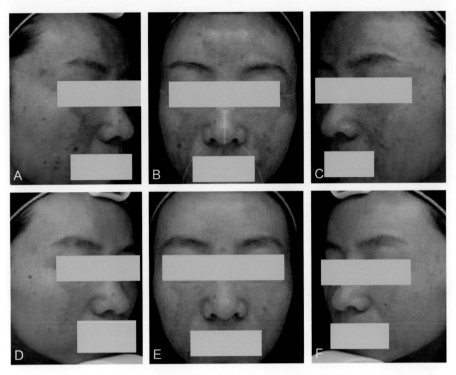

图 3-8-5-2　稳定期色素并发血管型黄褐斑 Picoway 皮秒激光等治疗效果对比图

A ~ C. 治疗前。D ~ F. 治疗 3 次后 45 天

治疗参数

Zoom1064 nm：8 mm，0.4 J/cm^2，3 遍，每月 1 次。

Resolve1064 nm：0.9 mJ/cm^2，3 遍，每月 1 次。

Resolve532 nm：0.16 mJ/cm^2，1 遍，每月 1 次。

20% 甘醇酸，每 2 周 1 次。

妥塞敏片，250 mg，每天 2 次，口服 3 个月。

治疗顺序

甘醇酸 14 天后进行 Picoway 皮秒激光，之后 30 天，再刷甘醇酸，如此循环 3 次。

治疗效果

肤色变亮，黄褐斑变淡。

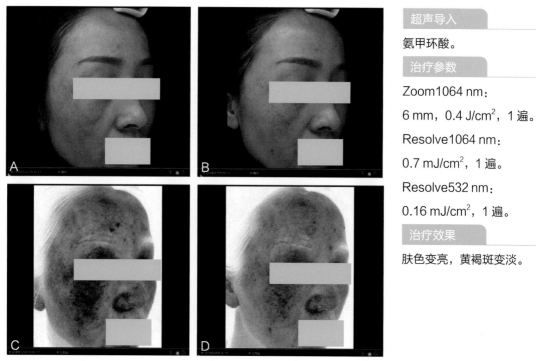

超声导入

氨甲环酸。

治疗参数

Zoom1064 nm：

6 mm，0.4 J/cm²，1 遍。

Resolve1064 nm：

0.7 mJ/cm²，1 遍。

Resolve532 nm：

0.16 mJ/cm²，1 遍。

治疗效果

肤色变亮，黄褐斑变淡。

图 3-8-5-3　黄褐斑 Picoway 皮秒激光＋超声导入治疗对比图

A、C. 治疗前。B、D. 治疗 1 次后

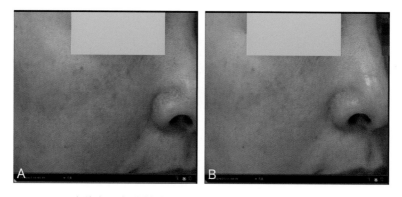

图 3-8-5-4　面部潮红、细小皱纹 Picoway 皮秒激光联合电子注射治疗效果对比图

A. 治疗前。B. 超皮秒和电子注射治疗 1 次后

电子注射

非交联透明质酸。

治疗参数

Zoom1064 nm：6 mm，0.5 J/cm²，1 遍。

Resolve1064 nm：0.7 mJ/cm²，1 遍。

Resolve532 nm：0.16 mJ/cm²，1 遍。

治疗效果

红斑、皱纹变浅。

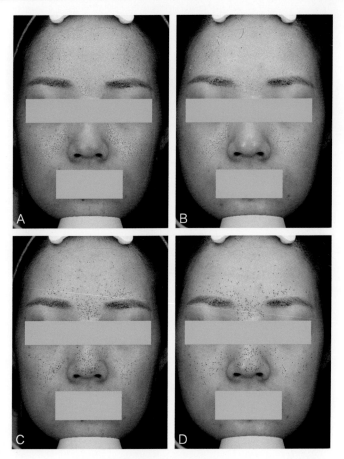

图 3-8-5-5 面部纹理、毛孔粗大 Picoway 皮秒激光治疗效果对比图

A、C.治疗前。B、D.治疗 3 次后

治疗参数

Zoom1064 nm：8 mm，0.5 J/cm^2，1 遍。

Resolve1064 nm：1.1~2.5 mJ/cm^2，1 遍。

Resolve532 nm：0.16 mJ/cm^2，1 遍。

治疗效果

皮肤细腻度、毛孔粗大明显改善。

第九章
激光溶脂技术

第一节 引言

随着经济发展和生活水平的提高，人们对自身形体有了更高要求，除饮食调整及健身等方式外，越来越多的人求助于医疗美容技术。据 2017 年美国整形外科医师协会公布的数据，微创 / 无创身体塑形技术成为年增长速度最快的治疗项目。

人体皮下脂肪层内的脂肪细胞在未成年前会随着年龄的增长而逐步增多，男女性别之间没有差异，成年后其数目稳定，变化的则是脂肪细胞的体积，即内容物三酰甘油的含量。三酰甘油主要来源于食物及自身合成，而后者指肝脏合成与脂肪细胞合成，均可将甘油与脂肪酸合成三酰甘油储存于脂肪细胞中；三酰甘油经脂肪酶分解为甘油和脂肪酸，游离脂肪酸与白蛋白结合，进入其他组织，如肌肉，在线粒体内被氧化，为组织供能。

激光溶脂技术是无创、微创溶脂技术中较为常见的技术。自 2006 年美国食品药品监督管理局（United States Food and Drug Administration，FDA）批准首台用于溶脂的设备开始，已日渐出现越来越多的设备及相应基础和临床研究。

1992 年 Apfelberg 等首次描述激光具有溶脂作用。1994 年 Apfelberg 等教授主持了首个多中心临床研究，观察激光辅助吸脂的效果，采用掺钕钇铝石榴石（neodymium-doped yttrium aluminium garnet，ND：YAG）激光（40 W，脉冲时间 0.2 s，4 mm 或 6 mm 套管中光纤 600 μm），发现该激光可辅助外科医生进行吸脂手术，并可减轻术中疼痛和瘀斑，但因未获 FDA 批准，Heraeus Lasersonics 公司终止了该技术的进一步临床推广研究。2000—2003 年，Blugerman 等研究者将脉冲 1064 nm ND：YAG 激光系统引入激光溶脂领域，首次阐明了激光对于脂肪以及周边组织、血管、大小汗腺的影响，奠定了现代激光溶脂技术的基础。2003 年 Badin 等研究报道了激光热损伤后的组织病理学改变，包括脂肪细胞的细胞膜破裂、血管凝固以及新生胶原出现重组，与临床局部脂肪减少、皮下瘀斑、血流消失以及皮肤弹性增强相吻合，进一步支持激光可用于溶脂领域。在 2006 年 FDA 批准第一台溶脂激光设备上市后，随后越来越多的设备进入市场。

第二节　技术原理与相关设备

一、技术原理

目前非手术溶脂技术包括注射、冷冻、射频、超声及激光，通过上述技术达到减少脂肪细胞数目和／或体积的目的。溶脂基本模式有两种：①溶解脂质：促进脂肪酶对三酰甘油的代谢，脂肪细胞结构完整但体积变小；②溶解脂肪细胞：通过化学、物理方法破坏脂肪细胞结构的完整性，三酰甘油外流后被代谢，脂质及脂肪细胞数目均减少。

激光溶脂技术的基本原理亦包括如上所述两个方面。溶脂激光包括有创与无创两大类，有创激光的溶脂机制主要为通过光消融、光凝固、选择性光热溶解、光机械消融及微循环栓塞实现，而其中最主要作用原理为选择性光热作用。不同波长的激光靶色基可为脂肪、胶原（水）和血管。Parlette 等报道 924 nm 波长激光对脂肪选择性最高，但需联合其他激光才有紧肤作用，而 1064 nm 波长激光穿透最深，对脂肪选择性稍弱，但其热效应的紧肤效果明显。1320 nm 波长脂肪吸收较 1064 nm 激光更多，穿透稍浅，故适合薄嫩部位的溶脂，如颈部、大腿内侧和手臂。而无创激光的溶脂模式为通过光调作用激活游离脂肪酶，促进脂质代谢而实现。

常用激光包括 ND：YAG 激光（波长 1064 nm、1320 nm 和 1444 nm）以及半导体激光（波长 1060 nm、980 nm 和 1470 nm），可有单波长、双波长或者三波长激光，除 1060 nm 激光外，多为激光辅助吸脂，即在溶脂后配合吸脂。有研究认为，低能激光治疗后，脂肪细胞膜形成孔道，脂质外流至细胞间质；另有研究认为，溶脂作用与低能激光激活脂肪酶，促进脂质分解有关。

1060 nm 激光是唯一被 FDA 批准的无创溶脂激光。研究表明，当表皮温度持续在 30 ℃以下时，治疗 8 分钟，热探针测定皮下 3 cm 处温度可达 42～47 ℃，这个温度区间可诱导脂肪细胞凋亡，当温度超过 48 ℃时，脂肪细胞则会坏死。治疗后 1 周，组织病理学可见成团炎症细胞包围脂肪细胞；治疗后 2 周，密集淋巴细胞浸润并出现少量巨噬细胞；治疗后 1 个月，巨噬细胞吞噬受损脂肪细胞的细胞碎片和脂质；治疗后 2 个月出现大脂质空泡以及噬脂细胞；治疗后 3 个月，愈合过程中更多大空泡形成；治疗后 6 个月，泡沫巨噬细胞减少，胶原沉积增多，提示这一方法可溶脂塑形。治疗后 2 个月、3 个月、6 个月分别用 B 超测定脂肪厚度，发现厚度分别减少 14%、18% 及 18%；治疗后 3 个月、6 个月时经 MRI 测定平均脂肪体积分别减少 24% 和 21%。不良反应包括轻微疼痛，但基本 1 周缓解。

2008 年 McBean 等研究了 1064/1320 nm（SmartLipo MPX，Cynosure）激光系统的溶脂效果。入组 20 名求美者，治疗后 1 个月、3 个月随访，发现脂肪体积减小，无明显不良反应，并且墨水标记处经治疗后的皮肤面积减少 18%，即提示激光具有一定的紧肤效果，组织学和扫描电镜结果进一步证实了新生胶原与成纤维细胞的形成。2009 年 Dibernardo 等治疗了 10 例女性求美者，腹部一侧采用序贯 1064 nm ND：YAG 激光和 1320 nm 激光，而另一侧吸脂，治疗后随访 1 个月、3 个月时均发现激光溶脂侧脂肪体积减小更多，且皮肤更加紧致。故可认为激光溶脂不仅可以液化脂肪组织并且可以重塑胶原纤维。目前尚待更多研究结果来标准化治疗流程以达到疗效和安全性最大化。

低能激光的溶脂作用目前尚无定论。Caruso-Davis 等分析了在低能激光治疗或对照组 4 周期间体重波动在 1.5 kg 以内的那些受试者的数据，结果显示低能激光每次治疗后可使腰围减少 0.4～0.5 cm。4 周后累计可减少 2.15 cm，与对照组相比，差异有统计学意义。另一项研究中 17 例非肥胖志愿者接受 650 nm 低能激光治疗，腹部一侧隔 2～3 天治疗 1 次，共治疗 6 次，对侧不治疗作为自身对照。在基线和治疗后 2 周采用超声成像测量受试者腹部脂肪组织厚度，发现与对照组相比并无明显减少，而 17 例求美者中的 8 例出现局部脂肪组织厚度增加，可能低能激光需与控制饮食、有氧运动相结合，才能用于减脂。

二、相关设备

2006 年 FDA 批准第一台溶脂激光设备上市后，越来越多的溶脂激光设备进入市场，经 FDA 批准的设备及常见参数见表 3-9-2-1。

表 3-9-2-1　FDA 批准的激光溶脂设备常见参数

设备	激光类型	波长
SmartLipo：Cynosure	ND：YAG	1064 nm
CoolLipo：CoolTouch	ND：YAG	1320 nm
ProLipo：Sciton	ND：YAG	1064/1319 nm
LipoLite：Syneron	ND：YAG	1064 nm
Lipotherme：Osyris	半导体	980 nm
SlimLipo：Palomar	半导体	924/975 nm
SmoothLipo：Eleme	半导体	920 nm
SmartLipo MPX：Cynosure	ND：YAG	1064/1320 nm
SmartLipo Triplex：Cynosure	ND：YAG	1064/1320/1440 nm
Lipolife：Alma	半导体	1470 nm

经中国食品药品监督管理总局（Chinese Food and Drug Administration，CFDA）批准的用于溶脂或塑身的激光设备、批准时间及适应证分别为：① 2011 年，ND：YAG 激光系统（意大利 DEKA 公司）适用于激光辅助溶脂；② 2013 年，SmartLipo MPX® 1064 nm/1320 nm 双波长激光（美国 Cynosure 公司）获批用于激光辅助溶脂；③ 2015 年，1470 nm 半导体激光治疗仪（以色列飞顿医疗激光公司）获批用于激光辅助吸脂（表 3-9-2-2）。

表 3-9-2-2 CFDA 批准的激光溶脂设备常见参数

设备	激光类型	波长
ND：YAG 激光系统：DEKA	ND：YAG	1064 nm
SmartLipo MPX：Cynosure	ND：YAG	1064/1320 nm
"5G 天使光雕"激光辅助吸脂系统：Alma	半导体	1470 nm

第三节 应用及操作规范视频二维码

一、适应证

激光溶脂的适应证主要是任何部位的脂肪多余堆积和皮肤松弛，本章只介绍面部激光溶脂技术。

二、禁忌证

（1）使用抗凝剂如华法林、硫酸氯吡格雷、阿司匹林和非甾体抗炎药。

（2）有心血管疾病或糖尿病病史。

（3）肝脏疾病、化疗史、抗逆转录病毒治疗史，均可能影响利多卡因代谢而增加其毒性。

（4）使用抑制色素 P450 肝酶活性的药物者，如选择性 5- 羟色胺再摄取抑制剂或唑类抗真菌药，可减缓利多卡因代谢。

（5）对利多卡因等麻醉药物过敏。

（6）某些设备要求求美者年龄不超 60 岁。

三、操作流程及操作规范视频二维码

因目前国内所上市的溶脂激光均为有创激光，故如下步骤均为有创激光相关操作流程。

激光溶脂操作
规范视频二维码

术前准备

体格检查：检查身体轮廓尤其是腹部和臀部这些最影响外形的部位，拍照存档，并记录皮肤平整度、酒窝及瘢痕位置；评估皮肤质地和弹性，可进行"拉皮测试"，拇指和食指轻捏起皮肤后迅速放手，如立刻回缩提示皮肤弹性较好。

实验室检查：包括血常规、生化、凝血功能、肝炎指标、人免疫缺陷病毒检测、妊娠实验、心电图等。

术前麻醉

多采用局部肿胀麻醉。将大量含稀释肾上腺素和利多卡因的生理盐水溶液注射至皮下组织使之肿胀，同时达到麻醉效果。

术中治疗参数的选择

根据所选择的激光种类不同、所治疗的区域不同，激光能量的选择存在差别，但总的原则是可充分破坏局部脂肪、不过度损伤周围组织，总体在一些如面颈部、大腿内侧、手臂内侧等薄嫩部位，能量低于腹部、臀部等部位。术中需配合充分冷却来保护表皮。

治疗过程大致为通过一个直径 1～2 mm 皮肤切口将套管和光纤插入治疗区域。使用瞄准光束指引套管尖端的位置和激光点。光纤前端突出导管约 2.0 mm，直接作用于脂肪组织。

术中判断治疗终点

为避免造成过度热损伤，根据如下 3 种方法来判断治疗终点：

● 触诊：治疗过程中持续触摸皮肤，如在刚注射过膨胀液后皮肤变得更柔软时，则应考虑为此处的治疗终点。治疗过程中可提起皮肤以确保激光作用于深部皮下脂肪，然后放松皮肤以治疗较浅表的真皮深部来促进胶原生成。捏起皮肤也可以用来评估治疗后皮肤是否光滑、脂肪组织是否去除。

● 皮温测定：治疗过程中可使用远红外测温仪（有些设备配备了皮下测温仪）来检测皮表温度，皮表温度应不超过 38 ℃。皮表温度超过 47 ℃ 可能造成表皮和真皮损伤。

● 累积剂量：曾有研究提出量化激光所用总能量来提示治疗终点，但激光种类较多，量化较为困难。2009 年 Reynaud 等总结了 534 例治疗案例，计算了不同治疗区域所使用的总能量，认为腹部、背部、臀部、大腿内侧及颏下脂肪所需的激光总能量平均值分别为 24,600 J；21,900 J；14,600 J；10,400 J 和 11,700 J，但后有研究发现个体差异很大，如腹部，不同个体之间能量跨度为 6000～51,000 J，这些值还与治疗区域、套管入皮深度、治疗次数和个人操作经验有关。

总体，判断临床治疗终点更多的是结合触诊与皮温测定（详见操作规范视频）。

术后护理

术后溶脂部位需加压包扎 5～7 天，后更换为穿弹性紧身衣 1～3 个月。

四、注意事项

总体注意事项包括如下方面：

选择合适的求美者：理想的求美者是身体健康、总体偏瘦但身体局部脂肪蓄积（Localized Fat Deposit，LFD）的求美者。激光溶脂可以作用于浅层和深层脂肪组织，而 LFD 是激光溶脂的最佳部位。总体肥胖求美者对治疗结果期望值常过高。应告知激光溶脂并不能替代健康饮食和适当运动。需对求美者进行合理评估和健康教育。

术者和求美者均应带好护目镜，周边做好激光防护。

求美者需取下配戴的手表、首饰等，以防止其反射激光。

麻醉过程中应严格控制利多卡因浓度和总量，以避免药物毒性和过度压迫局部神经引起的损伤。

治疗过程中除通过上述方法判断治疗终点外，应注意光纤尖头在同一固定位置保持时间不宜过久，常不超过 2 秒。

术中除注意观察生命体征、血氧饱和度等外，还应注意术区皮肤颜色，防止激光灼伤造成皮肤部分或全层坏死。

术后 24 小时及之后的 2 ~ 3 天内应密切观察求美者，如出现下述情况，应警惕脂肪栓塞的可能：①嗜睡、躁动或定向障碍；②脉搏＞100 次/分；③四肢远端皮肤苍白冰冷，血压偏低；④呼吸浅快，＞25 次/分；⑤呼吸困难、咳嗽及喘憋，低流量吸氧时血氧浓度持续低于 95%；⑥听诊可闻及肺部湿啰音。

五、并发症及处理

激光溶脂的短期并发症主要为出血、血肿及局部感觉缺失，随着麻药作用消失，损伤神经、血管的修复可逐渐恢复。另外，术后 24 小时及 2 ~ 3 天内应警惕脂肪栓塞发生的可能。

术后短期内局部可能出现皮肤不平整、色素沉着、感觉异常等，一般 3 个月内逐渐恢复。有研究随访了 2000 多例治疗案例，无一例出现持久性神经病变、皮肤感觉异常以及麻木。Goldman 等的组织病理学研究提示，激光溶脂后所破坏的脂肪组织周边神经纤维完好无损。另有研究探讨了激光溶脂对血脂代谢的影响，发现激光溶脂后 1 天、1 周及 1 个月血清三酰甘油及脂质组成均无明显异常。

第四节　联合应用

激光溶脂可与吸脂或塑形手术联合以及与非手术溶脂技术序贯联合应用。目前其他非手术溶脂技术还包括注射、冷冻、射频和超声。

2015 年 ATX-101（脱氧胆酸注射液）成为首个经 FDA 批准用于注射溶脂的药物，适应证为中重度颏下脂肪（Submental Fat，SMF），即双下巴。但国内目前尚无经中国食品药品监督管理局（CFDA）批准用于注射溶脂的药物。

2010 年首台冷冻溶脂仪 CoolSculpting® 被 FDA 批准用于人体侧腰部局部脂肪堆积的治疗，后逐步被批准用于更多部位，如腹部（2012 年）、大腿（2014 年）、SMF（2015 年）、手臂、后背、内衣下区域、臀部下区域（2016 年）。常用治疗参数为 -10 ℃，局部单次 60 分钟，配合术后局部按摩，两次治疗可以间隔 3 个月。文献报道，单次治疗减少脂肪厚度约 25%。但目前仅 CoolSculpting（酷塑）® 于 2016 年获 CFDA 批准在中国上市用于腰部、腹部的减脂治疗。

超声溶脂所用的频率偏低，一般为 0.2 ~ 2 MHz，而声强更高，又可分为高强度聚焦超声（High Intensity Focused Ultrasound，HIFU）、相对低强度聚焦超声和非聚焦低能超声。目前超声溶脂的主流仪器仍是 HIFU，文献报道，HIFU 每次治疗 45 ~ 60 分钟，治疗后 3 个月腰围可减少约 4.5 cm。2011 年第一台 HIFU 仪器 Liposonix® 经 FDA 批准用于无创性缩减腰围，2014 年 UltraShape® 获准用于临床。2016 年 CFDA 批准聚焦超声减脂机（北京汇福康医疗技术有限公司）用于具有正常行为能力的单纯性局部肥胖且为腹部皮下脂肪堆积者的减脂。

射频也称为射频电流，是一种高频交流电磁波的简称，其频率范围是 3 kHz ~ 30 GHz。射频加热皮肤组织的模式有 2 种：焦耳加热和偶极子加热。经 FDA 批准用于身体塑形的射频仪器包括 Vela Smooth®、Thermage®（美国 SoltaMedical 公司）、Accent®（以色列 Alma Lasers 公司）、TriPollar®（以色列 Pollogen 公司）、Freeze®（以色列 Venus Concepts 公司）以及 TiteFX®（以色列 Invasix 公司）。经 CFDA 批准用于减脂的射频仪器包括：① 2009 年，批准无创接触式射频 Accent®（以色列 Alma Lasers 公司）用于皮肤收紧和脂肪消减的非介入式治疗；② 2013 年，批准有创射频 BodyTite®（以色列 Invasix 公司）用于射频辅助吸脂。

第五节　应用效果案例

案例见图 3-9-5-1。

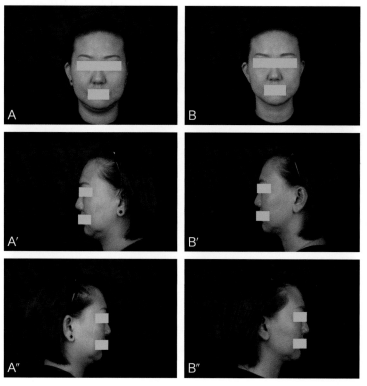

设备名称

SmartLipo（商品名：DEKA）。

主要参数

总能量 2500 J，40 Hz，10 W。

治疗效果

双颊脂肪垫、双下巴明显改善。

图 3-9-5-1　激光溶脂效果对比图

A、A′、A″. 治疗前。B、B′、B″. 治疗 1 个月后

  总体而言，激光溶脂技术是一项疗效确切的新兴技术，较以往手术治疗方法创伤更小。溶脂后配合吸脂相对效率更高、减脂范围更大，而无创治疗由于依赖于自身巨噬细胞、淋巴系统的代谢，相对治疗范围不宜过大，但求美者疼痛较轻，接受度高。故需根据求美者不同部位减脂以及个体差异，选择合适的治疗方案。随着基础和临床研究的不断进展，不同技术之间的联合应用将使得减脂疗效更佳、创伤更小。

第十章
Fotona 4D Pro 激光抗衰技术

第一节 引言

Fotona 4D Pro，是由斯洛文尼亚的 Fotona 公司开发的一种先进的激光抗衰老设备，其特点在于整合了两种波长的激光用于面部年轻化治疗。Fotona 源自 20 世纪 60 年代，当时 Fotona 的首台激光设备诞生。经过几十年的研发和优化，Fotona 4D Pro 在 21 世纪初崭露头角，以其无创、安全、效果显著等优势，迅速在全球医学美容领域中得到广泛应用。

Fotona 4D Pro 最显著的特性就是其全面和定制化的治疗方案。这项技术通过调节激光的不同参数，精准地针对各种深度的皮肤问题，提供了个性化的治疗方案。Fotona 4D Pro 采用两种不同波长的激光（1064 nm ND：YAG 激光和 2940 nm Er：YAG 激光），能在同一次治疗中解决皮肤表层和深层的问题，达到全面改善皮肤状况的目标。因此，Fotona 4D 在面部紧致、皱纹平滑、皮肤再生和肤色改善等多个医美领域中有广泛应用。

第二节 技术原理与设备介绍

一、技术原理

Fotona 4D Pro 集成了两种波长的激光：1064 nm ND：YAG 激光和 2940 nm Er：YAG 激光。这两种波长的激光各有其特性，使得 Fotona 4D Pro 能够为求美者提供多元化和定制化的治疗方案。

● ND：YAG 激光：ND：YAG 激光的波长为 1064 nm，具有很好的皮肤穿透能力。这使得它可以到达皮肤的深层结构，如真皮层和皮下组织。在这些深层组织中，ND：YAG 激光能够产生热效应，刺激胶原蛋白和弹性纤维的再生，从而实现皮肤紧致和提升的效果。

● Er：YAG 激光：Er：YAG 激光的波长为 2940 nm，位于水吸收的峰值。它的精确的剥脱作用可以帮助减少皱纹、改善痤疮瘢痕和色素沉着等皮肤问题。同时它的光热效应可以刺激皮肤的表皮细胞更新，刺激胶原蛋白的再生。

在具体治疗时，Fotona 4D Pro 有常用的 4 个标准的治疗模式，无创 Smooth 模式、Frac3 嫩肤美白模式、Piano 深层加热模式和 Superfical 微米焕肤模式。

● 无创 Smooth 模式：这个治疗模式是 Fotona 的专利非剥脱铒激光模式，采用了 Fotona 独特的可调脉宽技术（VSP），使铒激光的治疗脉宽拉长到 250 ms，从而作用于靶组织的主要是热渗透作用，而非剥脱作用。从口腔内进行操作，更接近 SMAS 层。通过对 SMAS 层的强力收紧，可以改善法令纹、木偶纹、嘴角纹、嘴角下垂、口角囊袋等多种问题，实现长期紧致效果。

● Frac3 嫩肤美白模式：利用 1064 nm 毫秒级脉宽 0.1 ~ 1.6 ms，在短脉冲和高能量峰值下，在真表皮层诱发产生 3D 立体点阵效应，达到美白嫩肤和紧致的作用。在表皮层促进色素代谢（亮肤、祛黄），在真皮层的浅、中层产生热作用，促进成纤维细胞、弹性纤维再生（真皮紧致）。

● Piano 深层加热模式：利用 1064 nm 秒级超长脉宽 0.3 ~ 60 s，其脉冲时间长于表皮的热弛豫时间（thermal diffusion time），可对靶组织进行选择性治疗而不过度加热表皮的效果。通过脉冲串的释放，进行组织内有效的热叠加，产生深达皮下及筋膜层的热累积。由于热叠加和热累积的共同作用，可实现对组织的即刻热收缩，来达到皮肤的深层紧致与提升作用。

● Superficial 微米焕肤模式：利用 2940 nm 铒激光对表皮的汽化剥脱作用，通过专利 VSP 对表皮进行焕肤，根据临床需要，精确调整脉宽和磨削深度，能有效减少表皮皱纹，改善皮肤光老化，同时改善皮肤的肤色与外观。

二、设备介绍

Fotona 4D Pro（图 3-10-2-1）配备有多种治疗手具来搭配不同治疗模式和治疗部位，标配手具有 R11、PS03、R33t，选配手具有 L-Runner、T-Runner。

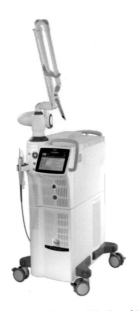

图 3-10-2-1　Fotona 4D Pro 机身图

R11/PS03（图 3-10-2-2）：二者均为 Er：YAG 激光治疗手具，可通过 VSP 和能量配合，精准控制激光的磨削深度和热凝深度，选择无创、微剥脱或深剥脱模式，是皮肤精细化治疗的最佳选择。其中 R11 手具是全光斑手具，PS03 手具是点阵光斑手具。

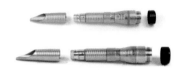

图 3-10-2-2　PS03 治疗手具（上）和 R11 治疗手具（下）

R33t（图 3-10-2-3）：为 ND：YAG 激光最常用的治疗手具，同时光斑大小可调（2 mm、4 mm、9 mm），该治疗手具配备有高灵敏度红外温度感应器，能实时监测每一发激光能量作用于治疗部位引起的组织温度提升，确保治疗的安全有效。

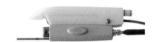

图 3-10-2-3　R33t 治疗手具

L-Runner 扫描手具（图 3-10-2-4）：ND：YAG 点阵扫描手具，又叫超"V"光治疗手具，最大扫描区域为 76 mm×84 mm，治疗模式 Piano。主要用于面部、身体、四肢的溶脂塑形。

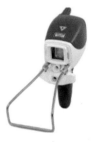

图 3-10-2-4　L-Runner 扫描手具

T-Runner 扫描手具（图 3-10-2-5）：ER-YAG 点阵扫描手具，最大扫描区域为 80 mm×80 mm，治疗模式 Smooth，脉宽 125～625 ms，常用于身体紧致塑形、妊娠纹。

图 3-10-2-5　T-Runner 扫描手具

第三节 应用及操作规范视频二维码

一、适应证

(1) 面部塑形：面部皮肤下垂问题、下颌线条、双下巴。

(2) 淡化皱纹：能改善面部的各种皱纹以及颈部松弛皱纹等。

(3) 淡化眼周细纹：眼周细纹、眼袋、黑眼圈、眼部松弛下垂。

(4) 淡化口周细纹：口角囊袋、微笑提拉、唇纹、唇色等。

(5) 溶脂塑形：改善双下巴、各种脂肪堆积、帮助轮廓塑形。

(6) 紧肤嫩肤：紧致皮肤、缩小毛孔、提高皮肤光泽度、改善红血丝、改善肤色、打造高光区。

二、禁忌证

(一) 绝对禁忌证

(1) 有光敏性疾病史或系统使用光敏性药物，如四环素类等。

(2) 单纯疱疹急性期。

(3) 自身免疫疾病急性期。

(4) 严重皮肤急性感染或急性皮肤炎症渗出。

(5) 治疗区域有增生活跃的痣细胞痣、皮肤恶性肿瘤或癌前病变者。

(二) 相对禁忌证

(1) 患有高血压、糖尿病的求美者。

(2) 最近 2～4 周有日光暴晒史或者人工晒黑史。

(3) 有增生性瘢痕史、色素异常的求美者。

(4) 妊娠或哺乳者。

(5) 情绪不稳定、对疗效期望过高的求美者。

三、操作流程及操作规范视频二维码

操作流程关键：第一步签署知情同意书、拍照；第二步进行面部清洁；第三步进行治疗；第四步术后保湿、防晒等护理。

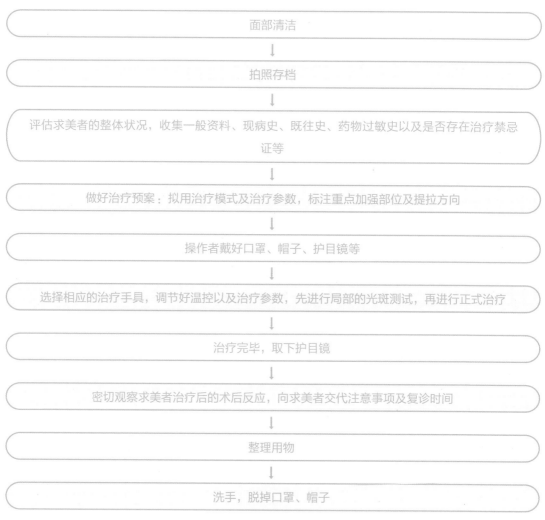

面部清洁

↓

拍照存档

↓

评估求美者的整体状况，收集一般资料、现病史、既往史、药物过敏史以及是否存在治疗禁忌证等

↓

做好治疗预案：拟用治疗模式及治疗参数，标注重点加强部位及提拉方向

↓

操作者戴好口罩、帽子、护目镜等

↓

选择相应的治疗手具，调节好温控以及治疗参数，先进行局部的光斑测试，再进行正式治疗

↓

治疗完毕，取下护目镜

↓

密切观察求美者治疗后的术后反应，向求美者交代注意事项及复诊时间

↓

整理用物

↓

洗手，脱掉口罩、帽子

Fotona 4D pro
激光抗衰技术
操作规范视频二维码

四、注意事项

（一）术前

（1）签署知情同意书。

（2）清洁皮肤：使用洁面产品彻底清洁皮肤上的化妆品，并用无纺布洁面纸擦拭，保持干燥无水。

（3）拍照：推荐使用 VISIA（皮肤清洁 5 分钟后），VISIA 能准确地反馈下颌轮廓线的改善、鼻唇沟旁堆积脂肪厚度的变化及嘴角旁细小皱纹的改善等；如果没有 VISIA，可采用平面拍照。

（4）治疗区域任何毛发生长区域都需要刮干净，避免烧伤发出异味；治疗中，毛发区域（包括毛发、眉毛、睫毛、胡子）应受到保护。

（5）求美者与医生必须佩戴护目镜，在眼周治疗必须小心，激光照射到眼球将直接伤害眼睛。

（6）建议使用抽烟机，尤其是进行 Frac3 或者口腔治疗时。

（7）术前需摘取角膜镜，如皮肤干燥，建议进行无创补水项目。

（二）术中

（1）使用 Smooth 模式进行口内治疗时，要做好治疗手具前端的消毒。在治疗过程中，避免治疗手具前端触碰口腔黏膜。

（2）根据求美者的皮肤状态、耐受度以及适应证所需，合理调节温控的区间，不可太低，也不可太高。

（3）操作过程中，保持操作的稳定精准，遵守"先慢后快、交替平铺、持续见黄、红快绿慢"的原则，在安全的基础上获得更好的治疗效果。

（4）在进行溶脂和深部治疗等非剥脱治疗时，需要冷喷设备的加持。在降低皮表温度的同时，提高穿透深度和能量累积，增强治疗效果。冷喷的大小要依据具体的治疗部位、层次深浅进行合理选择，进行剥脱治疗时，不建议使用冷喷。

（5）治疗期的次数与时间取决于求美者不同的皮肤状态与终端诉求，一般不建议 15 天为一个间隔期，比较合适的间隔时间为 4~6 周。

（三）术后

（1）治疗后，当天不用过热的水洗脸。如有进行口腔黏膜治疗，当天避免喝太烫的水，避免食用辛辣刺激的食物及饮酒等。

（2）严格防晒，治疗后注意补水防晒，避免阳光紫外线直接照射，建议用 SPF30~50 防晒霜，最好能撑伞、戴帽子来做好物理防晒。有创治疗恢复期内采用物理遮挡防晒。

（3）治疗后 1 周内不能使用含果酸、维 A 酸、水杨酸、去角质、高浓度维生素 C、酒精等刺激性成分的保养品。

（4）无创治疗第二天即可化妆。有创治疗需要完全脱痂后，方可化妆。

（5）激光术后有可能会出现"小闭口，轻微爆痘"的现象，大概 1~2 周会消退，无须担心。

（6）Er：YAG 激光治疗，术后可能出现 2~3 天红肿反应，5~7 天脱皮。治疗结束后可局部湿敷、涂抹美宝或者修复类产品，大概 1~2 周会消退，无须担心。

五、并发症及处理

Fotona 4D Pro 在治疗过程中，因其特有的串脉冲技术以及温控系统的加持，产生不良反应的概率比较小，因操作不当可能出现的并发症如下：

（1）毛囊反应：Fotona 4D Pro 最常见的不良反应之一，表现为面部皮肤多发炎性丘疹。常见于皮肤基础毛发过重或有毛囊虫感染的求美者，由治疗的热刺激诱发，术后即刻镇静冷却，甲硝唑湿敷等可以一定程度上预防，必要时口服抗过敏药物。

（2）表皮灼伤、水疱、疼痛感：单点停留时间过长或局部能量累积过高容易造成表皮温度骤增，产生表皮灼伤、水疱、疼痛感。在治疗过程中发现相应征兆，立即用冷敷或者冷喷进行压制，及时调整能量或手速，通常不需要使用止痛剂，数小时内会自行消退。如产生小水疱可局部涂抹激素药膏，使用烧伤膏等，水疱较大时可进行抽液处理，同时保护疱壁不可揭开。水疱部位可结痂，待痂皮脱落后使用预防色素沉着的产品，加强防晒。

（3）皮肤红肿：用 Er：YAG 激光剥脱治疗后，皮肤发红与上皮的重新形成有关，且会持续数天或数月。通常发红在 3 天内解除。乳突表皮层的红肿一般在 7 天内可以解除。术后加强保湿，可外用局部类固醇疗法去除红肿。

（4）口腔溃疡：在进行口腔黏膜治疗时，如能量过高或单点累积次数过多，可能造成局部口腔溃疡。术中治疗时需注意观察求美者的反应，选用适中能量治疗。口腔溃疡一般 1 周左右可自行缓解，可予以氯己定漱口液漱口加快恢复。

第四节 联合应用

一、与肉毒毒素联合应用

Fotona 4D Pro 具有除皱嫩肤的效果，可以改善面部皮肤静态皱纹和质地，而肉毒毒素能使皮肤下方的肌肉张力降低，活动减少，可明显减轻动态皱纹，故两种方法联合可以取长补短，起效快，短期、长期效果良好，操作简便，求美者满意度高。Fotona 4D Pro 主要改善皮肤、脂肪、筋膜、韧带层的问题，而对于肌肉层的问题，如咬肌肥大等，则需要联合肉毒毒素治疗。在下颌缘打造领域，颈阔肌的紧张往往是造成下颌缘模糊的重要原因，在进行下颌缘打造的过程中，需要联合肉毒毒素进行颈阔肌的放松。

二、与透明质酸联合应用

欧洲之星 Fotona 4D Pro 能够有效促进真皮层胶原再生，增加皮肤的厚度，增加面部整体的紧致度，但是对于组织容量不足或萎缩引起的面部松弛下垂的改善效果不显著，对于面部凹陷部位如泪沟、面颊凹陷、鼻基底凹陷等或骨性填充如鼻头、下颌部位等，需要联合透明质酸进行容量补充，从而获得更好的即时效果和整体协调性。

三、与化学剥脱术联合应用

Fotona 4D Pro 常与果酸、水杨酸联合治疗。Fotona 4D Pro 的 2094 nm Er：YAG 激光也可以用于剥脱治疗，两者具备相似的功效。对于痘痘和痘印等适应证，联合治疗的效果会更好。如果先做 Fotona 4D Pro，建议间隔 1 个月再刷酸；如果先刷酸，建议等 1 个月后角质脱落再做 Fotona 4D Pro。

四、与强脉冲光联合应用

Fotona 4D Pro 对于皮肤肤色、肤质都有综合性改善效果。与强脉冲光进行联合治疗后，痘坑、痘印、毛孔、皮肤质地等的改善会更加明显，效果维持时间更长。一般选择间隔性联合治疗，在 Fotona 4D Pro 治疗的间隙，保持 3 个月 1 次的强脉冲光保养性治疗。

五、与调 Q 激光、皮秒激光联合应用

Fotona 4D Pro 的 2094 nm Er：YAG 激光的浅剥脱对于一部分浅层色素性疾病如老年斑、雀斑会有一定的效果，但是 Er：YAG 激光的色素选择性还是不如激光的精准度高，所以对于一些层次较深的色素性疾病如褐青色痣、太田痣的治疗，需要联合应用调 Q 激光或者皮秒激光。

六、与美塑疗法联合应用

美塑疗法可以迅速为皮肤补充透明质酸以及营养成分。与欧洲之星 Fotona 4D Pro 联合应用，既可以缓解治疗后的皮肤干燥，也可以为皮肤胶原再生提供更多的营养，产生叠加效果，更好地改善肤质、肤色以及肌肤的弹性。先做 Fotona 4D Pro，褪红后当天即可打水光，但建议间隔 1~2 周。

七、与射频以及超声联合应用

射频（Radio Frequency，RF）是高频交流变化电磁波的简称，分为单极射频、双极射频和多极射频。常见的射频设备包括热玛吉、热拉提、钻石超塑等，超声设备主要是半岛超声炮。对比来看，欧洲之星 Fotona 4D Pro 的适应证范围更广，不仅能紧致提升、溶脂塑形，还能有效改善肤色肤质。但上述设备对于一些特定衰老问题就会更有针对性，热玛吉的主要功效是真皮胶原再生和脂肪纤维隔的收紧；半岛超声炮和热拉提主要的效果是紧致提升；钻石超塑的主要效果是溶脂 + 紧致。这几台设备之间的合理搭配，属于强强联手，在面部抗衰、轮廓打造方面能产生 1+1 > 2 的效果。

八、与再生产品联合应用

再生产品如伊妍仕、艾维岚、濡白天使等，主要是通过再生胶原或即刻填充的方式实现更自然的填充效果。例如在鼻基底凹陷这个领域，可以作为透明质酸的替代品，与 Fotona 4D Pro 进行联合应用。

九、与面部埋线提升联合应用

主要针对年纪较大或者皮肤松垮非常严重的求美者。做完欧洲之星 Fotona 4D Pro 后，间隔 1~2 周可进行面部埋线提升治疗。做完面部埋线提升，需要间隔 1 个月后再做 Fotona 4D Pro 治疗。

第五节　应用效果案例

案例见图 3-10-5-1~图 3-10-5-3。

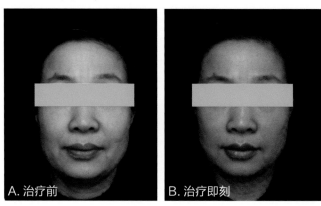

A. 治疗前　　　　　B. 治疗即刻

图 3-10-5-1　全面部紧致提升治疗一次即刻治疗效果对比图

治疗设备

Fotona 4D Pro。

治疗参数及终点反应

(1) Smooth PS03，7 J/cm^2，7 mm，2.4 Hz，定点 4~6 发，单侧治疗 4~6 遍，单侧黏膜有紧绷感，法令纹减轻。

(2) Frac R31，30 J/cm^2，4 mm，0.3 ms，5 Hz，半侧脸操作 1000~1200 个光斑，皮肤微红。

(3) Piano R31，350 J/cm^2，9 mm，6 s，半侧脸维温 5 分钟，皮肤微红。

(4) MSP PS03，1 J/cm^2，2 Hz，一遍平铺，光斑不重叠。

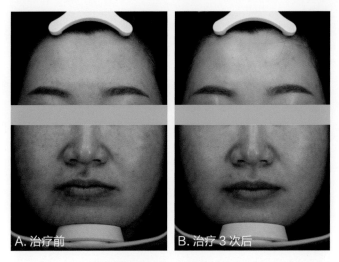

图 3-10-5-2　全面部紧致提升及溶脂、舒敏退红治疗对比图

治疗设备

Fotona 4D Pro。

治疗参数及终点反应

(1) Smooth PS03，7 J/cm²，7 mm，2.4 Hz，定点 4~6 发，单侧治疗 4~6 遍，单侧黏膜有紧绷感，法令纹减轻。

(2) Frac R31，25 J/cm²，4 mm，0.3 ms，单侧脸操作 1000~1200 个光斑，皮肤微红。

(3) Piano R31，350 J/cm²，9 mm，6 s，5 Hz，半侧脸维温 5 分钟，皮肤微红。

(4) Piano L-RUNNER，1.2 W/cm²，半侧脸维温 8 分钟，皮肤微红。

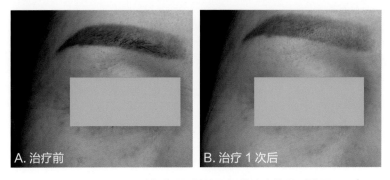

图 3-10-5-3　针对眼周松弛及细纹治疗效果对比图

治疗设备

Fotona 4D Pro。

治疗参数及终点反应

(1) Piano R31，250 J/cm²，9 mm，6 s，半侧脸维温 5 分钟，皮肤微红。

(2) Frac R31，25 J/cm²，4 mm，5 Hz，单侧脸操作 500~800 个光斑，皮肤微红。

(3) MSP PS03，1 J/cm²，2 Hz，一遍平铺，光斑不重叠。

第十一章
Fotona 超 V 光激光抗衰技术

第一节 引言

ND：YAG 1064 nm 波长激光被广泛认为是皮肤医学与美容医学中非剥脱美容治疗的黄金标准，它具备渗透性好、散射系数低的特点，在激光领域具有突出的地位。在吸收上，这种波长位于光学窗口，可以允许能量渗透到皮肤深层，而当其在目标发色团上吸收时，也可以对皮肤的结构产生破坏或热效应。

Fotona 超 V 光激光抗衰技术是使用 1064 nm 秒级超长脉宽（Piano），透过表皮深入皮肤组织深层，达到紧致提升、溶脂塑形效果的技术。结合 Super-V 智能扫描技术及 MatrixView 温控系统，作用深度更深、能量分布更均匀、效率更高、覆盖面更全，同时搭配外部冷风系统，控制激光治疗的深度，实现精细化分层抗衰，提高了抗衰治疗的疗效和舒适度。本章介绍该技术在面部美容中的应用。

第二节 技术原理与设备介绍

一、技术原理

1064 nm 波长光属于红外光，根据皮肤色基的选择性光热作用特点，能被皮肤中的水、血红蛋白、黑色素同时吸收，真皮层的胶原纤维和脂肪组织也能吸收该波长的光。而 3 种色基对 1064 nm 的吸收都相对较弱，1064 nm 自身具备渗透性好、散射系数低的特点，使得该波长能穿透皮肤至皮下组织。

除了波长的优势，Fotona 超 V 光还具备超长秒级脉宽（Piano）模式，这种超长脉宽使脉冲持续时间达到以秒为单位，脉冲能量降低为数瓦。Piano 秒级脉宽的持续时间远远大于表皮热弛豫时间，因此它是能到达更深层皮肤组织的安全模式，对于表皮的热效应较小，可达到对靶组织进行选择性治疗而不过度加热表皮的效果。同时，Piano 秒级脉宽的持续时间也比其他皮肤组织（如毛囊和血管）的热弛豫时间长。因此，Piano 模式适用于真皮深层及皮下脂肪组织均质化加热，起到溶脂、收紧的双重作用。

在紧致方面，通过 Piano 秒级脉宽可以越过表皮层将激光热量穿透至皮下组织深层，由于 ND：YAG 1064 nm 激光能够被皮肤组织中多样靶色基广泛吸收，可以在组织深层形成大范围的容积性加热，达到显著紧致提拉效果，同时还可以有效刺激胶原新生，促进有塑形支撑作用的I型胶原蛋白合成，让皮肤变得更加紧致饱满，有效淡化细纹。

同时，通过光热作用造成组织热损伤，诱导创伤修复机制，使 HSP70 及 HSP47 等热休克蛋白 HSP（Heat Shock Protein：主要作为"分子伴侣"或"伴侣蛋白"参与靶蛋白的折叠、装配、修饰、转运、活化等过程）表达增高，进而使皮肤胶原纤维及弹力纤维再生并重新排列，促进成纤维细胞的再生，加速胶原蛋白生成，提升皮肤弹性。激光的热量深入脂肪组织后，导致脂肪纤维隔间的空隙凝血收缩，收紧脂肪纤维隔，达到脂肪层紧致压实的效果。

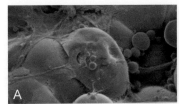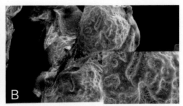

图 3-11-2-1　Fotona 超 V 光对脂肪细胞的影响

A. 三酰甘油分解，从脂肪细胞中渗出。B. 脂肪细胞上出现多个孔洞

在溶脂层面（图 3-11-2-1），主要依靠激光的光热作用，通过热能激活脂肪细胞内的化学信使（cAMP），诱发脂解作用机制（TGL），促使储存的三酰甘油分解成脂肪酸和甘油，并通过淋巴毛细血管的运输进入血液。热能同时抑制 Na^+–K^+–ATP 酶，引起短暂的细胞毒作用，致使细胞皱缩、细胞膜去极化，同时线粒体释放凋亡诱导因子（AIF），启动不依赖 caspase 的细胞凋亡途径。

研究发现，当脂肪组织温度达到 45 ℃时，维持 3 分钟以上，60% 的脂肪细胞将失去活性。为了达到更好的激光溶脂效果，需要更高的临床终点温度，将脂肪组织加热到 50～65 ℃，直接破坏脂肪细胞，达到热溶解的临界点，可以获得直接溶脂的效果。

二、设备介绍

Fotona 超 V 光激光仪配备了主机（图 3-11-2-2）及手具（图 3-11-2-3）。可以针对治疗区域调整不同的扫描形状和面积，通过微处理系统精准控制激光作用的范围，精准控制治疗的位置，实现高频扫描，使治疗时间更短；通过激光的快速自动化扫描，操作更加稳定、精准、便捷。

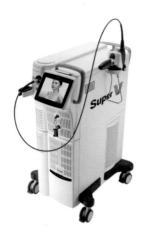

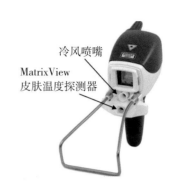

冷风喷嘴

MatrixView
皮肤温度探测器

图 3-11-2-2　Fotona 超 V 光激光仪主机　　图 3-11-2-3　Fotona 超 V 光激光仪手具

第三节　应用及操作规范视频二维码

一、适应证

本书只介绍面部应用的适应证：面部松弛、面颈轮廓不清晰以及局部脂肪过度堆积。身体其他部位的该项治疗不在本书赘述。

二、禁忌证

（一）绝对禁忌证

（1）有光敏性疾病史或系统使用光敏性药物。

（2）单纯疱疹急性期。

（3）孕妇。

（4）自身免疫性疾病急性期。

（5）严重皮肤急性感染或急性皮肤炎症渗出。

（6）治疗区域有皮肤肿瘤。

（7）经医生评估不推荐治疗的求美者。

（二）相对禁忌证

（1）患有高血压、糖尿病的求美者。

（2）最近 2～4 周有日光暴晒史或者人工晒黑史。

（3）有增生性瘢痕史、色素异常的求美者。

（4）妊娠或哺乳者，主要是避免不必要的纠纷。

（5）情绪不稳定、对疗效期望过高的求美者。

三、操作流程及操作规范视频二维码

操作流程关键：第一步签署知情同意书、拍照；第二步面部清洁；第三步治疗；第四步术后的保湿、防晒等护理。

面部清洁

↓

拍照存档

↓

评估求美者的整体状况，收集一般资料：现病史、既往史、药物过敏史以及是否存在治疗禁忌证等

↓

开机调试，调节好治疗参数，局部皮试，正式治疗

↓

治疗完毕

↓

密切观察求美者治疗后的术后反应，向求美者交代注意事项及复诊时间

Fotona 超 V 光技术
操作规范视频二维码

四、注意事项

（一）术前

（1）签署知情同意书。

（2）清洁皮肤：使用洁面产品对面部进行彻底清洁，保持干燥无水。

（3）拍照：在相同光源、背景下使用照相机拍摄求美者正侧位面部照片，镜头应平行于目标区域，固定拍摄距离，分别拍摄面部正面、左侧 45°、右侧 45°、左侧 90°、右侧 90° 的照片。

（4）面部毛发比较多的求美者提前备皮。

（5）充分暴露治疗部位，摘掉项链、耳环等饰品。

（6）求美者与医生佩戴护目镜，眼周治疗要小心，激光照射到眼球将直接伤害眼睛。

（7）术前需摘取角膜镜。

（8）如皮肤干燥，建议先进行无创补水项目。

（二）术中

（1）根据求美者的皮肤状态、耐受度以及适应证所需，合理调节参数，达到疗效与舒适度上的平衡。

（2）操作过程中，保持操作的稳定精准，在安全的基础上获得更好的治疗效果。

（3）在进行溶脂或深部治疗时，需要冷风系统的加入。冷风的大小要依据具体的治疗部位、层次深浅、治疗需求进行合理调节。

（4）治疗的次数与时间取决于求美者不同的皮肤状态与治疗诉求，比较合适的间隔时间为 4~6 周。

（三）术后

（1）术后如无特殊不良反应，可即刻涂保湿霜。

（2）避免过度清洁皮肤，酌情使用洗面奶。

（3）加强皮肤保湿。

（4）避免暴晒，建议物理防晒。

（5）术后肌肤无不适反应，即可化妆。

五、术后不良反应处理

（1）敏感：加强保湿，减少过度清洁。

（2）痤疮样疹：轻度者先观察，重度者可按痤疮处理。

（3）延迟水疱/红肿：小水疱可自行吸收，严重水疱或水肿反应采取抽水、湿敷、抗感染等治疗。

第四节 联合应用

一、与肉毒毒素、透明质酸联合应用

Fotona 超 V 光与肉毒毒素、透明质酸在面部轮廓打造上的联合应用比较常见。Fotona 超 V 光主要改善皮肤、脂肪、筋膜、韧带层的衰老问题，对于肌肉、骨性问题以及组织容量缺失等问题难以有效兼顾，需要结合肉毒毒素、透明质酸等进行联合治疗。

在面部轮廓打造过程中，通过 Fotona 超 V 光实现轮廓的紧致提升，借助溶脂塑形达到减容效果；对于咬肌肥大或颈阔肌紧张造成的下面部问题，需要联合肉毒毒素治疗；对于骨性凹陷、组织容量不足等问题，则需要联合透明质酸进行骨性填充或组织增容，从而获得更好的即时效果和整体协调性。

二、与化学剥脱术联合应用

较常见的有果酸、水杨酸等，主要针对敏感肌、痤疮、痘印、毛孔等适应证联合治疗，在改善轮廓、提升紧致的同时实现肤色肤质的改善，整体抗衰效果会更好。如果先做Fotona 超 V 光，建议间隔 2 周以上再做刷酸治疗；如果先刷酸，建议间隔 2 周以上再做Fotona 超 V 光治疗。

三、与强脉冲光联合应用

强脉冲光的临床应用广泛，对于光老化、色素性疾病、血管性疾病和皮脂腺炎症等都有确切的疗效。与 Fotona 超 V 光进行联合治疗后，对于痤疮、痘印、毛孔粗大、肤色等的改善会更加明显，效果维持时间更长。一般选择交替治疗，间隔 2 周以上。

第五节　应用效果案例

案例见图 3-11-5-1 ~ 图 3-11-5-3。

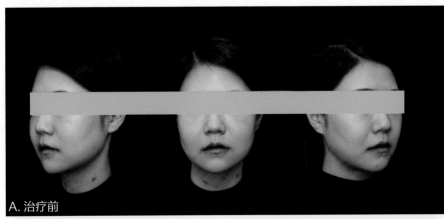

A. 治疗前

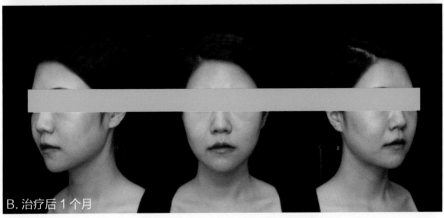

B. 治疗后 1 个月

图 3-11-5-1　Fotona 超 V 光 1 次治疗效果对比图

治疗设备

Fotona 超 V 光。

治疗参数及终点反应

Supper-V Piano 模式

（1）能量：1.2 W/cm^2。

扫描面积：76 mm×84 mm。

冷喷：2 挡。

温控：38~40 ℃。

时间：3 分钟。

终点反应：皮肤微红。

作用层次：中下面部 SMAS 筋膜层。

（2）能量：1.2 W/cm^2。

扫描面积：76 mm×84 mm。

冷喷：无。

温控：40~43 ℃。

时间：3 分钟。

终点反应：皮肤微红。

作用层次：中下面部真皮层。

（3）能量：1.6 W/cm^2。

扫描面积：54 mm×84 mm。

冷喷：2 挡。

温控：38~40 ℃。

时间：12 分钟。

终点反应：皮肤微红。

作用部位：下颌缘溶脂压实。

（4）能量：2.6 W/cm^2。

扫描面积：33 mm×66 mm。

冷喷：2 挡。

温控：39~41 ℃。

时间：3 分钟。

终点反应：皮肤微红。

作用部位：中下面部韧带锚定点。

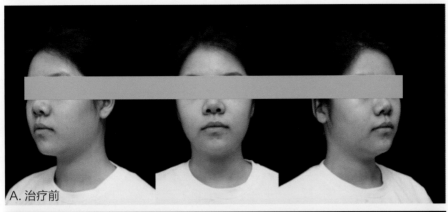

A. 治疗前

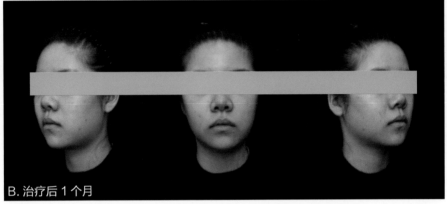

B. 治疗后 1 个月

图 3-11-5-2　Fotona 超 V 光 1 次治疗效果对比图

治疗设备

Fotona 超 V 光

治疗参数及终点反应

Supper-V Piano 模式

（1）能量：1.2 W/cm²。

扫描面积：76 mm×84 mm。

冷喷：2 挡。

温控：38~40 ℃。

时间：3 分钟。

终点反应：皮肤微红。

作用层次：中下面部 SMAS 筋膜层。

（2）能量：1.2 W/cm²。

扫描面积：76 mm×84 mm。

冷喷：无。

温控：40~43 ℃。

时间：3 分钟。

终点反应：皮肤微红。

作用层次：中下面部真皮层。

（3）能量：1.6 W/cm²。

扫描面积：54 mm×84 mm。

冷喷：2 挡。

温控：38~40 ℃。

时间：16 分钟。

终点反应：皮肤微红。

作用部位：下颌缘溶脂压实。

（4）能量：2.6 W/cm²。

扫描面积：33 mm×66 mm。

冷喷：2 挡。

温控：39~41 ℃。

时间：3 分钟。

终点反应：皮肤微红。

作用部位：中下面部韧带锚定点。

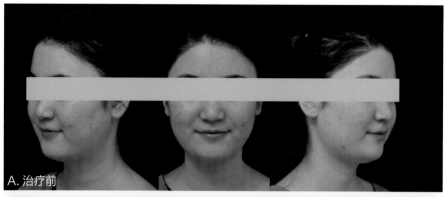

A. 治疗前

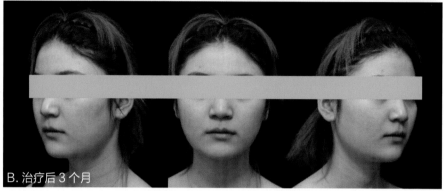

B. 治疗后 3 个月

图 3-11-5-3　Fotona 超 V 光 3 次治疗效果对比图

治疗设备

Fotona 超 V 光

治疗参数及终点反应

Supper-V Piano 模式

（1）能量：1.2 W/cm²。

扫描面积：76 mm×84 mm。

冷喷：2 挡。

温控：38～40 ℃。

时间：3 分钟。

终点反应：皮肤微红。

作用层次：中下面部 SMAS 筋膜层。

（2）能量：1.2 W/cm²。

扫描面积：76 mm×84 mm。

冷喷：无。

温控：40～43 ℃。

时间：3 分钟。

终点反应：皮肤微红。

作用层次：中下面部真皮层。

（3）能量：1.6 W/cm²。

扫描面积：54 mm×84 mm

冷喷：2 挡。

温控：38～40 ℃。

时间：20 分钟。

终点反应：皮肤微红。

作用部位：下面部（含下颌缘）溶脂压实。

（4）能量：2.6 W/cm²。

扫描面积：33 mm×66 mm。

冷喷：2 挡。

温控：39～41 ℃。

时间：3 分钟。

终点反应：皮肤微红。

作用部位：中下面部韧带锚定点。

第十二章
Elite+™ 激光抗衰技术

第一节　引言

　　Elite+™ 激光，在中国被称为"5D胶原光"，是由美国 Cynosure（赛诺秀）公司开发的一种先进的激光抗衰老技术，目前已获得美国 FDA 和中国 NMPA 双重认证。通过翠绿宝石 755 nm 波长 Apogee 激光和 ND：YAG 1064 nm 波长 Acclaim 激光的整合，配合不同的波长和光斑大小、调节激光的不同参数，精准地针对不同层次的皮肤问题，提供个性化的治疗方案。"5D"意即该仪器可以针对皮肤中五大靶组织（水、黑色素、血红蛋白、胶原蛋白、脂肪），并可实现五大穿透层次（表皮层、真皮浅层、真皮深层、浅层脂肪层、深层脂肪层）。除此之外，Elite+™ 搭配了智能 SmartCool6™ 冷风仪，在操作过程中通过同步风冷可保证大功率、长时间治疗的安全性及舒适性。

　　基于此，Elite+™ 在提亮肤色、改善肤质、改善局部脂肪堆积及皮肤松弛下垂、脱毛等方面受到广泛关注。

第二节　技术原理与设备介绍

一、技术原理

　　Elite+™ 集成了两种激光波长：755 nm 翠绿宝石激光和 1064 nm ND：YAG 激光。这两种波长的激光各有其特性，使得 Elite+™ 可以通过多维度实现求美者个性化定制治疗方案。

　　翠绿宝石激光：波长为 755 nm，作用靶组织主要为成熟黑色素小体，通过调节不同脉宽既可以实现黑色素爆破，也可穿透至真皮层改善真皮色素问题。

　　ND：YAG 激光：ND：YAG 激光的波长为 1064 nm，具有很好的皮肤穿透能力。这使得它可以到达皮肤的深层结构，如真皮层和皮下组织。在这些深层组织中，ND：YAG 激光能够产生热效应，刺激胶原蛋白和弹性蛋白的再生，从而实现皮肤紧致和提升的效果。配合同步风冷，可使得热渗透作用深达脂肪层，启动脂肪细胞的程序性凋亡，实现可控溶脂。

　　在具体治疗时，常规标准化 Elite+™ 全面部提升方案主要包含 4 个操作步骤，由深及浅兼顾不同的皮肤层次。

　　● 第一步：1064 nm，12 mm 光斑，250～300 ms 脉宽，20～40 J/cm^2。这一模式作用层次

主要为脂肪层、SMAS 筋膜层及真皮深层，靶组织为脂肪、胶原蛋白及水。通过半侧面部 800 ~ 1000 发的能量累积，发挥深层提升及可控溶脂的作用。

● 第二步：1064 nm，7 mm 光斑，50 ms 脉宽，30 ~ 50 J/cm²。这一模式作用层次主要为真皮深层及真皮浅层，靶组织为血红蛋白、胶原蛋白及水。通过半侧面部 500 ~ 800 发的能量累积，加强面部主要提升韧带的治疗，发挥中深层提升、刺激胶原蛋白再生，达到皮肤紧致、改善细纹等作用。

● 第三步：1064 nm，7 mm 光斑，0.4 ms 脉宽，10 ~ 15 J/cm²。这一模式作用层次主要为真皮浅层及表皮层，靶组织基本与第二步一致。通过半侧面部 1000 ~ 1200 发的能量累积，实现浅层皮肤紧致、提亮肤色及改善炎症泛红的作用。

● 第四步：755 nm，12 mm 光斑，150 ms 脉宽，10 ~ 15 J/cm²。这一模式作用层次基本与第三步一致，靶组织主要是黑色素。通过半侧面部 200 ~ 300 发的能量累积，实现淡化色斑、皮肤美白的作用。

一般建议在所有步骤中均搭配同步风冷，一方面保证了表皮温度处于安全范围，另一方面可使得激光能量渗透至更深层次，同时可最大化实现舒适治疗。通常根据求美者耐受程度选择 1 ~ 2 挡冷风挡位，操作时应注意手速和激光发射频率相匹配，以保证能量分布均匀，建议辅助手可同时进行一定提拉复位动作以提高治疗效果，并在重点提升韧带区域进行加强，通常包括颧弓韧带、颊上颌韧带、咬肌前缘韧带、颈阔肌耳前韧带及下颌骨韧带等。操作全程 40 ~ 60 分钟。

二、设备介绍

Elite+™ 设备通常包括机器主体及标准配置冷风机（图 3-12-2-1），并配备多个不同光斑大小的治疗手具，用以针对不同的临床问题，包括 3 mm、5 mm、7 mm、10 mm、12 mm 及 15 mm（图 3-12-2-2）。

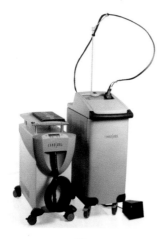

图 3-12-2-1　Elite+™ 及 SmartCool6™ 冷风仪机身图

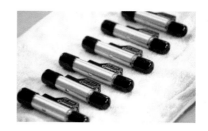

图 3-12-2-2　Elite+™ 常用操作手具图

第三节　应用及操作规范视频二维码

一、适应证

（1）色素性问题：色斑、肤色暗沉或不均匀、痘印、炎症后色素沉着、色素性黑眼圈等。

（2）肤质问题：细纹、毛孔粗大等。

（3）光老化问题：皮肤松垂、法令纹、口角囊袋膨出。

（4）局部可控溶脂：双下巴、各种脂肪堆积等。

（5）改善面部过度填充综合征（馒化脸）。

（6）其他：如脱毛、甲癣、瘢痕疙瘩等。

二、禁忌证

（一）绝对禁忌证

（1）有光敏性疾病史或系统使用光敏性药物，如四环素类等。

（2）单纯疱疹急性期。

（3）自身免疫疾病急性期。

（4）严重皮肤急性感染或急性皮肤炎症渗出。

（5）治疗区域有增生活跃的痣细胞痣、皮肤恶性肿瘤或癌前病变者。

（二）相对禁忌证

（1）患有高血压、糖尿病的求美者。

（2）最近 2～4 周有日光暴晒史或者人工晒黑史。

（3）有增生性瘢痕史、色素异常的求美者。

（4）妊娠或哺乳者。

（5）接受其他光电治疗不足 1 个月者，需根据前序治疗的具体情况由医生进行评估。

（6）情绪不稳定、对疗效期望过高的求美者。

三、操作流程及操作规范视频二维码

操作流程关键：第一步签署知情同意书、拍照；第二步进行面部清洁；第三步进行治疗；第四步术后的保湿、防晒等护理。

面部清洁

↓

拍皮肤检测及数码照片并存档

↓

评估求美者的整体状况，收集一般资料、现病史、既往史、药物过敏史以及是否存在治疗禁忌证等

↓

设计治疗方案：拟用治疗模式及治疗参数，标注重点加强部位及提拉方向，标注操作中需要避开的位置如颊凹、黄褐斑严重区域等

↓

冷风机开机，预冷

↓

观察治疗区域是否需要备皮，如穿黑色或其他深色衣物可用干净的浅色毛巾隔开

↓

操作者戴好口罩、帽子、护目镜等，求美者戴好眼罩

↓

选择相应治疗波长，安装治疗手具，调节治疗参数，先进行局部的光斑测试，再进行正式治疗

↓

治疗完毕，取下护目镜

↓

观察求美者治疗后的术后反应，并交代注意事项

整理用物、清洁并按顺序关闭设备

5D 胶原光激光抗衰技术操作规范视频二维码

四、注意事项

（一）术前

（1）签署知情同意书。

（2）清洁皮肤：使用卸妆及洁面产品彻底清洁皮肤上的护肤品、防晒剂及化妆品，并用洁面巾轻轻擦拭，保持干燥无水。

（3）拍照：使用皮肤检测仪（通常使用 VISIA 或 THINKVIEW 等）拍摄，以了解求美

者不同层次皮肤的具体情况；拍摄数码照片，通常包含一组5个角度，分别为：正面、左侧面45°、左侧面90°、右侧面45°、右侧面90°。

（4）如治疗区域毳毛或小汗毛较多，需要提前备皮，避免毛发吸光影响求美者体验感及激光穿透；治疗中发际线沿线、眉毛、睫毛等应受到保护。

（5）求美者与医生必须佩戴护目镜，在眼周治疗必须小心，激光照射到眼球将直接伤害眼睛。

（6）冷风机开机预冷一般需要5～10分钟时间，建议提前做开机准备。

（7）对于皮肤干燥的求美者，建议术前进行无创补水项目。

（8）建议提前摘取隐形眼镜，对于有嫁接睫毛的求美者应提前告知激光热量有可能会导致嫁接睫毛卷翘或弯曲。

（二）术中

（1）根据求美者的皮肤类型、耐受度、适应证所需及皮肤的实时反应，合理调节治疗参数，不可太低，也不可太高。

（2）操作的过程中，根据选择激光发射频率的高低始终保持操作手的稳定性，手速不可忽快忽慢，手具与皮肤距离不可忽高忽低，以最大限度保证组织受热的均匀性。韧带加强治疗时，辅助手可配合提拉动作，以实现更加优异的治疗效果。

（3）建议操作全程配合冷风机，使用专用接口可有效连接激光手柄及冷风接口。建议冷风全程维持1～2级。

（4）治疗周期通常为每3～6个月1次，一年2～3次。

（三）术后

（1）治疗后即刻可涂抹医用保湿霜，对出现明显红斑、水肿或毛囊反应的情况可立即外用糖皮质激素药膏（如糠酸莫米松或卤米松等）除特殊情况外不建议即刻使用冰面膜冷敷。可正常洁面，动作需轻柔，避免水温过冷过热。

（2）严格防晒，治疗后注意补水防晒，避免阳光紫外线直接照射，建议使用SPF30～50的防晒霜防晒，并配合防晒帽、防晒口罩、遮阳伞等物理防晒方法。

（3）治疗后第二天可化妆，但1周内不建议使用含酸类、去角质类或含酒精等刺激性成分的化妆品。

（4）1周内避免高温与极度干燥的环境，例如汗蒸、泡澡、吹空调等，避免出现发红、瘙痒或其他不适感。

（5）激光术后有可能会出现"小闭口，轻微爆痘"的现象，此时应加强保湿，一般1～2周可消退，无须担心。

（6）术后建议维持正常生活作息，避免熬夜，愉快的身心状态可有效帮助色素代谢及效果维持。

五、并发症及处理

因 Elite+™ 在治疗过程中搭配了同步风冷，保证了表皮温度一般不会高于 43 ℃，因此产生不良反应的概率比较小，但也可能因操作不当或求美者本身皮肤问题导致一些不良反应的发生。

（1）毛囊反应：Elite+™ 最常见的不良反应之一，表现为面部皮肤多发炎性丘疹。常见于皮肤基础毛发过重或有毛囊虫感染的求美者，由治疗的热刺激诱发，术后即刻镇静冷却、甲硝唑湿敷、即刻外用糖皮质激素软膏等可以在一定程度上预防，必要时口服抗过敏药物。

（2）表皮灼伤、水疱、色素沉着：单点停留时间过长或局部能量累积过高容易造成表皮温度骤增，产生表皮灼伤、水疱、疼痛感。在治疗过程中发现相应征兆，应立即对局部涂抹烫伤膏并进行冷敷。如术后产生水疱可进行抽液处理，同时保护疱壁不可揭开，并配合红光或黄极光等照射促进创面修复。水疱部位结痂、痂皮脱落后使用预防色素沉着的产品，或定期使用大光斑、低能量皮秒激光、调 Q 激光平扫，局部氨甲环酸导入，并加强防晒，一般色素沉着可在 3~6 个月消退。

（3）面部凹陷、松垮：一般为不可逆的不良反应，多出现于首次治疗后 6~8 个月。通常考虑与治疗能量过高、局部脂肪组织大量凋亡和代谢有关。故在治疗时应避免一味追求高能量治疗，不可在同一位置反复加热过长时间，同时在治疗前要重视评估，对已经凹陷区域进行标记，操作时应尽量避开已凹陷区域。

第四节　联合应用

一、与肉毒毒素联合应用

（1）Elite+™ 通过作用于真皮浅层，可以改善肤质及皮肤细纹，但多局限于皮肤的静态皱纹，对于动态皱纹改善能力有限。此时可联合肉毒毒素的注射同步改善因肌肉牵拉引起的动态皱纹。

（2）法令纹的形成原因是多方面的，Elite+™ 通过收紧颧弓韧带及复位脂肪垫发挥改善法令纹的作用。但对于因中面部肌肉力量发达如鼻侧翼韧带增高导致的法令纹，应结合肉毒毒素注射以抑制局部过强的肌肉牵拉力量，达到更好的临床作用效果。

（3）对于下颌缘不清晰的情况应进行评估，如原因主要集中于颈阔肌紧张、向下牵拉力量过强时，也应在 Elite+™ 可控溶脂的基础上结合肉毒毒素注射以放松颈阔肌。

（4）Elite+™ 提升对于咬肌肥大求美者的作用有限，建议联合肉毒毒素注射以实现更加流畅的面部轮廓线。

二、与透明质酸联合应用

对于在操作 Elite+™ 前已经出现明显的面颊、太阳穴、鼻基底凹陷或泪沟的求美者，

Elite+™ 改善效果有限，建议联合透明质酸注射进行容量补充，以获得更加流畅的面部轮廓。

三、与再生材料联合应用

目前市面上已有多款可通过外源性刺激促进皮肤产生胶原蛋白的再生材料获批使用。Elite+™ 操作后可结合上述再生材料进行皮肤深浅层次的联合治疗，如浅层锐针平铺注射改善肤质、肤色；韧带定点注射滋养局部韧带、加强牵拉力量；钝针在真皮浅层到皮下脂肪层进行平铺，刺激面部胶原再生；实现外轮廓固定等。

四、与美塑疗法联合应用

和其他长脉宽激光一样，Elite+™ 术后往往由于大量热量的刺激使得皮肤在短时间内容易出现干燥、瘙痒等问题。美塑疗法可以迅速直接地为皮肤补充透明质酸，改善上述不适症状，同时也可通过补充各种营养成分或功能性成分，协同 Elite+™ 产生更好的改善肤质、肤色等的效果。

五、与射频和 / 或超声联合应用

目前市面上的射频仪器主要归属为单极射频、双极射频和多极射频三大类，代表仪器如超玛吉、热拉提、芮艾缇少女枪等，超声设备主要是超声炮、超声王等。射频仪器可通过刺激胶原再生，收紧脂肪纤维纵隔，作用于 SMAS 筋膜层，超声设备可实现皮肤的分层提升，上述设备的优势单次治疗效果较优，但是对于肤质、肤色的改善有限。此时可结合Elite+™ 进行疗程治疗，一方面可使得作用效果更加综合，另一方面可延长紧致提升效果的维持时间。

六、与黄金微针联合应用

黄金微针也是利用射频原理，不同之处在于使用绝缘针或非绝缘针。最新上市的半岛第五代黄金微针通过更细的针体直径、MFR 智能电机技术、无序扫描技术及反趋肤效应保证了发射能量更均匀，极大程度提高了治疗的舒适度。通过射频微针的机械性刺激，加速皮肤代谢，有效改善毛孔粗大、细纹，刺激胶原再生。与 Elite+™ 治疗联合可实现 1+1 ＞ 2 的效果。考虑到黄金微针属于有创治疗，一般建议在 Elite+™ 治疗后至少 2 周再进行黄金微针治疗。如先进行黄金微针治疗，建议视求美者皮肤恢复情况，一般至少间隔 1 个月再进行 Elite+™ 治疗。

七、与面部埋线提升联合应用

对于年纪较大或者皮肤松垮非常严重的求美者，单一操作 Elite+™ 往往效果有限，此时可根据求美者的皮肤情况，在术后 2 ~ 3 周进行面部埋线提升治疗。

第五节 应用效果案例

案例一（图 3-12-5-1）

张女士，35岁，因"自觉面部松垂伴颧部色斑1年"来院。8个月前于我院行"超玛吉"治疗，自觉疗效满意，此次因惧怕疼痛选择 Elite+™ 治疗。

术前评估：肤色暗沉，颧部散在棕褐色斑点、面部散发红色丘疹及痘印。法令纹较明显，口角囊袋轻微膨出。耳前已出现轻微颊凹。

治疗设备：Elite+™、冷风机。

治疗参数及终点反应见表 3-12-5-1：

表 3-12-5-1　Elite+™ 治疗参数及终点反应

	1	2	3	4
波长	1064 nm	1064 nm	1064 nm	755 nm
光斑大小	12 mm	7 mm	7 mm	12 mm
脉宽	300 ms	50 ms	0.4 ms	150 ms
能量	35 J/cm^2	40 J/cm^2	12 J/cm^2	13 J/cm^2
频率	1.5 Hz	1.5 Hz	5 Hz	2 Hz
冷风级数	1级	1级	1级	1级
单侧发数	1000发	800发	1000发	300发
终点反应	微红	微红	微红	局部片状不均匀潮红

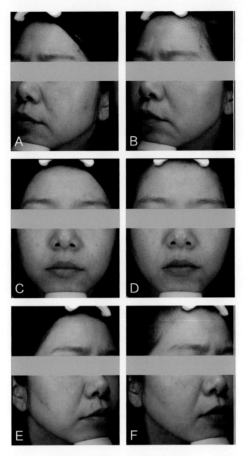

图 3-12-5-1　全面部紧致提升治疗 1 次后 3 个月效果对比图

A、C、E. 治疗前。B、D、F. 治疗后 3 个月

案例二（图 3-12-5-2）

杨女士，56 岁，因"自觉下颌处脂肪堆积、散发棕褐色斑点数年"来院。1 个月前于外院行强脉冲光治疗（具体不详），未进行过其他面部治疗。

术前评估：面部散发棕褐色斑点、肤色不均，双侧面部不对称，口角囊袋膨出，下颌缘脂肪堆积明显，下颌线欠清晰。

治疗设备：Elite+™、冷风机。

治疗参数及终点反应见表 3-12-5-2：

表 3-12-5-2　Elite+™ 治疗参数及终点反应

	1	2	3	4
波长	1064 nm	1064 nm	1064 nm	755 nm
光斑大小	12 mm	7 mm	7 mm	12 mm
脉宽	300 ms	50 ms	0.4 ms	150 ms
能量	45 J/cm^2	50 J/cm^2	15 J/cm^2	10 J/cm^2
频率	1.5 Hz	1.5 Hz	5 Hz	2 Hz
冷风级数	1 级	1 级	1 级	1 级
单侧发数	1200 发	1000 发	1000 发	200 发
终点反应	微红	微红	微红	微红

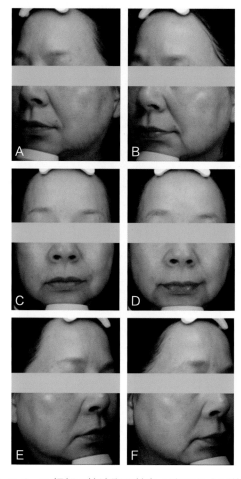

图 3-12-5-2　下颌部可控溶脂及美白 1 次后 3 个月效果对比图

A、C、E. 治疗前。B、D、F. 治疗后 3 个月

第十三章
超声技术

第一节　引言

超声可作为能量的载体，通过组织媒介进行传播，当超声波穿过生物组织时可产生热效应和非热效应（包括机械、化学和光效应）。超声技术以其可穿透皮肤深层的特性，早已广泛应用于临床。未聚焦的超声技术可以用于影像学诊断，高强度聚焦的超声技术可以用于肿瘤治疗，微聚焦超声技术可用于面颈部的年轻化治疗。

超声技术在面部美容领域的应用起源于 20 世纪 90 年代。在那时，科学家们开始研究超声波在皮肤治疗中的可能应用。2000 年左右，超声在美容行业得到了创新性的应用。高强度聚焦超声（High Intensity Focused Ultrasound，HIFU）被用于对抗皮肤松弛和衰老。由于这种技术可以精确地在皮肤的特定深度产生热能，它能刺激皮肤的胶原蛋白再生，从而改善皮肤的松弛和衰老现象。

2009 年，美国食品药品监督管理局（FDA）批准了一种名为 Ultherapy 的超声刀设备用于提升眉部皮肤。这是超声刀技术在美国市场上的第一次获批，为这项技术的发展打开了大门。微聚焦超声技术作用于人体时，由于对作用部位的加热范围微小，不破坏局部组织结构，因此，不会影响皮下组织对皮肤的牵张力。真皮组织受到热刺激后，引起胶原纤维和弹性纤维即刻收缩，绷紧皮肤，增强皮肤的紧致效果，同时胶原纤维逐渐重新生成与排列，最终达到增加肌肤弹性与整体改善皱纹的效果。

目前在市面上使用的聚焦超声设备主要有：Ulthera Ultherapy 超声刀；Classys Ultraformer Ⅲ（7D）；半岛医疗超声治疗仪 MFUS Pro；普门科技超声治疗仪 UltraPower，尖峰激光超声治疗仪 JF-CS-D01。

第二节　技术原理与相关设备

一、技术原理

微聚焦超声技术作为一种新的无创紧肤技术，适用于皮肤轻中度松弛的求美者。聚焦超声通过热效应及空化效应两种方式使组织细胞发生变性坏死，而微聚焦超声技术不仅具有聚焦超声技术的两种效应，同时还具有机械效应及生物效应。

微聚焦超声技术通过特殊的探头将超声的能量汇聚于皮下，形成一个微小聚焦点，在此处产生的热量能够使组织发生凝固。聚焦超声能无创地透过皮肤直达皮下组织，如表浅肌肉腱膜系统（SMAS）、浅脂肪层、真皮层；在超声能量汇聚点附近的蛋白会在毫秒内被加热至 60 ℃以上，发生热凝固而收缩，从而产生即刻提拉的效果，并且超声能量定向在真皮及皮下组织的特定离散区域，可以产生离散的热凝固点并且不损伤邻近的非目标组织。此外，微聚焦超声还可以通过热效应使得皮下组织的胶原纤维发生变性和收缩，其机制是它破坏了分子间的氢键，导致胶原纤维链的折叠与收缩，形成更加短而稳固的状态。在此之后，在热凝固点区域附近的新生胶原开始形成，胶原纤维逐渐重新生成与排列，最终实现了肌肤弹性的增强与皱纹的整体改善效果。

超脉冲技术利用特定频率的超声波，短时间内产生高强度的能量。这种短暂而强烈的能量刺激可以在皮肤深层产生微量热损伤区，诱导细胞发生自然的修复反应，包括促进胶原蛋白和弹性蛋白的生成。这种技术的优势在于它可以提供精确、深入且持久的疗效，同时避免对周围正常组织产生过多的热损伤。

大焦域技术则是通过调整超声波的聚焦位置和深度，使得超声能量能够集中在一个较大的治疗区域。这种方法允许医生在一个治疗周期内覆盖更大的皮肤区域，提高治疗效率。大焦域技术相较于传统单点聚焦技术，能够减少治疗时间，提升求美者的舒适度，同时达到更为均匀的治疗效果。

相对于现有的激光、射频除皱等方式，微聚焦超声能够作用于面部更深的 SMAS 层，更灵活地作用于不同深度的皮下组织，无创提升面部及颈部下垂的皮肤，改善皱纹。

二、相关设备

拥有微聚焦超声技术和目前市场端产品的公司主要有：半岛医疗集团股份有限公司、Ulthera、Medicis Technologies Corporation、Classys、普门科技公司、尖峰激光公司。下面重点介绍上述公司的超声治疗设备（表 3-13-2-1）。

表3-13-2-1　常用超声设备

仪器名称	公司名称	手具配置	临床应用范围	技术特点
第二代半岛超声炮（黄金版）	湖南半岛科技有限公司	1. 经典超声刀手柄 2. 超声炮手柄	a. 面颈部松垂、轮廓不清晰 b. 下颌缘模糊 c. 颌颈部脂肪堆积 d. 鼻唇沟 e. 颧颊部松垂下移 f. 颏腮部软组织膨出、松垂 g. 眉下垂 h. 面颈部各种静态细纹	a. 大焦域技术 b. 超脉冲技术 c. 脉冲频率多项选择 d. 超声炮模式 e. AI多维感控技术
Ultherapy 超声刀	Ulthera, Mesa, AZ	超声刀手具	a. 下颌缘线条不清晰 b. 脂肪性眼袋 c. 颌下脂肪堆积 d. 胸部细纹和皱纹 e. 眉下垂	可视化功能的微聚焦超声波
Liposonix	Medicis Technologies Corporation, Bothell, WA	圆形输出系统探头	a. 腹部、腰部、背部、大腿及蝴蝶袖等局部脂肪堆积 b. 身体曲线模糊	a. 自定义轮廓功能 b. 独特非侵入式聚焦超音波技术

仪器名称	公司名称	手具配置	临床应用范围	技术特点
Ultraformer Ⅲ（7D） 	Classys	1. 面部治疗手柄 2. 身体治疗手柄 3. 超声成像手柄	a. 眉毛提拉，脸颊、下颌提拉 b. 身体塑形	a. 高强度聚焦超声（HIFU） b. 微调脉冲技术
超声治疗仪	普门科技公司	1. 移动输出手柄 2. 定点输出手柄	a. 颞颊部膨出 b. 下颌线模糊 c. 面部松垂 d. 法令纹 e. 面部有填充感 f. 双下巴 g. 皮肤松弛	a. 静态发射技术 b. 超速治疗
超声治疗仪 	尖峰激光公司	1. 8D 提拉手具 2. VMAX 塑形手具	a. 下颌缘线条不清晰 b. 脂肪性眼袋 c. 口角囊袋 d. 颌下脂肪堆积 e. 静态皱纹	a. 多点多排，矩阵排列 b. 智能温控芯片

第三节 应用及操作规范视频二维码

一、适应证

(1) 面颈部轮廓松垂不清晰。

(2) 下颌缘模糊。

(3) 颌颈部及颏颈部脂肪堆积。

(4) 鼻唇沟。

(5) 颧颊部松垂下移。

(6) 颊腮部软组织膨出、松垂。

(7) 眉下垂。

(8) 面颈部静态细纹。

(9) 软组织理疗。

二、禁忌证

(一) 绝对禁忌证

(1) 妊娠期。

(2) 有神经或精神疾病，不宜或不能配合治疗。

(3) 治疗区域皮肤存在破损、急性炎症、活动性感染、玫瑰痤疮、进展期白癜风或严重痤疮。

(4) 患有严重的系统性疾病。

(5) 治疗区域有金属异物或填充物，医生评估不宜治疗。

(6) 医生认为不宜进行该治疗的其他情况。

(二) 相对禁忌证

(1) 对无创年轻化治疗抱有不切实际的期望。

(2) 重度肥胖或体重波动较大。

(3) 重度弹性组织变性、过度光老化及瘢痕体质。

三、操作流程及操作规范视频二维码

操作流程的关键：第一步签署知情同意书、拍照；第二步面部清洁、备品；第三步进行治疗区域画线；第四步进行治疗；第五步术后清洁、保湿、防晒等护理。详细步骤如下：

面部清洁

↓

拍摄 VISIA，拍照存档

↓

评估求美者治疗部位的皮肤情况，收集求美者的一般资料、现病史、既往史、药物过敏史及有无治疗禁忌证等

↓

耐心向求美者讲解有关设备的治疗方法、过程、预期效果及不良反应等，签署治疗知情同意书

↓

检查各线路连接情况，接通电源，开机

↓

提醒求美者摘下相关饰品，暴露治疗部位，并再次清洁

↓

备品后，在治疗部位根据使用的治疗头在治疗区域画线标记

↓

选择相应的治疗头，安装并测试

↓

治疗部位均匀涂抹凝胶后，调节合适的参数，开始治疗操作

↓

超声刀头采用盖章式操作，超声炮头采用滑动式的操作手法

↓

治疗中询问求美者感受并进行相应的能量调节，可在重点区域进行加强治疗

↓

做完半侧脸后，求美者进行半侧脸效果对比，再进行另一侧的治疗

↓

治疗完毕，记录治疗参数和发数

↓

敷医用面膜（常温）15 分钟 / 结合黄极光设备进行光调护理

↓

观察面部是否有过度疼痛或异常红斑；如有过度红斑可冰敷 15 分钟

↓

术后拍照

↓

向求美者交代注意事项及复诊时间

↓

整理用物

↓

洗手，脱口罩、帽子

半岛超声炮操作
规范视频二维码

微聚焦超声操作
规范视频二维码

超声炮、超声刀画线方法见图 3-13-3-1、图 3-13-3-2。

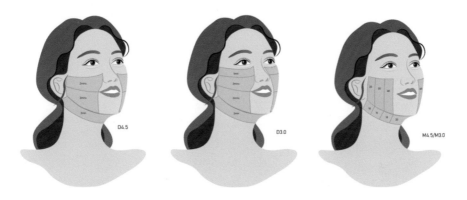

图 3-13-3-1　半岛超声炮画线区域

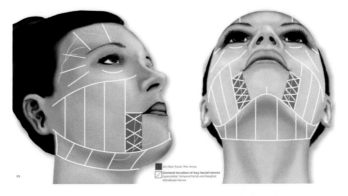

图 3-13-3-2　Ulthera 超声刀画线区域

四、注意事项

（一）术前

（1）询问基本情况，排除禁忌证人群。

（2）告知求美者治疗的目的以及可能出现的不良反应和预防措施。

（3）治疗前去除项链等金属饰品。

（4）清洁面部，清洗残留的化妆品。

（5）术前拍照，保持体位、光线、角度统一，有对比性。

（二）术中

（1）操作顺序是由深层到浅层，先使用超声刀头，再使用同层次的超声炮头。以达到覆盖全面部、全层次的效果。

（2）在操作过程中可一手提拉皮肤另一手进行操作，避开神经敏感区域。

（3）超声刀头操作过程中保持治疗头垂直紧贴皮肤，特别松弛的皮肤，可一只手稍微撑平皱褶部位的皮肤，另一只手持手柄将治疗头贴紧皮肤。

（4）超声炮头采用滑动的操作手法，按照面部画线，在每格区域内均匀滑动操作，单次滑动范围为一元硬币大小，逆时针滑动，注意匀速紧贴，使治疗部位均匀接受治疗。

（5）在皮肤松弛或下垂严重的区域内进行治疗时，求美者在能承受的情况下可进行一次重复操作，给予加强治疗，或提高在该区域内的治疗重叠率。

（6）在锚定韧带区域内（图 3-13-3-3），根据求美者的面部情况，给予相应层次的超声炮头加强治疗，韧带区域的加强治疗时间建议为 30 ~ 60 秒。

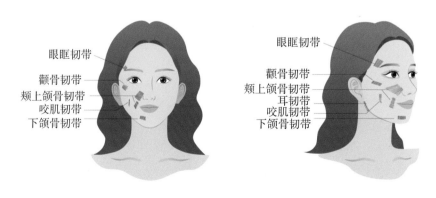

图 3-13-3-3　**超声炮治疗时韧带加强区域**

（三）术后

（1）敷舒缓面膜 20 分钟。

（2）治疗后即刻即可正常护肤，日常注意补水和防晒。

（3）治疗后 1 周内避免蒸桑拿、泡澡、泡温泉、剧烈运动等导致皮肤发热的活动。

（4）治疗后即刻建议搭配使用黄极光照射治疗，590 nm+830 nm 联合光调 20 分钟。

五、并发症及处理

超声治疗后常见情况（包括但不限于）：超声治疗作为一种非侵入性的医疗技术，在各种疾病的诊断和治疗中得到了广泛应用。然而，在实际操作过程中，可能会出现一些并发症。本文将探讨超声治疗中可能遇到的并发症及相应的处理措施。

（1）红斑（泛红）：红斑通常在数小时内自然消退，若红斑持续时间较长，可以考虑使用冷敷或外用抗过敏药膏来缓解症状。

（2）肿胀：肿胀一般在 2 ~ 7 天内逐渐消退，可以采用冷敷、服用抗过敏药物或抗生素药物来减轻肿胀。

（3）压痛感：压痛感通常在 1 周左右消失，可以使用止痛药物来缓解疼痛。

（4）微麻感：微麻感一般在 2 天至 6 周内逐渐消退，如果麻木感对日常生活产生影响，可以咨询医生寻求治疗建议。

（5）皮肤印迹：皮肤印迹的形成与操作技术密切相关，其主要原因是探头和皮肤未能实现完全耦合，进而使得过多能量集中于皮肤表面所致。针对此情况，外用类固醇类药物展现出良好的治疗效果，且未发现长期使用会带来不良后果。

（6）神经损伤：极少数情况下，可能会出现神经损伤，包括感觉神经和运动神经损伤。主要表现为局部的麻木感和口周肌肉功能障碍，但最终都可自愈。如有疑虑，建议及时就诊并遵循医生的建议。

（7）水肿、刺痛、轻微触痛、淤青或小区域麻木感：这些症状通常是正常、轻微且暂时性的反应，可以自行恢复。如果症状持续时间较长，可以使用冷敷、抗过敏药物或抗生素药物来缓解。

第四节　联合应用

联合应用方案见表 3-13-4-1。

表3-13-4-1 联合应用方案

类型	项目名称	治疗先后顺序	最短间隔时间	最佳间隔时间	联合治疗意义
注射	水光针	先做超声类	即刻	1个月	叠加后更好地改善皮肤松垂问题
	PRP（自体富血小板血浆）	先做超声类	即刻	3个月	
	胶原蛋白	先做超声类	即刻	1个月	
	肉毒毒素	先做超声类	即刻	3个月	
	溶脂针（国内尚未批准）	先做溶脂针	1个月	1个月	针对性解决溶脂针术后不均匀的问题
	除皱针	先做超声类	即刻	1个月	叠加后更好地改善皮肤松垂问题
	瘦脸针	先做超声类	即刻	1个月	
光电	超玛吉	二者皆可	1个月	1个月	叠加后更好地提升紧致度、改善皱纹与松弛，淡化色斑和痘痕
	热拉提	二者皆可	1个月	1个月	
	黄金射频微针	先做超声类	即刻	1个月	叠加后更好地提拉紧致、改善皱纹、去除色斑、淡化痘印、改善肤质
	皮秒	先做超声类	即刻	1个月	
	光子嫩肤	二者皆可	即刻	1个月	紧致、提拉、消除皱纹、促进胶原再生
	Fotona 4D	二者皆可	即刻	1个月	弥补 Fotona 4D 对皮肤松垂及无法解决面颈部其他区域疗效的问题
	黄板光	先做做超声类	即刻	即刻	黄板光起到超声术后促进组织修复，增加皮肤弹性及紧致的作用
	点阵激光	先做超声类	1周	1个月	提拉紧致、改善皱纹、去除色斑、淡化痘印痘坑、消除炎症、改善肤质
手术	自体脂肪填充	先做脂肪填充	7~14天拆线后	3~6个月	叠加后更好地填充、提拉紧致、提供精细部个性化治疗
化学	果酸	先做超声类	即刻	1个月	叠加后更好地提拉紧致、改善皱纹、去除角质、淡化色斑、改善皮肤质量

第五节 应用效果案例

案例见图 3-13-5-1～图 3-13-5-5。

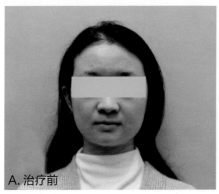 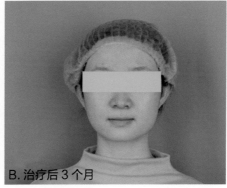

A. 治疗前　　　　　　　　　　B. 治疗后 3 个月

图 3-13-5-1　半岛超声炮治疗下颌线不清晰、法令纹前后对比图

治疗仪器

半岛超声炮治疗仪。

治疗参数

M4.5：200 发、Ⅱ～Ⅲ挡；M3.0：200 发、Ⅱ～Ⅲ挡；D4.5：半侧共操作 8 分钟，Ⅲ～Ⅳ挡；D3.0：半侧共操作 6 分钟，Ⅲ～Ⅳ挡。

终点反应

以治疗区域有可见或可触变化为标准。

（1）可见变化：求美者治疗后通过半脸评估有面部轮廓清晰、法令纹淡化的对比效果。

（2）可触变化：求美者治疗后通过触诊得到面部紧致度提升、弹性恢复、组织臃肿区减少、轮廓变小等有可触及的改变。

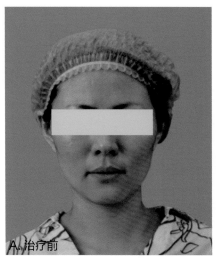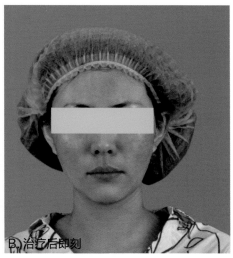

A. 治疗前　　　B. 治疗后即刻

图 3-13-5-2　半岛超声炮治疗下颌线不清晰、苹果肌下垂、口角囊袋、面部发腮前后对比图

治疗仪器

半岛超声炮治疗仪。

治疗参数

M4.5：200 发、Ⅱ~ Ⅲ挡；M3.0：200 发、Ⅱ~ Ⅲ挡；D4.5：半侧共操作 8 分钟，Ⅲ~ Ⅳ挡；D3.0：半侧共操作 10 分钟，Ⅲ~ Ⅳ挡。

终点反应

以治疗区域有可见或可触及的变化为标准。

（1）可见变化：求美者治疗后通过半脸评估有面部轮廓清晰、法令纹淡化、口角囊袋消失的对比效果。

（2）可触变化：求美者治疗后通过触诊得到面部紧致度提升、弹性恢复、组织臃肿区减少、轮廓变小等有可触及的改变。

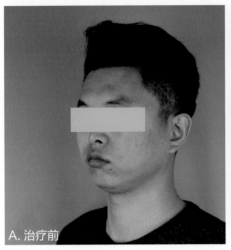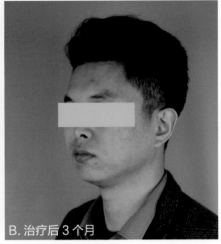

A. 治疗前　　　　　　　　　　B. 治疗后 3 个月

图 3-13-5-3　半岛超声炮治疗下颌线模糊、双下巴、面部微胖且面部组织松软、法令纹明显、面部略有发腮前后对比图

治疗仪器

半岛超声炮治疗仪。

治疗参数

M4.5：300 发、Ⅲ~Ⅳ挡；M3.0：300 发、Ⅲ ~Ⅳ挡；D4.5：半侧共操作 6 分钟，Ⅳ ~ Ⅴ 挡；D3.0：半侧共操作 8 分钟，Ⅳ~ Ⅴ挡。

终点反应

以治疗区域有可见或可触及的变化为标准。

（1）可见变化：求美者治疗后通过半脸评估有下颌轮廓清晰、双下巴收紧、法令纹淡化、口角囊袋消失的对比效果。

（2）可触变化：求美者治疗后通过触诊得到面部紧致度提升、弹性恢复、组织臃肿区减少、轮廓变小等有可触及的改变。

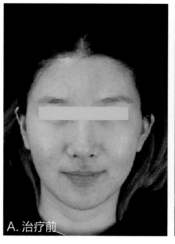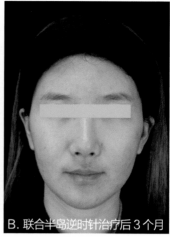

A. 治疗前　　　　　　　　　　B. 联合半岛逆时针治疗后 3 个月

图 3-13-5-4　半岛超声炮联合半岛逆时针治疗法令纹、眼袋前后对比图

治疗仪器

半岛超声炮治疗仪 + 半岛逆时针。

治疗参数

M4.5：300 发、Ⅲ～Ⅳ挡；M3.0：300 发、Ⅲ～Ⅳ挡；D4.5：半侧共操作 8 分钟，Ⅳ～Ⅴ挡；D3.0：半侧共操作 8 分钟，Ⅳ～Ⅴ挡，半岛逆时针全面部，参数 8 W 80 ms，800 发。

终点反应

以治疗区域有可见或可触及的变化为标准。

（1）可见变化：求美者治疗后通过半脸评估有法令纹淡化、眼袋变浅的对比效果。

（2）可触变化：求美者治疗后通过触诊得到面部紧致度提升、弹性恢复、组织臃肿区减少、轮廓变小等有可触及的改变。

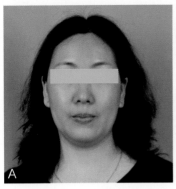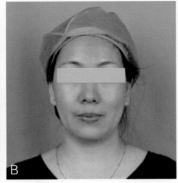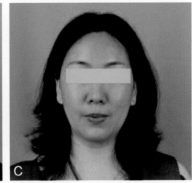

图 3-13-5-5　半岛超声炮治疗下颌线模糊、双下巴、面部微胖且面部组织松软、面部略有发腮前后对
比图

A. 治疗前　B. 治疗后即刻　C. 治疗后 45 天

治疗仪器

半岛超声炮治疗仪。

治疗参数

M4.5：300 发、Ⅲ～Ⅳ挡；M3.0：300 发、Ⅲ～Ⅳ挡；D4.5：半侧共操作 8 分钟，Ⅳ～Ⅴ挡；D3.0：
半侧共操作 10 分钟，Ⅳ～Ⅴ挡。

终点反应

以治疗区域有可见或可触及的变化为标准。

（1）可见变化：求美者治疗后通过半脸评估有下颌轮廓清晰、双下巴收紧、法令纹淡化、口角囊袋消失
的对比效果。

（2）可触变化：求美者治疗后通过触诊得到面部紧致度提升、弹性恢复、组织臃肿区减少、轮廓变小等
有可触及的改变。

第十四章
微针射频技术

第一节　引言

　　微针射频（Microneedle Radio Frequency，MRF）是利用多根阵列的微针在预先设定的组织深度提供射频能量，很好地集合了微针的机械性损伤与射频的热损伤作用，能够精确控制治疗深度，无色素性依赖，停工期短。MRF 的主要特点有：①表皮创伤较小，保留的皮肤屏障可帮助皮肤的恢复，减少感染、炎症后色素沉着或色素脱失以及产生瘢痕的风险。②无色素依赖性，对于不同肤色的人种均可以获得相同的治疗效果。③治疗深度可以通过微针调控，从而精准地治疗不同皮肤层次所存在的问题。目前，MRF 在面部年轻化、寻常痤疮、脱发、原发性腋窝多汗、膨胀纹（Striae Distensae，SD）、橘皮样变等多种皮肤问题中得到广泛应用。本章只介绍面部皮肤美容的应用。

　　将微针与射频结合的 MRF 技术精准作用到皮肤靶组织，相对于非侵入性射频，治疗深度更深，表皮创伤更小，其安全性和有效性均得到提高，是皮肤年轻化及治疗痤疮瘢痕的新选择，是极具有发展潜力的治疗方式。

第二节　技术原理与相关设备

一、技术原理

　　黄金微针射频是一种微侵入式的射频点阵技术，利用镀过黄金的细小微针将 RF 能量精确作用于不同深度靶组织，从根本上解决了传统的激光和射频治疗深度不确定、表皮损伤不好控制、能量传输衰减严重等问题，同时避免色素沉着等副反应的产生。

　　微针传递的射频能量加热目标深度为真皮或真皮下组织，在表皮微损伤的情况下，收紧胶原蛋白的三螺旋结构，使胶原蛋白收缩和变性，开启皮肤重塑，并在皮肤中产生新生的胶原蛋白、弹性蛋白等。在治疗过程中，一方面，微针在表皮层和真皮层形成诸多微通道，刺激愈合级联反应发生；另一方面，射频电流从针体释放，不同阻抗的组织因其导电性，吸收射频能量而升温，形成微小热损伤区（Microscopic Thermal Zone，MTZs）。在此过程中，多种热休克蛋白（Heat Shock Protein，HSP）、基质金属蛋白酶（Matrix Metallo Proteinase，MMP）和炎症细胞因子参与介导胶原蛋白和弹性蛋白的更新、重塑以及细胞外基质透明质酸沉积，从而实现真皮重建。

二、相关设备

MRF 设备一般使用两种不同类型的微针：①绝缘微针：大部分微针针体被绝缘材料包裹，非绝缘部分仅限于针尖。治疗时，只有微针尖端发射能量直接递送到真皮层或皮下脂肪层，最大限度减少射频能量对表皮层造成的热损伤；为使射频能量覆盖不同的组织层次，需要设置不同深度进行治疗。②非绝缘微针：针体采用非绝缘材料，射频能量沿整个针体传递，对组织进行全层加热，形成热凝固带，能够刺激更多胶原蛋白再生，同时减少治疗过程中的出血。

绝大多数 MRF 设备提供双极射频能量与不同材料的微针组合，为治疗提供了多种选择。另外，在此基础上，微针的数量、长度、进针方式、射频脉宽范围、能量范围的多样化使得 MRF 设备层出不穷。

目前上市的黄金射频微针产品主要有 5 种：即半岛逆时针、伊诺锶黄金射频微针、INTRAcel 黄金微针、中科科理黄金微针、思嘉丽黄金射频微针。下面重点介绍半岛逆时针、思嘉丽黄金射频微针和 INTRAcel 黄金微针（表 3-14-2-1）。

表 3-14-2-1　三台黄金微针点阵射频比较

设备名称	特点	优势
半岛逆时针	1. 多手柄配置 2. 配备多个治疗头 　非负压 49 针：面部年轻化 　负压 9 针：眼周皱纹 　负压 25 针：颈纹 3. 出针深度范围大：0.5～3.5 mm 步进可调 4. 有绝缘针和非绝缘针 5. 针体较细：0.15 mm	采用无序扫描技术、分层治疗技术、高能超脉冲技术等使发射的能量更强、更均匀，治疗舒适度更高，同时智慧电机技术使治疗时间缩短，深度自动补偿治疗更高效、更精准，智能负压技术在保证治疗安全有效的前提下也使治疗范围更广
思嘉丽黄金射频微针	1. 一个微针手柄 2. 25 针：用于面部年轻化治疗 3. 0.5～3.5 mm 可调 4. 非绝缘微针 5. 针体直径 0.28 mm	通过 0.5～3.5 mm 的深度控制，将热量直接传送到表皮与真皮，射频放电
INTRAcel 黄金微针	1. 一个微针手柄 2. 49 针：用于面部年轻化治疗 3. 4 挡深度可调 4. 绝缘微针 5. 针体直径 0.3 mm	新开发了单双极治疗模式，由皮肤浅层向内部真皮层转化，进出针速度较快，能量调节较稳定

第三节 应用及操作规范视频二维码

一、适应证

黄金射频微针是一种皮肤治疗技术，通过精确地向皮肤深层输送射频能量，以达到治疗目的。它适用于各种皮肤类型的一系列皮肤和色素问题。以下是黄金射频微针在临床上的主要适应证：

（1）皮肤老化：黄金射频微针的治疗作用是在皮肤深层刺激胶原蛋白的再生，因此对于治疗皮肤松弛和细纹具有良好效果。此技术有助于增强皮肤的弹性和紧致度，是一种抗衰老治疗的有效手段。

（2）瘢痕及肤质改善：该治疗技术在改善由痤疮、手术或外伤导致的瘢痕方面，以及改善皮肤纹理的不规则方面具有优势。射频能量直接作用于皮肤深层，有助于重塑皮肤结构，改善肤质。

（3）色素性皮肤病变：对于色素沉着问题，如黄褐斑或痤疮后色素沉着，黄金射频微针刺激皮肤细胞更新的机制，可以在一定程度上减轻色素沉着，改善皮肤的整体色泽。

（4）痤疮和毛孔粗大：黄金射频微针能促进皮肤的自然修复过程，以此对抗痤疮和毛孔粗大的问题。射频能量能够减轻皮肤的炎症，同时刺激胶原蛋白再生，帮助收缩毛孔，使皮肤更光滑。

（5）膨胀纹刺入皮肤后释放射频能量，刺激胶原蛋白重组和再生，有助于刺激皮肤再生，改善膨胀纹。

（6）医生经过充分沟通及评估后认为其他可以治疗的情况：敏感性皮肤（稳定期），玫瑰痤疮（稳定期），面部过度填充综合征，脱发（雄激素性秃发、斑秃）等。

需要注意的是，虽然黄金射频微针在多种皮肤病变的治疗上具有潜在作用，但该技术并非适合所有求美者。在决定为求美者施行此项治疗之前，必须进行全面的医疗评估，以确定是否为治疗的适应证并评估可能发生的风险。

二、禁忌证

（一）绝对禁忌证

（1）安装心脏起搏器或体内除颤器者。

（2）妊娠期。

（3）局部皮肤感染者（包括病毒性、真菌性、细菌性）。

（4）患有凝血功能障碍或其他系统性疾病者。

（5）治疗区存在恶性肿瘤或不明性质的皮肤肿瘤者。

（6）正在接受化疗/放疗者。

（7）神经或精神类疾病者，不宜或不能配合治疗。

（二）相对禁忌证

（1）治疗区存在金属异物者，经医生评估不宜治疗。

（2）治疗区存在活动期或进展期或具有同形反应的皮肤病者。

（3）治疗区存在不明注射物 / 填充物者，经医生评估不宜治疗。

（4）瘢痕体质者。

（5）对治疗效果期望值过高者。

（6）医生认为不宜进行该治疗的其他情况。

三、操作流程及操作规范视频二维码

操作流程的关键：第一步签署知情同意书、拍照；第二步面部清洁；第三步进行治疗；第四步术后冰敷、保湿、防晒等护理。详细步骤如下：

面部清洁

↓

VISIA 检测，拍照存档

↓

评估求美者治疗部位的皮肤情况，收集其一般资料、现病史、既往史、药物过敏史、医美项目史及有无治疗禁忌证等

↓

签署黄金微针治疗知情同意书

↓

治疗区域敷表麻膏，静待 1 小时左右

↓

选择治疗头

↓

分区卸麻药、消毒及脱碘

↓

安装治疗头，设置参数，分区域治疗操作

↓

治疗中观察求美者反应及治疗部位皮损变化

↓

术后即刻敷医用面膜 15 分钟

↓

> 黄极光光调治疗

↓

> 交代注意事项及复诊时间

微针射频技术 /
逆时针操作规范
视频二维码

四、注意事项

（一）术前

（1）清洁面部，清洗残留化妆品。

（2）术前拍照，保持体位、光线、角度统一，有对比性。

（3）告知求美者治疗的目的以及可能出现的不良反应和预防措施。

（二）术中

（1）黄金微针操作前敷表麻药的时间应在 60 分钟左右，注意求美者有无麻药过敏现象（皮肤敏感者可预涂少量凡士林，皮肤干燥者可先用润肤霜滋润皮肤后再敷涂表麻膏）。

（2）操作时可分额头—右侧面部—左侧面部—右侧颈部—左侧颈部 5 个区分别移除麻药进行治疗，提高舒适度。

（3）面部操作可选择使用连发模式进行治疗，重叠率一般在 30% 左右，局部重点区域可重复操作加强治疗。

（4）松弛明显区域需适当拉平皮肤后操作，治疗头需垂直皮肤且贴平压紧操作。

（5）操作一个区域后即刻涂抹修复产品。

（三）术后

（1）黄金微针做完即刻，敏感性皮肤可能会有发热、微烫、泛红和水肿现象，正常敷冷敷面膜配合无菌冰敷即可，热烫感一般 3 ~ 5 小时即可消退，泛红水肿现象一般 2 ~ 7 天即可消退。

（2）术后 8 小时内请不要清洗治疗区域（洗脸），如需清洁，使用生理盐水擦洗。

（3）术后 3 天内每天使用 3 ~ 5 次修复因子类产品，7 天内每天敷 1 ~ 2 次补水、修复类的医用无菌面膜。

（4）油性皮肤，可能在术后 7 天内发生爆痘，正常补水修护，1 周左右就会完全恢复正常。

（5）注意防晒，术后 7 天内以戴帽子、打伞等物理防晒为宜，7 天后如皮肤无特殊异常即可擦涂安全的防晒产品，可恢复之前的护肤习惯，包括正常化妆等。

（6）术后 7 天左右，可视皮肤反应安排注射、填充类治疗，光电类项目对皮肤有一定的刺激，需在术后 1 个月才可进行。

五、并发症及处理

黄金微针射频治疗后可能产生一些不良反应。其处理办法如下：

（1）灼热：治疗后因为射频电流的刺激，求美者治疗即刻就会感觉皮肤灼热，敷面膜可缓解发热现象，6~8 小时后灼热感就会消失。

（2）红斑：根据治疗能量及求美者皮肤敏感程度，术后皮肤可能会出现红斑，2~7 天自行消退，可配合黄极光加速消退。

（3）肿胀：根据治疗能量及求美者皮肤敏感程度，治疗部位会出现轻微肿胀，可配合修复项目快速消退，也可正常修复待其自然消退。

（4）丘疹：根据治疗能量及求美者面部皮肤敏感程度，治疗部位会出现轻微丘疹，注意补水修复，一般 1~2 周会自然消退。

（5）瘙痒：术后可能会出现瘙痒的情况，注意补水护理，此现象一般持续 3~5 天会自然消失。

（6）短时肤色暗沉：术后 3~5 天会开始出现短时肤色暗沉，一般 6 天后会逐渐消失，肤色及肤质开始改善。

（7）偶见反应：

● 痤疮样疹：微针术后可能会在原来易长痤疮区域出现痤疮样疹，这与清洁不足或毛囊周围热损伤造成的炎症反应有关，加强清洁及补水，一般 1 周左右就可恢复正常。

● 淤青：在皮肤毛细血管丰富部位可能出现淤青，1 周左右可以自行消退。

第四节　联合应用

在皮肤科临床实践中，我们常常发现，单一的治疗手段可能并不能完全解决求美者的皮肤问题，因此，联合使用多种治疗手段往往可以取得更好的效果。黄金射频微针作为一种有效的皮肤治疗技术，同样可以与其他治疗方法联合应用，以实现更全面、更持久的治疗效果。以下是几种常见的黄金射频微针联合治疗策略：

（1）黄金射频微针与激光治疗：黄金射频微针和激光治疗的联合应用，可以针对各种皮肤问题实现更全面的改善，一般在结束激光治疗 3 个月左右可进行黄金射频微针治疗。例如，对于色素沉着的问题，激光治疗可以破坏色素颗粒，而黄金射频微针则可以通过刺激皮肤细胞的更新来加速色素的消除。

（2）黄金射频微针与肉毒毒素注射：肉毒毒素是一种常用的抗皱治疗药物，其可以通过阻断神经信号来松弛肌肉，从而减少皮肤的皱纹。而黄金射频微针则可以通过刺激胶原蛋白的产生来增强皮肤的弹性。两者联合使用，应优先完成射频治疗，间隔数分钟至数小时，待皮肤组织冷却后，再根据求美者的需求和耐受情况，进行肉毒毒素注射，可以实现更全面的抗衰老效果。

（3）黄金射频微针与皮肤填充剂：对于需要进行皮肤填充或塑形的求美者，可以考虑将黄金射频微针与皮肤填充剂（如透明质酸等）相结合，先进行填充治疗，2周至3个月时再进行射频治疗，具体方案因人而异。这种联合治疗既能改善皮肤的弹性和紧致度，又能提升皮肤的整体外观。

（4）黄金射频微针与无创射频：无创射频是一种非侵入性皮肤紧致和抗衰老治疗方式，能够刺激皮肤深层的胶原蛋白和弹性蛋白生长。将黄金射频微针与无创射频相结合，优先安排无创性治疗，在短暂而且合理的间隔之后，再进行有创性治疗，且可以从皮肤的不同层次对胶原蛋白进行刺激，达到更好的紧肤和抗衰效果。

（5）黄金射频微针与超声技术：黄金射频微针可以针对表皮层改善肤质、细纹，缩小毛孔，而超声治疗仪可以全层紧致抗衰、提拉筋膜层。先做超声治疗，在皮肤可以耐受的情况下，即刻进行黄金射频微针的联合治疗可以更好地针对皮肤全层次提拉紧致、促进皮肤年轻化。

以上几种联合应用策略仅供参考，具体的治疗方案应根据求美者的个体情况进行制订。在任何情况下，都应确保治疗的安全性，并密切监测求美者的治疗反应。

第五节　应用效果案例

案例见图3-14-5-1~图3-14-5-4。

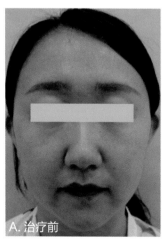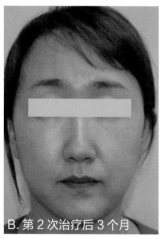

A. 治疗前　　　　　B. 第2次治疗后3个月

图3-14-5-1　半岛逆时针治疗面部松弛效果对比图

半岛逆时针。

治疗参数

第一次：采用非绝缘针型，功率 12 W，脉宽 200 ms，针长 1.0 ~ 1.8 mm。

2 个月后第二次：采用绝缘针型，功率 10 W，脉宽 200 ms，针长 1.0 ~ 1.8 mm。

终点反应

面部皮肤微红，散在出血点。

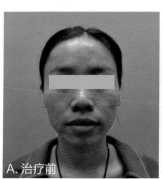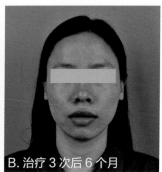

A. 治疗前　　　　B. 治疗 3 次后 6 个月

图 3-14-5-2　半岛逆时针治疗痤疮瘢痕效果对比图

治疗设备

半岛逆时针。

治疗参数

第一次：采用非绝缘针型，功率 12 W，脉宽 100 ms，针长 0.8 ~ 1.8 mm。

3 个月后第二次：采用绝缘针型，功率 10 W，脉宽 100 ms，针长 0.8 ~ 1.8 mm。

终点反应

面部皮肤微红，散在出血点。

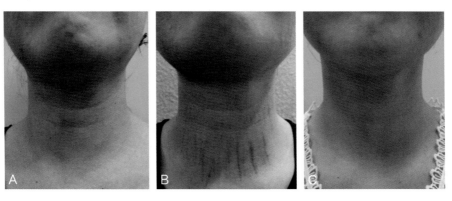

图 3-14-5-3　半岛逆时针治疗颈部松弛效果对比图

A. 治疗前。B. 治疗后 2 天。C. 治疗后 4 个月

治疗设备

半岛逆时针。

治疗参数

采用颈部专用负压 25 针针型，功率 6 W，脉宽 100 ms，针长 2.0 mm。

终点反应

颈部皮肤微红，散在出血点。

第十五章
热玛吉射频技术

第一节　引言

热玛吉（Thermage）是由美国 Solta 公司开发的单极射频紧肤设备，因其卓越的临床表现和安全性被全球认可为"无创紧肤金标准"。

热玛吉自 2002 年推出第一代 TC3 以来，不断优化升级。TC3 采用外部冷却，虽然有效但操作时疼痛感较强。2007 年推出的第二代 NXT 融合了同步冷却系统，增强了客户的舒适度和安全性。2009 年推出的第四代 CPT 系统主机加入震动式手柄和间歇式脉冲发射技术，探头上增加双层导电薄膜使热能分布更为均匀，可以让更多组织接受到更高温度。

2017 年推出的第五代热玛吉 FLX 于 2024 年获 NMPA 批准上市，并命名为超玛吉。超玛吉加入智能 AccuREP 技术，在每一发射频能量发射前增加调谐脉冲，微调射频能量使得阻抗不同的部位更加均匀一致。新一代的治疗头面积增加了 33%、治疗时间减少了 25%，因此建议面部的治疗发数应比原来减少。

第二节　技术原理与设备介绍

一、技术原理

热玛吉技术是一种先进的单极射频（RF）治疗方式。射频（RF）是 Radio Frequency 的英文缩写，指的是一种高频交流电磁波能量。在医学美容领域，射频被广泛应用于皮肤紧致和再生治疗。

射频能量与激光、强脉冲光等同属于电磁波谱的一部分。当射频能量作用于皮肤，它能激发皮肤深层的电子运动，产生集中的热能效果。这种加热是选择性的，能精确作用于目标区域，最小化对周围正常组织的影响。

射频能量能引发皮肤深层胶原蛋白的即刻收缩，改变其三维空间结构。这一过程是因为热能破坏了胶原蛋白分子中的氢键，引发结构重塑。同时，射频治疗还能激发皮肤的自我修复机制，刺激成纤维细胞活性，促进新胶原蛋白的生成，进而实现真皮层的重建和增厚。

单极射频治疗的一个显著优势是其深层穿透能力。它能确保从真皮乳头层至皮下脂肪层的胶原蛋白得到均匀加热，实现卓越的紧致效果。因此，热玛吉技术被视为当前非侵入性皮肤紧致治疗的金标准。

二、设备介绍

Thermage CPT 主机整机外观见图 3-15-2-1。

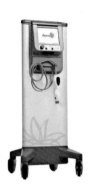

图 3-15-2-1　第四代热玛吉 CPT

第四代热玛吉常用治疗头见表 3-15-2-1，主要有：眼部治疗头 450 发，面颈部或者身体局部的黄金治疗头 900/1200 发，专用于身体的治疗头 500 发。这些治疗头都是一次性耗材，一旦与手具连接激活以后，是会有时效性的，若在规定时间内没有完成治疗，治疗头将无法再次激发能量。

表 3-15-2-1　第四代热玛吉治疗头及参数

治疗头			
操作参数	眼部治疗头 0.25	黄金治疗头 3.0	身体治疗头 16.0
加热深度	0 ~ 1.1 mm	0 ~ 4.3 mm	0 ~ 4.3 mm
发数	450 发	900 发、1200 发	500 发
有效时间	300 分钟	240 分钟 270 分钟	240 分钟
工作面积	0.25 cm²	3.00 cm²	16.0 cm²

其他常用耗材（图 3-15-2-2）包括：面部及身体治疗手柄、回路板、耦合剂、网格纸、冷却剂等。

Thermage FLX 主机整机外观见图 3-15-2-3。

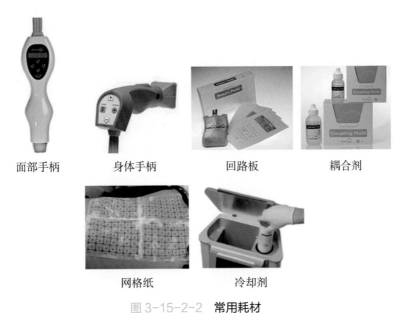

面部手柄　　　　身体手柄　　　　回路板　　　　耦合剂

网格纸　　　　　冷却剂

图 3-15-2-2　**常用耗材**

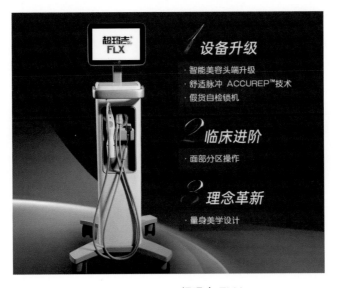

图 3-15-2-3　**超玛吉 FLX**

超玛吉常用治疗头见表 3-15-2-2，主要有：眼部治疗头 450 发，面颈部或者身体局部治疗头 600/900 发，专用于身体的治疗头 500 发。第五代治疗头相较于第四代面积增大了 1/3，治疗时间减少 1/3，治疗时可以有更快的热蓄积、更好的即刻效果，能量更均匀。

表 3-15-2-2　超玛吉治疗头及参数

治疗头			
操作参数	眼部治疗头 0.25	面部治疗头 4.0	身体治疗头 16.0
加热深度	0 ~ 1.1 mm	0 ~ 4.3 mm	0 ~ 4.3 mm
发数	450 发	600 发、900 发	500 发
工作面积	0.25 cm^2	4.0 cm^2	16.0 cm^2

第三节　应用及操作规范视频二维码

一、适应证

热玛吉在 FDA 通过的适应证如下：

（1）针对褶皱纹路的非侵入式治疗。

（2）显著改善橘皮样组织及外观（非永久性）的治疗。

2015 年热玛吉 CPT 系统在中国 CFDA 获批了针对身体、面部以及眼周皱纹的非侵入式治疗。

2024 年超玛吉 FLX 正式通过 NMPA 审批，适用范围包括改善身体、面部及眼周的皱纹。

二、禁忌证

（一）绝对禁忌证

有植入式起搏器、自动植入式心律转换器 / 除颤器（ICD），或其他植入性电子装置。

（二）相对禁忌证

（1）有不切实际期望值的求美者。

（2）皮肤质量差：过度光损伤、严重的弹性组织变性、纤维细胞反应不良、弹性蛋白生成不良。

（3）长期使用非甾体类抗炎药或皮质类固醇。

（4）总体 / 精神健康状况不良。

（5）神经敏感性降低。

三、操作流程及操作规范视频二维码

　　操作流程关键：第一步签署知情同意书、拍照；第二步进行面部清洁，术前评估，确定矢量线和局部加强区域；第三步进行治疗；第四步术后的保湿、防晒等护理。

面部清洁

↓

拍照存档

↓

评估求美者的整体状况，收集一般资料、现病史、既往史、药物过敏史以及是否存在治疗禁忌证等

↓

术前表面麻醉，外敷复方利多卡因乳膏

↓

术前评估确定矢量线和局部加强区域

↓

术前物品准备，面部转印网格纸，贴好回路板，眼部超玛吉需为求美者佩戴眼盾

↓

操作者戴好口罩、帽子等

↓

安装好治疗头，进行能量测试，测试发打在额头的眉间区或苹果肌，测定求美者可耐受疼痛等级，开始治疗，先进行均匀平铺，再进行矢量线及重点区域加强

↓

术后向求美者交代注意事项及复诊时间

↓

整理用物

↓

洗手，脱掉口罩、帽子

Thermage FLX 标准化面部操作规范视频二维码

Thermage FLX 标准化眼部操作规范视频二维码

四、注意事项

(一) 术前

(1) 签署知情同意书。

(2) 清洁皮肤：使用洁面产品彻底清洁皮肤上的化妆品，并用无纺布洁面纸擦拭，保持干燥无水，摘除金属饰品。

(3) 拍照：推荐 VISIA（皮肤清洁 5 分钟后），VISIA 能准确地反馈下颌轮廓线的改善、鼻唇沟旁堆积脂肪厚度的变化及嘴角旁细小皱纹的改善等；如果没有，可采用平面拍照。

(4) 可采用间断卸麻的方式改善求美者治疗的舒适度，先卸掉治疗侧表面麻药，待该侧治疗完毕后，另一侧治疗前再卸除另一侧表面麻药。

(5) 术前评估需确定操作区域，触摸皮肤感受皮肤活动度、紧致度及厚度，并确定治疗矢量线和局部加强区域。

(6) 转印网格纸时需转印在底下有骨头的地方，眼窝处不得印上网格纸，上缘与眶骨下缘齐平，内侧沿口角垂直贴合。

(7) 回路板通常粘在求美者后腰部，与连接线在同一侧，远离操作区域，其电线不能横跨求美者身体，嘱咐求美者如出现回路板发热要及时告知。

(二) 术中

(1) 操作过程中使用足量耦合剂，保证治疗头完全贴合且垂直于皮肤，避免施加过重的压力，请勿使用滑动打法。

(2) 操作期间密切观察组织变化。若出现过多红斑或水肿，请适当降低能量等级。

(3) 每 50 发观察一次治疗头是否有破损。注意求美者的疼痛热反馈，治疗头一旦有破损，求美者对于治疗的耐受等级会明显下降。一二级的能量都可能难以耐受。

(4) 合理分配治疗发数，每条矢量线重点加强，可重复覆盖 4~6 遍，4 遍覆盖完后再进行下一条矢量线的覆盖。

(5) 半侧脸治疗后可进行紧致提升效果的评估。

(三) 术后

(1) 擦洗掉治疗部位的耦合剂，仔细观察皮肤状态，是否有肿胀、红斑、水疱、破损，敷保湿面膜或涂抹保湿防晒霜；去除回路板，观察粘贴处皮肤有无脱皮、破损。

(2) 若治疗眼部，术后 2 小时内勿用手揉搓眼睛，使用抗生素眼药水 1 周；佩戴隐形眼镜者，术后 1 周内建议戴框架眼镜。

(3) 1 周内尽量不要蒸桑拿、泡温泉；注意保湿补水，可用面膜、精华、乳液；做好防晒。

五、并发症及处理

（1）烫伤、水疱、结痂、瘢痕：皮肤表层过热会造成水疱、灼伤或结痂，可自然愈合。

（2）表面不平整：在极少数情况下，操作可能会引起凹陷，通常即刻出现，可随时间推移消失，也有一部分可通过软组织填充来改善。

（3）感觉改变：在极少数情况下，会导致感觉改变（包括麻木、麻刺感），一般在短时间内可消失，也有可能会持续几周。

（4）肿块或结节：可能会导致颈部皮下结节，一般会在 1~2 周自行消退且不会留下后遗症。

（5）角膜上皮损伤：眼盾对角膜的磨损通常 2~3 天可修复。

第四节 联合应用

一、与传统射频联合应用

热玛吉治疗能量高，对于严重肤质欠佳者，尤其是屏障功能严重损坏、面部潮红明显、过度光损伤、重度弹性组织变性等肤质改变的求美者，并不适宜。可以先进行数次低能量的传统射频治疗，改善其屏障功能、缓解面部潮红、改善急性及亚急性炎症、促进纤维细胞产生新的胶原蛋白纤维。待皮肤状态好转后再行热玛吉治疗。

二、与超声刀的联合应用

超声刀利用聚焦超声波能量，精准地作用于皮肤的深层，达到紧致和提升的效果。

重度松弛下垂可联合二者治疗，关于两者联合治疗的时机选择，SOLTA 公司给出的参考建议是，若先进行超声刀 4.5 mm 深度治疗，即刻可进行热玛吉治疗，但注意能量适当降低；若先进行超声刀 3.0 mm 深度治疗，推荐 2 周后进行热玛吉治疗；如已进行热玛吉治疗，则推荐 2 周后再进行超声刀治疗。

三、与黄金射频微针联合应用

对于那些希望同时解决皮肤松弛和皮肤瘢痕、敏感、毛孔粗大等问题的人来说，射频微针在全面改善肤质方面的效果是有优势的。因此，建议在想要同时对抗皮肤松弛和其他肤质问题时，可以考虑结合热玛吉和射频微针的治疗，两者的治疗间隔建议为 1 个月。

第五节　应用效果案例

案例见图 3-15-5-1~图 3-15-5-3。

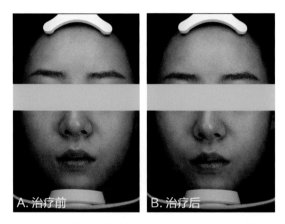

图 3-15-5-1　热玛吉技术治疗面部松弛下垂问题效果对比图

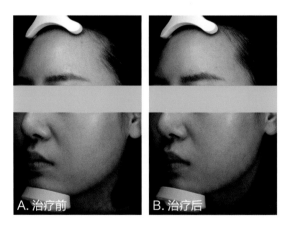

图 3-15-5-2　热玛吉技术治疗面部松弛下垂问题效果对比图

治疗仪器

热玛吉 IV CPT。

治疗参数

面部治疗头 900 发，能量挡位 2~4。

终点反应

治疗部位皮肤微红。

治疗效果

中下面部松弛改善，下颌缘清晰，法令纹变浅。

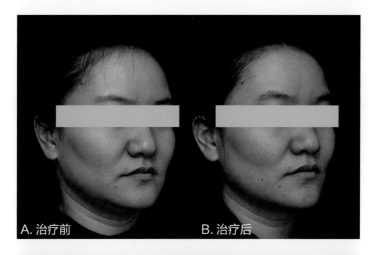

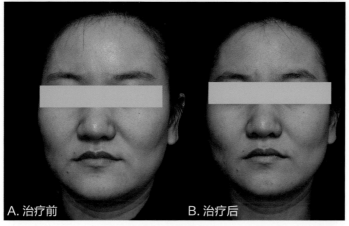

图 3-15-5-3　超玛吉技术治疗面部下垂、下颌缘不清对比图

治疗仪器

超玛吉 V FLX。

治疗参数

面部治疗头 600 发，能量挡位 2～4。

终点反应

治疗部位皮肤微红。

治疗效果

中面部下垂及口角堆积改善，下颌缘清晰，法令纹变浅。

第十六章
热拉提射频技术

第一节 引言

热拉提 PLUS（PLUS Thermolift）是以色列飞顿激光公司（Alma Lasers）在经历了 MSQ 射频领航者、深蓝微波热塑、深蓝 V 射频、热拉提聚焦射频等五代射频紧肤平台后，于 2019 年推出的一台以 NPM（New Phase Match）新波相聚焦技术为核心技术的射频紧肤治疗设备。

热拉提设备通过调制射频波外部频率结合应用高频射频移相器，将射频能量精准聚焦于皮肤的特定深度，实现"精准加热、分层抗衰"。

第二节 技术原理与设备介绍

一、技术原理

热拉提 PLUS 本质上属于单极射频，热拉提在保证内部调制频率 40.68 MHz 不变的前提下，通过提高外部调制频率，压缩射频正弦波波形，使射频波振荡中心热作用更集中，能量更聚焦。同时，热拉提特别设计及研发了高频射频移相器，通过射频波的相位调整，雷达式定位导航，在皮下不同层次精准控制相位移动。

波相压缩——对射频波相进行压缩，使波峰波谷处的能量增加，提高特定区域（相位移动的区域）治疗有效性；在保证内部调制频率 40.68 MHz 不变的前提下，通过提高外部调制频率，射频正弦波波形，使射频震荡中心热作用更集中，能量更聚集。

相位移动——通过射频波的相位调整，雷达式定位导航，精准控制相位移至我们特定的不同部位的皮下特定深度 1.5/2.5/3.5/4.5 mm。通过相位移相器将峰值功率最高的区域移动到皮肤下的特定层面上，由于面部皮肤的厚度不同，面颊中下部区域皮肤较厚，但是眼周以及额头较薄，因此不同皮肤区域问题其出现病理原因的皮肤层面也不同，利用相位移动技术解决不同层次皮肤问题，提高治疗效率。结合波相压缩技术使得聚焦层面区域的能量治疗效率提高，并且由于能量更多集中在波峰波谷处，针对其他非治疗区域的能量分布较少，从而保证治疗的安全性。

二、设备介绍

　　热拉提 PLUS 设备（图 3-16-2-1）装配有 2 个手具：Tune-face 定点手具与 UniLarge 滑动手具，前者为搭载 NPM 核心技术的主要手具，带负压吸引与强效制冷装置，主要用于面部颧弓水平以下的疏松结构的紧致与提升，后者本质上是 ALMA LASERS 既往的深蓝射频手具，主要用于面部额弓水平以上的紧致。根据求美者对于治疗效果的预期与对疼痛的耐受，Alma Lasers 推荐使用 3 种不同的治疗强度进行治疗，分别是热拉提 PLUS、热拉提 GENTLE 与热拉提 SOFT，对疼痛耐受良好的求美者可进行较高能量的治疗，而对于疼痛耐受不佳、更追求舒适度的求美者推荐使用中低能量、多次治疗。

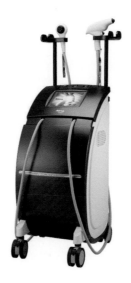

图 3-16-2-1　热拉提 PLUS 机身及治疗手具

第三节　应用及操作规范视频二维码

一、适应证

　　面部紧致提升，侧重点为下颌轮廓线模糊、双下巴、口角脂肪膨出、口角纹、鼻唇沟加深、鱼尾纹、眉下垂、抬头纹、川字纹。

二、禁忌证

（一）绝对禁忌证

　　体内装有起搏器、ICD（埋藏式心脏复律除颤器，简称为除颤器）、任何电子植入装置及患有严重心脏病的求美者。

（二）相对禁忌证

治疗区域有严重的皮肤病；怀孕或哺乳期的求美者；近期内做过线雕等侵入性治疗者；期望值过高者；有精神病病史、近期精神状态不稳定者；长期使用皮质类固醇激素或非甾体类抗炎药者。

三、操作流程及操作规范视频二维码

操作流程关键：第一步签署知情同意书、拍照；第二步进行面部清洁，术前评估；第三步进行治疗；第四步术后的保湿、防晒等护理。

面部清洁

↓

拍照存档

↓

评估求美者的整体状况，收集一般资料、现病史、既往史、药物过敏史以及是否存在治疗禁忌证等

↓

准备用物：热拉提仪器、治疗手套、测温计、小刷子、精油、修复面膜

↓

操作者戴好口罩、帽子等

↓

首先可使用单极活动治疗头进行皮肤的升温，同时可提高皮肤对能量的耐受性

↓

累积一定能量后使用负压吸引治疗头调整合适的治疗功率，并逐渐将能量上调至皮肤能耐受的微烫感，维持表皮温度在 39～41 ℃，在此基础上累积一定的能量

↓

术后向求美者交代注意事项及复诊时间

↓

整理用物

↓

洗手，脱掉口罩、帽子

黄金热拉提
操作规范视频
二维码

四、注意事项

(一) 术前

(1) 签署知情同意书。

(2) 清洁皮肤：使用洁面产品彻底清洁皮肤上的化妆品，并用无纺布洁面纸擦拭，保持干燥无水，摘除金属饰品。

(3) 拍照：推荐 VISIA（皮肤清洁 5 分钟后），VISIA 能准确地反馈下颌轮廓线的改善、鼻唇沟旁堆积脂肪厚度的变化及嘴角旁细小皱纹的改善等；如果没有，可采用平面拍照。

(4) 治疗前评估：了解求美者最想要解决的问题及改善的的部位，判断其是否适合做热拉提（脸形过于偏瘦者不建议进行此项治疗）。

(二) 术中

(1) 单极滑动射频手具操作时操作部位适当涂抹精油，操作头垂直贴合皮肤，力度适均，皮肤升温较慢时可通过调节能量或减慢滑动速度来实现，反之亦然。

(2) 负压吸引手具操作面视盲区先贴合在皮肤表面，后回扣手具至全贴合，负压开始工作时微微垂直轻抬手具增加舒适感。

(3) 仪器负压吸引工作时如吸附完全，可听到相对高亢的仪器声响，吸附不佳时声响相对低沉，如听到声音异常，提示吸附不佳时，建议停止射频发射，以避免烫伤。

(4) 对于皮肤较敏感者可将射频发射时间缩短以提高其耐受性。

(5) 眼球对射频较为敏感，故在眼周治疗时尽量在眶骨缘外治疗，射频发射方向不朝向眼球。

(6) 重复治疗时手具操作面与原轨迹适当错开，以避免在同一部位反复加热，保证安全及使作用区域受热均匀。

(7) 注意治疗时皮肤表面温度在 39～41 ℃并维持一定时间以使治疗有效，可通过调节能量或重复操作来实现。

(8) 每操作 2～3 遍进行测温，并关注求美者的主观感受。

（三）术后

（1）告知求美者术后 24 小时内多饮水，术后轻微发红、水肿都属于正常现象，因为负压的关系，皮肤薄的地方会有淤斑（和中医刮痧反应非常接近），3 天左右会消失。

（2）建议使用医用修复面膜（1 次 / 天，连续 5 ~ 7 天），治疗当天不宜使用过热或过冷的水洗脸（澡），当天不宜化浓妆，可以进行简单补水护理，不宜饮酒、蒸桑拿，注意防晒。

（3）告知下次治疗时间。观察皮肤无特殊情况后送求美者离开。

（4）清理用物，整理床单，补全病历，交回病历存放处。

（5）并发症及处理。

热拉提术后并发症较少或轻微，常见红斑、水肿，一般无须进行特殊处理，常在 1 ~ 2 天内自然消退。治疗面部时偶有下颌缘酸痛或触痛，可服用布洛芬缓解。若出现水疱，较小时可不予处理，可自然吸收。疱较大时，可抽出疱液，外涂抗生素软膏或碘伏，保持干燥，防止感染。

第四节　联合应用

一、与光电设备联合应用

在年轻化的治疗方案中，色素性和血管性复合皮损比较常见，射频在起到颜面部紧致提升作用的同时，可以配合光电设备来综合治疗，例如常见的雀斑、日光黑子、脂溢性角化、黄褐斑、颜面毛细血管扩张等，可以配合强脉冲光或者激光治疗。由于热拉提能够加速靶组织细胞的新陈代谢，所以针对以上色素性和血管性皮损，在光电技术手段瞬时爆破黑色素颗粒的基础上，间隔 2 周可行热拉提 PLUS 治疗，后续的热拉提治疗能够更好地加速组织细胞的代谢和修复。

二、与填充注射联合应用

这方面的关注度逐年提高。近年来，肉毒毒素、透明质酸、胶原蛋白以及美塑疗法（皮下靶向药物注入）发展得很快，但是医生和求美者总是在不断地探寻既可以凸显近期即刻效果，又能够维持较长时间的美容项目，射频的胶原刺激、新陈代谢的加强，是大家关注的焦点。但是要注意合理地安排复合治疗方案的时间，一般建议先行热拉提 PLUS 紧致治疗，间隔 2 ~ 4 周行注射填充治疗。

三、与外科手术及线材提升联合应用

手术适应证的选择及求美者术后恢复时间的差异，决定了个体化治疗方案的不同。例如，热拉提联合外科手术对术后皮肤松弛以及短期的组织肿胀改善有着较好的效果。线材颜面部提升术中，由于目前选取的大多数是可吸收线材，几乎在 3 ~ 6 个月内逐渐吸收代谢，求美者期待的维持时间极大缩短，射频技术对比线材治疗效果在时间的延续和射频技术远期年轻化的效果上更有优势，是不错的选择。

第五节 应用效果案例

案例见图 3-16-5-1。

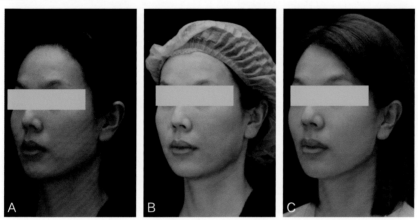

图 3-16-5-1 热拉提 PLUS 治疗松弛下垂效果对比图

A. 治疗前。B. 1 次治疗后即刻。C. 1 次治疗后 4 个月

治疗设备

热拉提 PLUS。

治疗参数

Tune-face 定点手具：起始功率 80~85 W，能量累积 20 kJ；UniLarge 滑动手具：起始功率 80~90 W，能量累积 25 kJ。

治疗终点反应

轻中度红斑、轻度水肿。

预期效果

中下面部松弛改善，法令纹和口角囊袋改善。

第十七章
INMODE 钻石超塑射频技术

第一节　引言

INMODE 钻石超塑是以色列盈美特公司研发的用于塑形紧致脂肪抗衰的无创射频治疗仪。利用射频热作用以及纳秒级超高压脉冲波，搭载 ACE 专利技术，在对温度的严格把控下，定向对表皮、真皮、脂肪层进行立体收紧，并减少脂肪细胞数量以达到塑形抗衰的效果。

第二节　技术原理与设备介绍

一、技术原理

钻石超塑结合了多种技术，包括射频（RF）能量、ACE 温控技术、真空负压吸入技术、双重射频能量，旨在通过无创手段改善皮肤质地、减少脂肪，并促进皮肤紧致和年轻化。以下是这些技术的详细介绍和它们如何共同作用于治疗过程中。

● 射频热量：钻石超塑通过其手持治疗头释放射频能量，这种能量能够穿透皮肤直达皮肤的深层。在深层皮肤处，射频能量转化为热能，加热深层组织。这种加热作用能够刺激胶原蛋白的重建和新生，从而达到紧致皮肤和改善皮肤松弛的效果。

● ACE 温控技术：钻石超塑配备了先进的 ACE（升温、控温、维温）温控技术。这种技术确保在治疗过程中，皮肤的温度被精确控制在一个最佳范围内。这不仅提高了治疗的安全性，还确保了射频能量的有效利用和均匀分布，从而获得均衡的治疗效果。

● 真空负压吸入技术：钻石超塑还应用了真空负压技术，该技术通过吸附皮肤，确保射频能量能够均匀且深入地作用于治疗区域。这种吸附作用还有助于改善局部血液循环，进一步促进胶原蛋白的生成。

● 双重射频能量：设备释放的射频能量分为两个阶段。第一阶段的射频能量用于加热皮肤，改善皮肤的弹性和紧致度。第二阶段释放纳秒超高压射频能量，即电穿孔技术（图 3-17-2-1），使脂肪细胞酸碱度失衡，自行死亡，随后逐渐被代谢至体外，减少脂肪细胞数量，实现减脂瘦身效果。

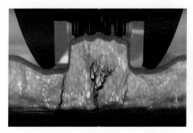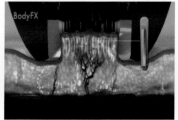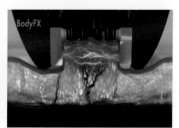

图 3-17-2-1 减少脂肪细胞数量的电穿孔技术

二、设备介绍

钻石超塑治疗设备（图 3-17-2-2）配备了 3 种主要的治疗手具：BodyFX、MiniFX 和 Forma。每种手具都有其特定的应用和技术特点。

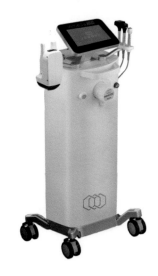

图 3-17-2-2 钻石超塑治疗设备机身

1. BodyFX

主要功能：BodyFX（图 3-17-2-3）是一种非侵入性治疗手具，主要用于身体塑形。它通过提供射频能量，改善血液循环并将热量分散到深层组织。

技术细节：BodyFX 结合了普通射频和纳秒超高压射频。它首先使用第一道射频能量给组织升温，紧致皮肤的同时减小脂肪细胞对射频能量的阻抗，然后第二道能量通过电穿孔技术使脂肪细胞酸碱度失衡，随后逐渐被代谢排出体外，减少脂肪细胞数量，实现减脂瘦身效果。

应用范围：BodyFX 通常用于腰腹背等大面积区域的治疗。

2. MiniFX

主要功能：MiniFX（图 3-17-2-4）与 BodyFX 技术相同，但尺寸更小，专用于小区域塑形。

技术细节：与 BodyFX 类似，MiniFX 也是通过真空负压吸附吸起脂肪，然后释放射频能量进行治疗的。它首先释放第一道射频能量加热收紧皮肤，随后立刻释放第二道纳秒超高压射频能量，打开脂肪细胞膜小孔，改变脂肪细胞膜通透性，达到瘦身减重的目的。

应用范围：MiniFX 通常应用于双下巴、膝关节等小面积区域的治疗。

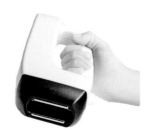
图 3-17-2-3　BodyFX 治疗手具

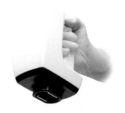
图 3-17-2-4　MiniFX 治疗手具

3. Forma

主要功能：Forma（图 3-17-2-5、图 3-17-2-6）是专用于紧肤的治疗手具，提供温热感的射频治疗。

技术细节：Forma 的紧肤原理与其他射频类似，通过射频热量刺激皮下胶原再生，从而达到紧肤和嫩肤的作用。它的治疗温度通常在 43 ~ 44 ℃。

应用范围：Forma 用于提升皮肤的紧致度和弹性，适用于全身多个部位。

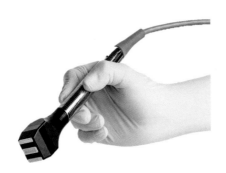
图 4-17-2-5　Forma 治疗手具

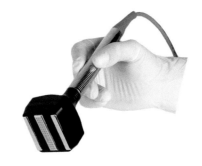
图 4-17-2-6　Forma PLUS 治疗手具

第三节　应用及操作规范视频二维码

一、适应证

（1）面部下颌缘不清晰，法令纹下垂，双下巴明显，嘴角嘟嘟肉。

（2）面部皮肤松弛下垂比较明显，脸颊脂肪凹凸不平。

（3）腰腹部、背部、副乳、蝴蝶袖、臀下线等脂肪堆积的部位，身体部位橘皮样外观。

（4）局部血液循环不畅、轻度肌肉疼痛和痉挛。

二、禁忌证

（1）有起搏器或内部除颤器、治疗区表面金属、硅胶或透明质酸植入物。

（2）并发严重的系统性疾病，如癌症、心脏病、代谢和凝血障碍。

（3）治疗区的皮肤病活跃状况（牛皮癣、皮疹、瘢痕疙瘩）。

（4）血栓性静脉炎病史。

（5）肝脏疾病和脂肪代谢异常。

（6）妊娠期。

（7）精神障碍，如 BDD（躯体变形障碍症）。

三、操作流程及操作规范视频二维码

操作流程关键：第一步签署知情同意书、拍照；第二步进行面部清洁；第三步进行治疗；第四步术后的保湿、防晒等护理。

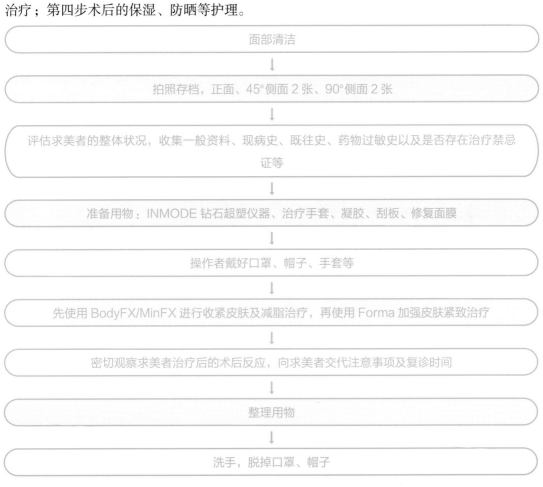

面部清洁

↓

拍照存档，正面、45°侧面 2 张、90°侧面 2 张

↓

评估求美者的整体状况，收集一般资料、现病史、既往史、药物过敏史以及是否存在治疗禁忌证等

↓

准备用物：INMODE 钻石超塑仪器、治疗手套、凝胶、刮板、修复面膜

↓

操作者戴好口罩、帽子、手套等

↓

先使用 BodyFX/MinFX 进行收紧皮肤及减脂治疗，再使用 Forma 加强皮肤紧致治疗

↓

密切观察求美者治疗后的术后反应，向求美者交代注意事项及复诊时间

↓

整理用物

↓

洗手，脱掉口罩、帽子

INMODE 钻石超塑射
频技术（爆脂）操作
规范视频二维码

INMODE 钻石超塑射
频技术（紧致）操作
规范视频二维码

四、注意事项

（一）术前

（1）签署知情同意书。

（2）清洁皮肤：使用洁面产品彻底清洁皮肤上的化妆品，并用无纺布洁面纸擦拭，保持干燥无水。

（3）摘除身体上所佩戴的所有金属饰品。

（4）拍照：可使用 VISIA 检测仪或者数码相机拍摄，治疗前后拍摄角度需一致；拍摄角度：正面、45°侧面 2 张、90°侧面 2 张。身体部位治疗可用卷尺测量围度，在测量区域用记号笔做好记号，方便术后保证测量数据的准确性。

（5）沟通皮肤存在的实际问题及治疗后皮肤变化的预期，术后皮肤可能会出现的反应，沟通作用原理、效果显现时间、效果显现部位、疗程配置及禁忌证等。

（二）术中

（1）使用 BodyFX/MiniFX 时，先让皮肤与手具充分接触且有轻微压力，使其达到最大真空抽吸力和更深的治疗，再踩下脚踏开关——启动 RF 电流和负压。

（2）在治疗区域内移动手具时，为了使温度快速上升，应与上一手具重叠 30% ~ 50%。

（3）叠脉冲可以缩短达到截止温度的加热时间（同一区域不要连续堆叠超过 3 ~ 5 次，避免出现淤青）。

（4）使用 Forma/Forma PLUS 治疗时，需要配合使用凝胶，刚开始治疗时为了升温先小范围缓慢滑动；直到温度到达设定截止温度后开始慢慢扩大治疗范围，扩大治疗范围过程中也需要连带着已经升温至截止温度的皮肤一同滑动治疗。

（三）术后

（1）治疗后建议使用温热水清洁治疗区域（避免接触非常热的水）。

（2）术后避免蒸桑拿、泡温泉等（避免水分流失造成皮肤发干）。

（3）身体涂抹保湿身体乳液 3 ~ 5 天。

（4）治疗后每天饮 6 ~ 8 杯（300 mL/ 杯）的温水，有助于代谢。

（5）治疗区域做好常规防晒，避免对治疗部位造成摩擦。

（6）可以适当运动，注意合理饮食，忌暴饮暴食。

五、并发症及处理

INMODE 术后的副作用通常较轻微，常见的有红斑和肿胀，这些症状通常不需要进行特别处理，大多在 1~2 天内会自然消失。如果治疗后产生小水疱，一般无须特别处理，它们会自然吸收。如果水疱较大，可以抽取疱内液体，并外敷抗生素软膏或碘伏以保持干燥，预防感染。

第四节　联合应用

一、与肉毒毒素联合应用

INMODE 钻石超塑常用于下颌缘不清晰的治疗，可以针对颧颊脂肪垫、颈阔肌前脂肪垫进行溶脂治疗。同时在治疗后联合肉毒毒素的下颌缘提升治疗，放松颈阔肌，减轻颈阔肌对面部的下拉力量，进一步加强下颌缘清晰的治疗效果。

二、与冷冻治疗联合应用

冷冻溶脂通过负压吸引和持续监控的低温，使正常的脂肪细胞冷冻结晶、逐渐凋亡，经由人体新陈代谢排出体外。冷冻溶脂更适合大面积的减脂塑形，如：容易囤积脂肪的腰腹部、臀下等，钻石超塑和冷冻溶脂可以联合使用，先用冷冻溶脂减少大量脂肪，然后用钻石超塑进行细致的塑形和紧肤。冷冻溶脂后建议间隔 1~3 个月操作钻石超塑。

三、与其他射频治疗联合应用

钻石超塑通过普通射频和纳秒超高压射频共同作用于脂肪，来达到减脂的效果，治疗范围较大时，可能会引起皮肤松弛的症状，治疗后可联合其他射频治疗，对皮肤进行紧致的治疗。钻石超塑爆脂做完后 1 周可进行热玛吉、热拉提等治疗。

第五节　应用效果案例

案例见图 3-17-5-1、图 3-17-5-2。

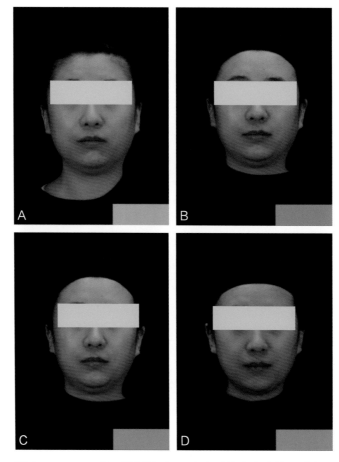

图 3-17-5-1　钻石超塑针对下面部紧致溶脂治疗效果对比图
A. 治疗前。B. 治疗第 1 次。C. 治疗第 2 次。D. 治疗第 3 次

治疗设备

INMODE 钻石超塑。

治疗参数

MiniFX 深层收紧＋爆脂，25 W，42 ℃，2.5 s，两侧累积时间 20 分钟；Forma 紧致，50 W，42 ℃，两侧累积时间 10 分钟。

治疗终点反应

轻中度红斑，轻度水肿。

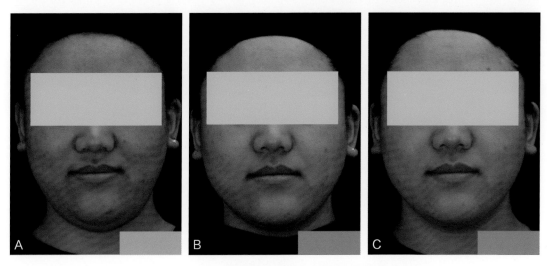

图 3-17-5-2　钻石超塑针对双下巴溶脂治疗效果对比图

A. 治疗前。B. 第 1 次治疗。C. 第 2 次治疗

治疗设备

INMODE 钻石超塑。

治疗参数

MiniFX 深层收紧 + 爆脂，23 W，41 ℃，2.0 s，两侧累积时间 20 分钟；Forma 紧致，50 W，42 ℃，两侧累积时间，10 分钟。

治疗终点反应

轻中度红斑，轻度水肿。

第十八章
等离子射频技术

第一节 引言

等离子体（Plasma，源于古希腊语 πλάσμα，由欧文·朗缪尔于 1928 年创造）是由阳离子、中性粒子、自由电子等组成的电中性物质，由于阴、阳离子的电荷量相等，物理学上称为"等离子"。等离子体是除固态、气态、液态以外的第 4 种物质形态，广泛存在于宇宙之中，闪电、极光、星云、大气层、电离层等都属于天然等离子体。随着物理学的飞速发展，人造等离子体被广泛应用于学术研究、工业冶金、金属切割、航天航空、临床医学等领域，如霓虹灯、等离子显示器、臭氧发生器、等离子空气消毒机等。目前人造等离子体多数是通过电磁场激发惰性气体（氦气、氩气、氮气、氙气等）而产生的。

等离子射频技术（micro-plasma radio-frequency technology）是通过多点单极射频的能量，将空气中的氮气等激发为微等离子态，再利用 Pixel RF（点阵射频）技术作用于皮肤，产生微剥脱效应，从而启动创伤修复机制，刺激成纤维细胞合成新的胶原纤维，达到浅表皮肤重建的目的。在皮肤美容领域也逐渐展现出其独特的优势，通过等离子体浅表剥脱效应及射频深层热效应，可有效改善浅表瘢痕、毛孔粗大、皮肤松弛、真性皱纹等问题。

第二节 技术原理与相关设备

一、技术原理

利用高能单极射频（电磁场）技术，频率为 40.68 MHz，激发空气中的氮气，使其电离成为离子态，当电磁场强度及氮气电离度达到一定程度时，就会出现电弧放电现象（电火花），电弧轨迹的电阻会产生热量，形成热等离子体。这些高温电弧会导致浅表皮肤组织消融，同时会导致真皮浅层穿孔，形成微损伤带。临床动物模型（猪皮模型）研究显示，损伤深度为 $100 \sim 150\,\mu m$，宽度为 $80 \sim 120\,\mu m$。这些损伤可以导致皮肤再上皮化，同时单极射频能量可传导至真皮层，深度可达 $500 \sim 1000\,\mu m$，刺激真皮胶原蛋白生成、重塑及重排，从而起到嫩肤、年轻化、改善瘢痕及浅表皮肤重建等作用。

二、相关设备

目前国内应用较广的等离子射频设备是以色列 Alma Lasers 公司的 Accent XL（Pixel RF）及 Legato（Opus），均为获得国家批准的进口医疗器械。Accent XL 适应证范围为"皮肤组织加热以改善皮肤皱纹及痤疮瘢痕的非侵入性治疗"，Legato（Opus）适应证范围为"改善皮肤萎缩性瘢痕"。

（一）Accent XL（图 3-18-2-1）

设备包含 UniLarge 射频手柄、Bipolar 射频手柄、Pixel 射频手柄和 UniForm 射频手柄，其中的 Pixel 射频手柄基于等离子射频技术研发。Pixel 射频手柄配备多个治疗尖端，输出频率 40.68 MHz，输出功率 1～150 W，具体如下。

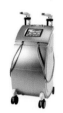

图 3-18-2-1 Accent XL

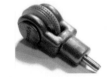

图 3-18-2-2 Roller TIP-3

Roller TIP-3 排（图 3-18-2-2）：滚轮式尖端，周长 25.0 mm，轮宽 3.0 mm，像束排数为 3 排，功率调节范围为 1～120 W。

Roller TIP-6 排（图 3-18-2-3）：滚轮式尖端，周长 25.0 mm，轮宽 10.0 mm，像束排数为 6 排，功率调节范围为 1～120 W。

Roller TIP-15 排（图 3-18-2-4）：滚轮式尖端，周长 25.0 mm，轮宽 3.0 mm，像束排数为 15 排，功率调节范围为 1～120 W。

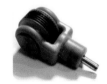

图 3-18-2-3 Roller TIP-6

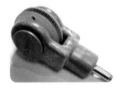

图 3-18-2-4 Roller TIP-15

Heating（图 3-18-2-5）：固定式圆形尖端，带橡胶套筒，脉宽调节区间为 0.1～1.0 s。

Ablating（图 3-18-2-6）：固定式圆形尖端，不带橡胶套筒，脉宽调节区间为 0.1～1.0 s。

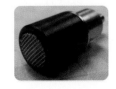

图 3-18-2-5 Heating

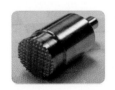

图 3-18-2-6 Ablating

（二）Legato（Opus）（图 3-18-2-7）

目前国内只配备 Pixel 射频手柄，Pixel 射频手柄配备多个治疗尖端，输出频率 40.68 MHz，输出功率 30～110 W，具体如下。

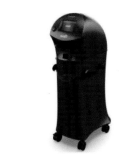

图 3-18-2-7　Legato（Opus）

Atrophic（图 3-18-2-8）：滚轮式尖端，周长 25.0 mm，轮宽 10.0 mm，像束排数为 6 排，功率调节范围为 30～110 W。

Peeling（图 3-18-2-9）：滚轮式尖端，周长 25.0 mm，轮宽 3.0 mm，像束排数为 15 排，功率调节范围为 30～110 W。

Icepick（图 3-18-2-10）：固定式圆形尖端，带橡胶套筒固定式，脉宽调节区间为 0.1～1.0 s。

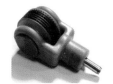

图 3-18-2-8　Atrophic

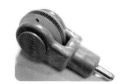

图 3-18-2-9　Peeling

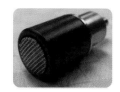

图 3-18-2-10　Icepick

目前获得国家批准的 Accent XL-Pixel 和 Legato（Opus）配备的治疗尖端十分相似，此外，Legato（Opus）设备国家获批版本与国外有所不同，包括但不限于治疗模式、治疗尖端、设备模块等，但笔者暂未收集到相关准确数据，故无法详细列举。Accent XL-Pixel 和 Legato（Opus）两台设备都包含 In Motion（滑动）和 Stationary（定点）两种治疗模式，滚轮式治疗尖端使用 In Motion 模式，固定式圆形尖端使用 Stationary 模式。Accent XL-Pixel 有 4 个治疗挡位可以灵活选择，分别为 1 挡（20% 剥脱效应、80% 热效应），2 挡（40% 剥脱效应、60% 热效应），3 挡（60% 剥脱效应、40% 热效应），4 挡（80% 剥脱效应、20% 热效应）。Legato（Opus）同样有 4 个治疗挡位，分别为 1 挡（25% 剥脱效应、75% 热效应），2 挡（40% 剥脱效应、60% 热效应），3 挡（60% 剥脱效应、40% 热效应），4 挡（75% 剥脱效应、25% 热效应）。实际临床治疗中，剥脱效应的强度一方面随治疗挡位发生变化，另一方面取决于医师的操作技巧，当治疗尖端和皮肤紧密贴合时，几乎不会产生等离子剥脱效应，而是以射频热效应为主，当治疗尖端和皮肤产生微小间隙时，开始出现等离子剥脱效应。医生需要在临床操作中反复训练，熟练掌握这两种操作技巧。

第三节　应用及操作规范视频二维码

一、适应证

（1）面部静态皱纹。

（2）痤疮瘢痕。

（3）烧烫伤萎缩性瘢痕。

（4）各类手术后线性瘢痕。

（5）毛孔粗大。

（6）轻度皮肤松弛。

Accent XL 及 Legato（Opus）两台设备，都配备了滚轮式尖端及固定式圆形尖端。滚轮式尖端像束密度有所不同，分别为 3 排、6 排、15 排，可以根据治疗部位或皮损大小灵活选用不同尖端，以便医生操作。固定式圆形治疗尖端分为有橡胶套筒和无橡胶套筒两种规格，无橡胶套筒治疗尖端产生的等离子剥脱效应更强，治疗时应更加谨慎，避免出现严重术后不良反应（水疱、组织坏死、凹陷性瘢痕等）。几种规格的治疗尖端也可同时组合应用，以达到临床预期疗效。

二、禁忌证

（一）绝对禁忌证

（1）治疗区域存在细菌或病毒感染。

（2）治疗区域有金属植入物。

（3）有植入式心脏起搏器、植入式心脏复律/除颤仪。

（4）系统性红斑狼疮、进展期白癜风等自身免疫性疾病者。

（5）严重高血压、糖尿病、冠心病、肾衰竭等。

（6）妊娠期。

（7）期望值过高、不切实际者。

（8）严重抑郁症。

（二）相对禁忌证

（1）哺乳期。

（2）严重瘢痕体质。

（3）治疗部位近 3 个月有填充剂注射史。

（4）口腔有金属矫正器、义齿。

三、操作流程及操作规范视频二维码

操作流程关键：第一步进行术前沟通并签署知情同意书；第二步进行面部清洁、拍摄照片；第三步进行术前准备及治疗；第四步进行术后护理并交代医嘱。

```
面部清洁
```
↓
```
拍摄 VISIA，拍摄术前照片
```
↓
```
明确求美者治疗目的，了解求美者治疗期望，评估求美者皮损（皮肤情况），完善求美者病例，
收集一般情况、现病史、既往史、药物过敏史及有无治疗禁忌证等
```
↓
```
进行详细、客观的术前风险告知，签署知情同意书
```
↓
```
治疗部位涂复方利多卡因乳膏，45~60 分钟，可视情况封包
```
↓
```
选择合适的治疗尖端，按要求消毒、干燥、冷却
```
↓
```
治疗部位碘伏消毒、脱碘、干燥
```
↓
```
用 75% 酒精消毒治疗手柄
```
↓
```
安装消毒后的治疗尖端，选择合适的参数
```
↓
```
根据求美者疼痛反馈及皮肤终点反应调节治疗参数
```
↓
```
治疗完毕，可薄涂湿润烧伤膏或重组人表皮生长因子凝胶
```
↓
```
术后明显灼热、疼痛者可适当予以冰敷
```
↓
```
详细告知术后注意事项、居家护理措施，嘱定期复诊
```
↓
```
求美者拍摄术后照片，离院
```

↓

建议术后第 1 天、7 天、15 天跟踪回访

四、注意事项

（一）术前

（1）彻底清洁治疗部位，如痤疮瘢痕等组织凹陷区域容易藏污纳垢，可能增加治疗后感染的风险。

（2）术前应对求美者实施充分的表面麻醉，降低术中疼痛感。

（3）建议术前及术后均进行标准体位照片拍摄。

（4）进行充分的术前沟通，签署知情同意书。

（5）术前应摘取金属类贴身首饰。

（二）术中

（1）严格无菌操作，消毒清洁后应擦干治疗区域皮肤，潮湿状态下操作将无法达到预期效果。

（2）治疗尖端应充分冷却，可放置自然冷却 15 分钟以上，亦可用冷风机辅助快速冷却，避免消毒后的高温金属尖端烫伤求美者。

（3）建议治疗时避开眼球及甲状腺区域。

（4）治疗终点反应一般分为两种，"红斑、水肿"和"焦痂、渗出"，影响因素为术者操作手法、设备参数设置、治疗尖端类型。实际治疗时终点反应可依据治疗目的及（或）求美者诉求灵活调整，如中重度痤疮瘢痕治疗终点反应可为"明显焦痂、水肿、渗出"，毛孔及静态皱纹治疗终点反应可为"轻微焦痂、水肿"。终点反应为"焦痂、渗出"时，术后可能出现水疱、感染、持续性红斑、色素沉着、色素减退及色素脱失等不良反应，应提前告知求美者。

（5）如求美者术中热痛感强烈，建议使用冷风机辅助缓解，亦可实施浸润麻醉或阻滞麻醉。

（6）建议术中使用抽风机，减少医务人员烟雾吸入。

（7）进行紧致抗衰治疗时，可使用测温仪监测皮温，避免过度热量蓄积导致烫伤。

（三）术后

（1）如术后即刻见明显渗出，可用棉签轻轻擦拭，过度擦拭可能导致表皮脱落，需要警惕。

（2）术后即刻可薄涂湿润烧伤膏或重组人表皮生长因子凝胶。

（3）术后及时冷敷，可缓解灼热、刺痛等不适。

（4）治疗终点为"红斑、水肿"时，术后24小时即可清水清洁，避免热水刺激。

（5）治疗终点为"焦痂、渗出"时，术后7~10天创面需避免遇水、摩擦、搔抓，每天外涂湿润烧伤膏或重组人表皮生长因子凝胶2~3次，如渗出明显，可用生理盐水轻拭，但不可强行擦除，等待自然脱痂。

（6）术后严格防晒。

五、并发症及处理

等离子射频治疗后可能出现的不良反应及其处理方式如下：

（1）红斑、水肿、灼热、刺痛：是最常见的短期术后不良反应，术后即刻予以冷敷、外涂湿润烧伤膏，可有效缓解此类症状，如红斑、水肿持续超过48小时，可短期应用皮质类固醇激素。

（2）水疱：术后及时冷敷可避免或减少该不良反应，如水疱体积较大（>5 mm）或数量较多（>3个）建议返院抽吸疱液，需保留疱壁完整性，否则可能出现感染、色素沉着及色素脱失等不良反应。如出现水疱，需要多次抽吸。可外用抗生素软膏，预防感染。

（3）表皮脱失：常见于术中处理不当或术后搔抓、摩擦，可能导致创面延迟愈合，增加色素沉着、色素脱失、持续性红斑等不良反应风险发生。术后及术中应加强防范，尽量避免该不良反应出现，如出现此类不良反应，可外用重组人表皮生长因子凝胶，促进创面愈合，同时可外用抗生素软膏，预防感染。

（4）创面感染：可外用抗生素软膏，必要时可口服。如有单纯疱疹复发，应使用抗病毒药物，如阿昔洛韦。

（5）色素沉着、色素减退或色素脱失：治疗过程中避免过度剥脱效应，保留表面焦痂完整性，操作不当或术后护理不当，可能会导致明显色素沉着，甚至色素减退或色素脱失。

● 色素沉着大多可自行消退，期间可外用氨甲环酸、左旋维生素C。严重者可酌情使用氢醌乳膏，但应避免长期使用，可能导致皮肤刺激、褐黄病、色素减退等不良反应。

● 色素减退通常有复色表现，单色素脱失往往无法自行恢复，白斑出现早期可外用糖皮质激素软膏、他克莫司软膏，口服小剂量泼尼松，也可联合308 nm准分子激光、NB-UVB、PUVA等。经以上治疗仍无法复色时，可以考虑手术治疗，如自体表皮移植术、皮肤环钻移植术等。

（6）瘢痕增生：过度治疗、护理不当、术后感染等因素均有可能导致瘢痕增生，如出现此情况，可联合曲安奈德、得宝松、氟尿嘧啶、肉毒毒素等皮损内注射治疗。

（7）齿轮样（像束样）压迹：通常是由过度治疗或操作不当引起的，本质上是凹陷性瘢痕，尽量避免在正常皮肤或光滑皮肤上进行剥脱治疗（终点反应为焦痂、渗出）。此外进行剥脱治疗时，应避免出现明显电火花现象，出现该现象可能导致表皮灼伤过重，从而出现非预期的并发症。

第四节　联合应用

一、与超脉冲二氧化碳点阵激光联合应用

针对萎缩性痤疮瘢痕，当同时存在多种类型（厢车型、滚轮型、冰锥型）皮损时，可以联合应用超脉冲 CO_2 点阵激光治疗。由于等离子射频治疗尖端形态特点，导致治疗尖端很难接触瘢痕凹陷的底部（如冰锥型痤疮瘢痕底部），因此可以先进行局部点阵激光治疗，再进行等离子射频治疗，可以提高治疗效果。

二、与人工点阵激光联合应用

针对严重的增生性瘢痕、瘢痕疙瘩、肥厚性瘢痕，可以联合人工点阵激光治疗，先使用人工点阵激光汽化瘢痕组织，直接减少瘢痕体积，然后进行等离子射频治疗，可让瘢痕浅表皮肤再上皮化，从而改善瘢痕外观，同时使射频能量穿透至深层组织，进一步促进瘢痕结缔组织的重塑。

三、与美塑疗法联合应用

进行非剥脱治疗时，可以联合应用美塑疗法，改善静态纹路，如颈纹。针对面部油脂分泌旺盛、炎症性痤疮等皮肤问题，亦可先用等离子射频进行治疗，再进行微针美塑治疗，高强度的单极射频能量可抑制皮脂腺功能，减少油脂分泌，同时可杀灭痤疮丙酸杆菌，微针治疗后形成皮肤微通道，配合药物透皮吸收，可以有效改善痤疮炎症。

第五节 应用效果案例

案例见图 3-18-5-1~图 3-18-5-10。

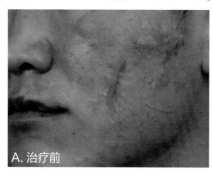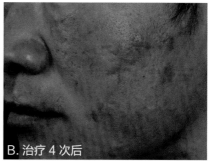

A. 治疗前　　B. 治疗 4 次后

图 3-18-5-1　Legato 治疗面部陈旧性瘢痕效果对比图

治疗设备

Legato。

治疗参数

Atrophic，85 W，4 挡，5 遍。

终点反应

"均匀焦痂、轻度渗出"。

治疗效果

瘢痕色泽接近正常皮肤，质地变软，平整度明显改善。

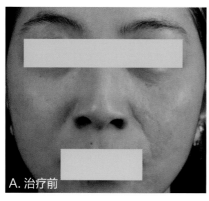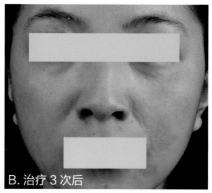

A. 治疗前　　B. 治疗 3 次后

图 3-18-5-2　Legato 治疗面部烫伤瘢痕效果对比图

治疗设备

Legato。

治疗参数

Atrophic，90 W，3 挡，5 遍。

终点反应

"均匀焦痂、轻度渗出"。

治疗效果

烧伤烫伤瘢痕往往伴有不同程度色素异常，该求美者经多次治疗后可见瘢痕色泽接近正常皮肤，鼻唇沟位置凹陷性瘢痕明显变平。

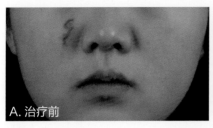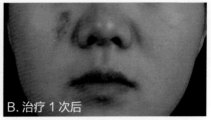

A. 治疗前　　　　　　　B. 治疗 1 次后

图 3-18-5-3　Legato 治疗面部凹陷性瘢痕效果对比图

治疗设备

Legato。

治疗参数

Atrophic：90 W，3 挡，4 遍。

Icepick：50 W，0.5 s，1 遍。

终点反应

"均匀焦痂、轻度渗出"。

治疗效果

瘢痕明显变平，色素沉着稍有改善。

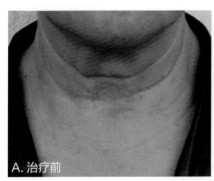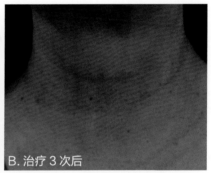

A. 治疗前　　　　　　　B. 治疗 3 次后

图 3-18-5-4　Legato 联合嗨体治疗颈纹及光老化效果对比图

嗨体

1.5 mL，2 支，30 G、13 mm 针头，真皮内注射。

治疗设备

Legato。

治疗参数

Atrophic：50 W，1 挡，6 遍。

Peeling：40 W，1 挡，3 遍。

Icepick：45 W，0.5 s，1 遍。

终点反应

颈部皮肤"均匀红斑、轻度水肿"，嗨体注射部位颈纹即刻达到平整状态。

治疗效果

颈部皮肤肤质更加细腻，皮肤亮度及肤色均匀度有所改善，整体紧致度有所提高，颈纹明显变浅。

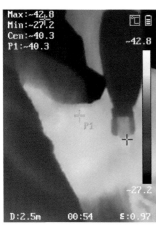 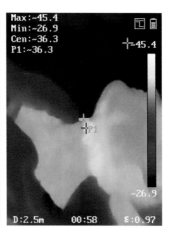

治疗参数

Atrophic：50 W，1挡，6遍，持续治疗5分钟。

图 3-18-5-5　颈部 Legato 治疗中红外热成像仪成像

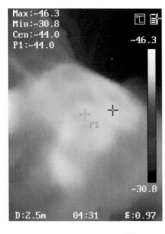

治疗参数

1064 nm，300 J，5 s，10 mm，持续治疗15分钟。通过红外热成像仪成像对比，Legato 可以短时间内将皮肤温度升高至目标温度，从而达到颈部抗衰的目的，但 Legato 缺少温度监测模块，建议治疗中可使用手持红外测温仪监测皮肤温度，以便达到预期临床效果，同时降低因热量过度蓄积而导致的皮肤烫伤风险。

图 3-18-5-6　颈部 Fotona 4D 治疗中红外热成像仪成像

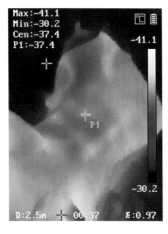 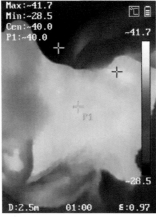

图 3-18-5-7 所示案例，求美者接受颈部 Legato 非剥脱治疗（治疗参数为 Atrophic，48 W，1挡，8遍；Peeling，48 W，1挡，3遍；Icepick，35 W，0.4 s，1挡，1遍），治疗后未进行冰敷等降温处理，术后23分钟皮肤温度基本恢复正常。目前笔者所在医院颈部 Legato 非剥脱治疗后通常不需要冰敷，亦未观察到严重不良反应。

图 3-18-5-7　Legato 颈部治疗术后红外热成像仪成像

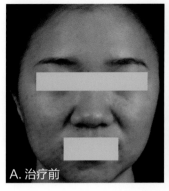
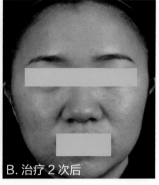

A. 治疗前　　　　　　B. 治疗 2 次后

图 3-18-5-8　Legato 全面部非剥脱嫩肤治疗效果对比图

治疗设备	终点反应
Legato。	面部皮肤"均匀红斑、轻度水肿"。

治疗参数

Atrophic：50 W，1 挡，6 遍。

Icepick：45 W，0.5 s，1 遍。

治疗效果

面部油脂分泌减少，毛孔收缩，肤色更加均匀，法令纹变浅，重睑增宽，整体紧致度有所提高。

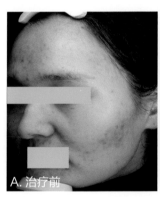
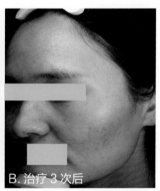

A. 治疗前　　　　　　B. 治疗 3 次后

图 3-18-5-9　Accent XL（Plasma）治疗痤疮瘢痕效果对比图

治疗设备

Accent XL。

治疗参数

roller-tip in-motion，60 W，2 挡，3 遍。

终点反应

均匀焦痂、轻度渗出。

治疗效果

瘢痕平整度明显改善，色素沉着减轻。

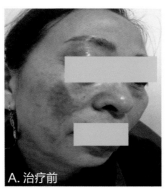
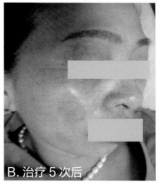

A. 治疗前　　　　　　　　　　B. 治疗5次后

图 3-18-5-10　Accent XL（Plasma）治疗面部烫伤瘢痕效果对比图

治疗设备

Accent XL。

治疗参数

roller-tip in-motion，70 W，3 挡，3 遍。

终点反应

黄色焦痂、轻度渗出。

治疗效果

瘢痕色泽接近正常皮肤，瘢痕厚度变薄，平整度明显改善。

参考文献

[1] 戴杏，梁虹．光电治疗在敏感性皮肤中的应用 [J]．皮肤科学通报，2020，37（06）：597-600，605．

[2] 余妍欣．舒敏之星联合红光治疗面部激素依赖性皮炎的疗效分析 [J]．中外医疗，2018，37（26）：110-112.DOI：10.16662/j.cnki.1674-0742.2018.26.110.

[3] 张书常．红蓝光联合治疗中重度痤疮患者的疗效 [J]．医疗装备，2020，33（12）：99-100.

[4] 伍筱铭，王思农，刘青，等．三黄凝胶联合红蓝光外治Ⅱ、Ⅲ级痤疮的疗效观察 [J]．中国皮肤性病学杂志，2018，32（01）：119-122.DOI：10.13735/j.cjdv.1001-7089.201706109.

[5] 李昕．光动力与红蓝光分别联合异维 A 酸治疗中重度痤疮的临床观察 [J]．现代诊断与治疗，2021，32（20）：3261-3263.

[6] 临床皮肤科杂志 2015 年 44 卷第 1 期 J Clin Dermatol，January 2015，Vol. 44，No. 1.

[7] 谢培煜，李志民，王雅丽．舒敏之星联合 ELOS 光电系统治疗黄褐斑的临床疗效分析 [J]．中国医疗美容，2021，11（05）：52-55.DOI：10.19593/j.issn.2095-0721.2021.05.014.

[8] 张海贞，王岩军．红黄光联合刺络拔罐治疗面部激素依赖性皮炎疗效观察 [J]．皮肤病与性病，2018，40（02）：161-164.

[9] 谷晓广，王艺萌，马莎莎，等．调 Q 1064nm ND：YAG 激光联合 LED 红光治疗面部糖皮质激素依赖性皮炎疗效分析 [J]．中国美容医学，2016，25（01）：48-50.DOI：10.15909/j.cnki.cn61-1347/r.000961.

[10] 黄台曼，郑欣，郝振华，等．多功能激光光电平台联合生长因子治疗面部皮炎和敏感性皮肤的疗效观察 [J]．中国皮肤性病学杂志，2020，34（01）：102-106.DOI：10.13735/j.cjdv.1001-7089.201903186.

[11] 邵成明，闫婷，陈婷婷，等．强脉冲光联合黄极光在敏感性皮肤治疗中的应用 [J]．中国医疗美容，2022，12（05）：43-46.DOI：10.19593/j.issn.2095-0721.2022.05.011.

[12] 干福熹．回顾中国激光的诞生和早期发展 [J]．中国激光，2010，37（9）：2183-2187.

[13] Agbai O, Hamzavi I, Jagdeo J. Laser treatments for postin ammatory hyperpigmentation: A systematic review[J]. JAMA Dermatol, 2017, 153(2): 199-206.

[14] Park JY, Park JH, Kim SJ, et al. Two histopatho-logical patterns of postinflammatory hyperpigmentation: Epidermal and dermal[J]. J Cutan Pathol, 2017, 44(2): 118-124.

[15] 何黎，高天文，顾华．中国黄褐斑诊疗专家共识（2021 版）[J]．中华皮肤科杂志，2021，54（2）：110-115.

[16] 董子月，韦旭华，赵晖．755nm 翠绿宝石激光治疗汗孔角化症效果分析 [J]．皮肤病与性病，2021，43（5）：680-683.

[17] 党辉，彭湃，马瑛．CO_2 点阵激光联合调 Q 1064nm 激光治疗创伤性文身伴增生性瘢痕疗效观察 [J]．中国美容医学，2020，29（10）：86-89.

[18] 李谢伦，丁帆，金轶．Q 开关 1064nm ND：YAG 激光治疗睑黄瘤的疗效观察 [J]．临床皮肤科杂志，2020，49（8）：460-464.

[19] 王德坚．Q 开关红宝石激光治疗扁平疣 80 例疗效观察 [J]．中国美容医学，2014，23（24）：2077-2078.

[20] 王媛丽，李凯，王刚．不同发光模式调 Q 激光治疗黄褐斑临床观察 [J]．中国激光医学杂志，2016，25（5）：290.

[21] 夏爱爱，陈沁，李朝惠，等 . 低能量 Pixel 调 Q 像束激光联合米诺环素治疗玫瑰痤疮疗效观察 [J]. 临床皮肤科杂志，2022，51（1）：45-48.

[22] 张萌，胡中柱 . 低能量 Q 开关 ND：YAG 激光和点阵微针射频联合治疗黄褐斑的有效性和安全性研究 [J]. 中国美容医学，2020，29（7）：32-35.

[23] 高妮，李朝阳，王媛丽，等 . 调 Q 红宝石点阵激光治疗难治性黄褐斑一例 [J]. 中国美容医学，2019，28（5）：68-70.

[24] 彭国凯，宋继权 . 调 Q 激光联合 PRP 治疗黄褐斑临床疗效观察 [J]. 中国医疗美容，2019，9（9）：60-64.

[25] 王竞，刘斌，王艳春 . 调 Q 开关 ND：YAG 激光治疗口周黑子病临床分析 [J]. 中国麻风皮肤病杂志，2011，27（4）：252-254.

[26] 刘涛，李志武，丁街生 . 调 Q 脉冲激光联合药物治疗轻中度玫瑰痤疮的疗效观察 [J]. 中山大学学报（医学版），2018，39（1）：157-160.

[27] 罗瑶佳，李远宏 . 黄褐斑治疗 2020 年最新进展 [J]. 中国激光医学杂志，2020，29（5）：274-279.

[28] 李敏，姜沛彧，刘韵祎 . 皮肤炎症后色素沉着的研究进展 [J]. 中国美容医学，2020，29（8）：174-177.

[29] Kato H, Doi K, Kanayama K. Combination of Dual Wavelength Picosecond and Nanosecond Pulse Width Neodymium-Doped Yttrium-Aluminum-Garnet Lasers for Tattoo Removal[J]. Lasers in Surgery and Medicine, 2019(10).

[30] Duca E D, MD, Zingoni T, etal. Long-Term Follow-Up for Q-Switched ND:YAG Treatment of Nevus of Ota: Are High Number of Treatments Really Required? A Case Report[J]. Photobiomodulation, Photomedicine, and Laser Surgery, 2020(8).

[31] Zhang M, Huang Y, Wu Q. Comparison of 1064-nm and Dual-Wavelength (532/1064-nm) Picosecond-Domain ND:YAG Lasers in the Treatment of Facial Photoaging: A Randomized Controlled Split-Face Study[J]. Lasers in Surgery and Medicine, 2021(3).

[32] 哈筱梅，王永，燕华玲 . Q1064/532 脉冲激光治疗西宁地区皮肤光老化求美者 35 例临床观察 [J]. 中国皮肤性病学杂志，2015，29（4）：421-423.

[33] 赵跃军，冯微，华威天 . Q 开关激光重复照射治疗文身的研究进展 [J]. 中华医学美学美容杂志，2020，26（5）：378-380.

[34] MS R, AHA N, SZ I. Comparative study between the efficacy of fractional CO_2 laser, Q-switched ND:YAG laser (1064nm), and both types in treatment of keratosis pilaris[J]. Lasers in Medical Science, 2020(1).

[35] 戴晓刚，李小莹，余厚友 . 自体脂肪移植联合脉冲染料激光治疗烧伤后增生性瘢痕效果及对求美者瘢痕血流灌注的影响 [J]. 陕西医学杂志，2021，50（11）：4.

[36] 谭飞，谢宗宙 . 595nm 脉冲染料激光联合果酸治疗寻常性痤疮疗效观察 [J]. 中国美容医学，2020，29（9）：3.

[37] Soo K H, Ju S Y, Won B J, et al. Pulsed Dye Laser Treatment Combined with Oral minocycline Reduces Recurrence Rate of Rosacea[J]. Annals of Dermatology, 2017, 29(5): 543.

[38] Al-Niaimi F, Glagoleva E, Araviiskaia E. Pulsed dye laser followed by intradermal botulinum toxin

type-A in the treatment of rosacea-associated erythema and flushing[J]. Dermatologic Therapy, 2020.

[39] 项泓凯，王应炜，高宇 . 激光治疗婴幼儿血管瘤的研究进展 [J]. 中国医疗美容，2023，13 (5)：92-98.

[40] 何黎，刘玮 . 皮肤美容学 [M]. 北京：人民卫生出版社，2011：154-156.

[41] 张小平，陶波 . 现代面部皮肤美容技术 [M]. 南昌：江西科学技术出版社，2020：186-196.

[42] 陈平 . 激光美容实战图解——强脉冲光治疗学 [M]. 北京：人民卫生出版社，2017，102-122.

[43] 徐薇，宋文婷 . 强脉冲光技术研究进展与临床应用 [J]. 中国美容医学，2017，26 (11)：143-147.

[44] Park JM, Tsao H, Tsao S. Combined use of intense pulsed light and Q-switched ruby laser for complex dyspigmentation among Asian patients[J]. Lasers Surg Med, 2008, 40: 128-133.

[45] Bae MI, Park JM, Jeong KH, et al. Effectiveness of low-fluence and short-pulse intense plused light in the treatment of melasma:A randomized study[J].Dermatol Surg, 2001, 27: 397-400.

[46] Moreno Aris GA, Ferrando J. Intense pulsed light for melanocytic lesions[J]. Dermatol Surg, 2001, 27: 397-400.

[47] 姜疆，刘毅，刘岩，等 . 离子束治疗面部痤疮凹陷性瘢痕疗效评价 [J]. 中国美容整形外科杂志，2018，29 (5)：304-306.

[48] 常鹏，张宇，陶凯 . 一种脂肪移植层流筛选装置：CN201620083346/7[P]. 2016-06-08.

[49] Varughese N, Keller L, Goldberg DJ. Split-face comparison between single-band and dual-band pulsed light technology for treatment of photodamage[J]. J Cosmet Laser Ther, 2016, 18(4): 213-216.

[50] Kim JE, Kim BJ, Kang H.A retrospective study of the efficacy of a new intense pulse light for the treatment of photoaging：Report of 70 cases[J]. J Dermatolog Treat, 2012, 23: 472-476.

[51] Karsai S, Czarnecka A, Junger Metal.Ablative fractional controlled double splitface trial of the treatment of peri-orbital rhytides[J]. Lasers Surg Med, 2010, 42(2): 160-167.

[52] 项蕾红，中国医师协会皮肤科医师分会皮肤激光与理疗亚专业委员会 . 强脉冲光临床应用专家共识（2017）[J]. 中华皮肤科杂志，2017，50 (10)：701-705.

[53] 刘龙丹，杨春俊，张学军 . 新型激光应用于面部年轻化的最新进展 [J]. 中国皮肤性病学杂，2014，28 (4)：412-414.

[54] Tanghetti EA. Split-face randomized treatment of facial telangiectasia comparing pulsed dye laser and an intense pulsed light handpiece[J].Lasers Surg Med, 2012, 44: 97-102.

[55] Babilas P, Schreml S, Eames T, et al.Split-face comparison of intense pulsed light with short-and long-pulsed dye lasers for th treatment of port-wine stains[J]. Lasers Surg Med, 2010, 42: 720-727.

[56] 栾迎春 . 不同激光美容技术的临床应用体会 [J]. 中国美容医学，2014，6：76.

[57] 邓景航，王菲，黄茂芳 . 强脉冲光治疗面部色素增加性皮肤病疗效评价 [J]. 中国医学美容，2014，3：50, 58.

[58] Herd RM, Dover JS, Arndt KA. Basic laser principles. Dermatol Clin, 1997, 15(3): 355-372.

[59] 张小平，陶波 . 现代面部皮肤美容技术 [M]. 南昌：江西科学技术出版社，2020，3.

[60] Ping Chen，Michael H.Gold. 强脉冲光治疗学 [M]. 北京：人民卫生出版社，2017.

[61] Bennardo L, Fasano G, Tamburi F, et al. Sequential Use of CO_2 Laser Prior to ND:YAG and Dye Laser in the Management of Non-Facial Warts: A Retrospective Study. Medicina (Kaunas), 2022, 58(1).

[62] Sannino M, Ambrosio AG, Lodi G, et al. A giant epidermal nevus of the face treated with a CO_2 and dye laser combination: a case report and literature review. J Cosmet Laser Ther, 2021, 23(3-4): 59-64.

[63] 张玉洁，陈阳美，邵馨怡，等. CO_2 点阵激光及其联合疗法治疗凹陷型痤疮瘢痕进展 [J]. 中国皮肤性病学杂志，2022, 36（1）：4.

[64] Kurmu G, Tatlparmak A ksoy B, et al. Efficacy and safety of 1927 nm fractional Thulium fiber laser for the treatment of melasma: a retrospective study of 100 patients[J]. Journal of Cosmetic and Laser Therapy, 2019, 21(11): 1-4.

[65] Yu W, Han Y, Wu X, et al. A split-face randomized controlled trial of treatment with broadband light for enlarged facial pores[J]. Journal of Dermatological Treatment, 2019(2): 1-5.

[66] Masaki H, Mizutani T, Ogawa N, et al. Carbonylated proteins contribute to the darkness around facial pores[J]. Journal of Dermatological Science, 2018, 89(3): 299-301.

[67] 赵灿文，易阳艳，石晨龙，等. CO_2 点阵激光联合糖皮质激素外用治疗面部浅表性瘢痕的临床疗效观察 [J]. 中国医疗美容，2017, 7（05）：37-40.

[68] Arne A M, Marilin J N, Sanja K, et al. Parameters in Fractional Laser Assisted delivery of topical anesthetics: role of laser type and laser set-tings[J]. Lasers Surg Med, 2018, 50(8): 813-818.

[69] 张小平，陶波. 现代面部皮肤美容技术 [M]. 南昌：江西科学技术出版社，2020, 227-250.

[70] Galal, O, Tawfik, AA, Abdalla, N, et al. Fractional CO_2 laser versus combined platelet-rich plasma and fractional CO_2 laser in treatment of acne scars: Image analysis system evaluation. J COSMET DERMATOL-US, 2019, 18(6): 1665-1671.

[71] Fujimoto, T, Wang, J, Baba, K, et al. Transcutaneous drug delivery by liposomes using fractional laser technology, LASER SURG MED. 2016, 49(5): 525-532.

[72] Manuskiatti W, Kaewkes A, Yan C, et al. Hypertrophic Scar Outcomes in Fractional Laser Monotherapy Versus Fractional Laser-Assisted Topical Corticosteroid Delivery: A Randomized Clinical Trial. ACTA DERM-VENEREOL, 2021, 101(3): adv00416.

[73] Liu, XJ, Lei, Y, Gold, MH, et al. Efficacy of pulsed dye laser combined with fractional CO_2 laser in the treatment of pediatric burn scars. LASER SURG MED, 2023, 55(7): 464-470.

[74] Sayed, DS, Badary, DM, Ali, RA, et al. Combined Fractional CO_2 Laser With Intradermal Platelet-Rich Plasma versus Fractional CO_2 Laser Alone in the Treatment of Striae Distensae. DERMATOL SURG, 2023, 49(6): 552-558.

[75] Abd ElKawy, FAE, Aly, SHM, Ibrahim, SMA. Fractional CO_2 laser versus microneedling as a transepidermal drug delivery system for the treatment of alopecia areata: A clinical dermoscopic evaluation. DERMATOL THER, 2022, 35(7): e15553.

[76] Ranjan, E, Arora, S, Sharma, N. Fractional CO_2 laser with topical 1% terbinafine cream versus oral itraconazole in the management of onychomycosis: A randomized controlled trial. INDIAN J

DERMATOL VE, 2023, 89(1): 47–53.

[77] Hanthavichai, S, Archavarungson, N, Wongsuk, T. A study to assess the efficacy of fractional carbon dioxide laser with topical platelet–rich plasma in the treatment of androgenetic alopecia. LASER MED SCI, 2022, 37(4): 2279–2286.

[78] efficacy and complications of diode laser and long–pulsed ND: YAG laser in hair removal in Chinese patients [J]. Dermatologic Surg, 2001, 27: 950–954.

[79] Chun–Man Lee. Laser–assisted hair removal for facial hirsutism in women: A review of evidence [J]. Journal of Cosmetic and Laser Therapy, 20: 3, 140–144.

[80] Soodabeh Zandi, Harvey Lui, et al. Long –Term Removal of Unwanted Hair Using Light[J]. DermatolClin, 31(2013): 179–191.

[81] Gold MH, Biron J, Wilson A, et al. Safety and efficacy for hair removal in dark skin types III and IV with a high–powered, combined wavelength (810, 940 and 1060nm) diode laser: A single–site pilot study[J]. J Cosmet Dermatol, 2022, 21: 1979–1985.

[82] 李正斌, 赵娜, 赵艳, 等. 755nm 翠绿宝石激光联合 810nm 半导体激光去除唇毛疗效分析 [J]. 中国美容医学, 2015, (10): 46–48.

[83] 穆欣, 张键, 王俐, 等. A 型肉毒毒素注射联合 810nm 半导体激光脱毛治疗局部多汗症及腋臭的临床研究 [J]. 中国美容整形外科杂志, 2018, 29 (6): 374–376.

[84] 夏栩琼, 郑蕊, 沈征宇, 等. 755nm 皮秒翠绿宝石激光治疗黄褐斑的疗效观察 [J]. 组织工程与重建外科杂志, 2018, 13 (4): 201–204.

[85] 彭霖. 皮秒翠绿宝石激光治疗雀斑的有效性及安全性研究 [D]. 北京: 北京协和医学院, 2017: 1–29.

[86] Gokalp H, Akkaya AD, Oram Y. Long–term results in low–fluence 1064–nm Q–Switched ND:YAG laser for melasma: Is it effective?[J].Journal of cosmetic Dermatology, 2016, 15(4): 420–426.

[87] Hofbauer Parra CA, Careta MF, Valente NY, et al.Clinical and Histopathologic Assessment of Facial Melasma After Low–Fluence Q–Switched Neodymium–Doped Yttrium Aluminium Garnet Laser[J]. Dermatol Surg, 2016, 42(4): 507–512.

[88] Chalermchai T, Rummaneethorn P. Effects of fractional picosecond 1064nm laser for the treatment of dermal and mixed type melasma[J]. J Cosmet Laser Ther, 2018, 20(3): 134–139.

[89] 屈园园, 孙志文, 康晓静. A 型肉毒毒素联合 2940nm 点阵激光治疗面部皱纹的疗效评价 [J]. 中国麻风皮肤病杂志, 2017, 33 (10): 614–616.

[90] 中国医师协会皮肤科医师分会注射美容亚专业委员会. 肉毒毒素注射在皮肤美容中应用的专家共识 [J]. 中国美容医学, 2017,26 (8): 3–8.

[91] Ho DD, London R, Zimmerman GB, et al. Laser–tattoo removal–a study of the mechanism and the optimal treatment strategy via computer simulations[J]. LasersSurg Med, 2002, 30(5): 389–397.

[92] Chan JC, Shek SY, Kono T, et al. A retrospective analysis on the management of pigmented lesions using a picosecond 755–nm alexandrite laser in Asians[J]. Lasers Surg Med, 2016, 48(1): 23–29.

[93] 宋为民, 胡玲玲, 潘红, 等. 大光斑低能量 Q 开关 ND: YAG 激光治疗黄褐斑的临床及动物研究 [J]. 中国中西医结合皮肤性病学杂志, 2011, 10 (3): 137–140.

[94] Khetarpal S, Desai S, Kruter L, et al. Picosecond laser with specialized optic for facial rejuvenation

using a compressed treatment interval[J]. Lasers Surg Med, 2016, 48(8): 723-726.

[95] 蔡宜佐，于倩. 皮秒激光的临床应用 [J]. 组织工程与重建外科杂志，2017，13（6）：357-359.

[96] Habbema L, Verhagen R, Van Hal R, et al. minimally invasive non-thermal laser technology using laser-induced optical breakdown for skin rejuvenation[J]. J Biophotonics, 2012, 5(2): 194-199.

[97] 于越，陈向东. 皮秒与纳秒 Q 开关翠绿宝石激光治疗褐青色痣的疗效比较 [J]. 同济大学学报（医学版），2017,38（5）：84-87.

[98] 何黎. 美容皮肤科学 [M]. 北京：人民卫生出版社，2011，163-173.

[99] 中华医学会皮肤性病学分会皮肤激光医疗美容学组，中国医师协会美容与整形医师分会激光亚专委会. 电子注射（水光疗法）专家共识 [J]. 实用皮肤病学杂志，2018，11（2）：65-66.

[100] Sakio R, Ohshiro T, Sasaki K, et al. Usefulness of picosecond pulse alexandrite laser treatment for nevus of Ota[J]. Laser Therapy, 2018, 27(4): 251-255.

[101] Koren A, Niv R, Cohen SA, et al. 1064-nm Neodymium-doped Yttrium Alu 分 钟 um Garnet Picosecond Laser for the Treatment of Hyperpigmented Scars[J]. Dermatologic Surgery, 2019, 45(5): 725-729.

[102] Arner, P., et al., Dynamics of human adipose lipid turnover in health and metabolic disease. Nature, 2011, 478(7367): 110-113.

[103] Apfelberg, D. Laser-assisted liposuction may benefit surgeons and subjects. Clin Laser Mon, 1992, 10: 259.

[104] Apfelberg DB, Rosenthal S, Hunstad JP, et al. Progress report on multicenter study of laserassisted liposuction. Aesthetic Plast Surg, 1994, 18(3): 259-264.

[105] Goldman AG, Schavelzon D, Blugerman G. Liposuction using neodimium: yttrium-aluminiumgarnet laser. Abstract in Plast Recontr Surg, 2003, 111: 2497.

[106] Badin AZ, Moraes LM, Gondek L, et al. Laser lipolysis: flaccidity under control[J]. Aesthetic Plast Surg, 2002, 26(5): 335-339.

[107] Kennedy, J., et al., Non-invasive subcutaneous fat reduction: a review[J]. J Eur Acad Dermatol Venereol, 2015, 29(9): 1679-88.

[108] Parlette EC, Kaminer ME. Laserassisted liposuction: here's the skinny[J]. SeminCutan Med Surg, 2008, 27: 259-263.

[109] Ichikawa, K., et al., Histologic evaluation of the pulsed ND: YAG laser for laser lipolysis[J]. Lasers Surg Med, 2005, 36(1): p. 43-46.

[110] Decorato, J.W., B. Chen, and R. Sierra, Subcutaneous adipose tissue response to a non-invasive hyperthermic treatment using a 1,060 nm laser[J]. Lasers Surg Med, 2017, 49(5): p. 480-489.

[111] McBean JC, Katz B. A pilot study of the efficacy of a 1064nm and 1320nm sequentially firing ND: YAG laser device for lipolysis and skin tightening[J]. Lasers Surg Med, 2009, 41(10): 779-784.

[112] Caruso-Davis, M.K., et al., Efficacy of low-level laser therapy for body contouring and spot fat reduction[J]. Obes Surg, 2011, 21(6): p. 722-729.

[113] Jankowski, M., et al., Low-level laser therapy (LLLT) does not reduce subcutaneous adipose

tissue by local adipocyte injury but rather by modulation of systemic lipid metabolism[J]. Lasers Med Sci, 2017, 32(2): 475–479.

[114] Stebbins WG, Hanke CW, Peterson J. Novel method of minimally invasive removal of large lipoma after laser lipolysis with 980nm diode laser[J]. Dermatol Ther, 2011, 24(1): 125–130.

[115] DiBernardo BE, Reyes J, Chen B. Evaluation of tissue thermal effects from 1064/1320nm laser-assisted lipolysis and its clinical implications[J]. J Cosmet Laser Ther, 2009, 11(2): 62–69.

[116] Reynaud JP, Skibinski M, Wassmer B, et al. Lipolysis using a 980nm diode laser: a retrospective analysis of 534 procedures[J]. Aesthet Plas Surg, 2009, 33(1): 28–36.

[117] Goldman A, Shavelzon D, Blugerman G. Laser [J].lipolysis: liposuction using an ND: YAG laser. Rev Soc Bras Cir Plast [Sao Paulo], 2002，17(1): 17–26.

[118] Ben Dov N, Schefer G, Irintchev A, et al. Low-energy laser irradiation affects satellite cell proliferation and differentiation in vitro[J]. Biochem Biophys, 1999, 1448: 372–380.

[119] Tafur J, Mills PJ. Low-intensity light therapy: exploring the role of redox mechanisms[J]. Photomed Laser Surg,2008,26(4): 323–328.

[120] Neira R, Arroyave J, Ramirez H, et al. Fat liquefaction: effect of low level laser energy on adipose tissue[J]. Plast Reconstr Surg, 2002, 110(3): 912–925.

[121] Neira R, Jackson R, Dedo D, Ortiz CL, Arroayave A. Low-level laser assisted lipoplasty: appearance of fat demonstrated by MRI on abdominal tissue[J]. Am J Cosm Surg, 2001, 18(3): 133–140.

[122] Jackson R, Roche G, Butterwick KJ, et al. Low-level laser-assisted liposuction: a 2004 clinical trial of its effectiveness for enhancing ease of liposuction procedures and facilitating the recovery process for patients undergoing thigh, hip and stomach contouring[J]. Am J Cosmet Surg, 2004, 21(4): 191–198.

[123] Shridharani, S.M., Early Experience in 100 Consecutive Patients With Injection Adipocytolysis for Neck Contouring With ATX-101 (Deoxycholic Acid)[J]. Dermatol Surg, 2017, 43(7), 950–958.

[124] Souyoul, S., et al., Alopecia after injection of ATX-101 for reduction of submental fat[J]. JAAD Case Rep, 2017, 3(3): 250–252

[125] Naouri, M., Fat removal using a new cryolipolysis device: a retrospective study of 418 procedures[J]. J Eur Acad Dermatol Venereol, 2017, 31(3): e158–e160.

[126] Fatemi, A., High-intensity focused ultrasound effectively reduces adipose tissue[J]. Semin Cutan Med Surg, 2009, 28(4): 257–262.

[127] Kwon, T.R., et al., Improved methods for evaluating pre-clinical and histological effects of subcutaneous fat reduction using high-intensity focused ultrasound in a porcine model[J]. Skin Res Technol, 2017, 23(2): 194–201.

[128] Kapoor, R., D. Shome, and A. Ranjan, Use of a novel combined radiofrequency and ultrasound device for lipolysis, skin tightening and cellulite treatment[J]. J Cosmet Laser Ther, 2017, 19(5): 266–274.

[129] Franco, W., et al., Hyperthermic injury to adipocyte cells by selective heating of subcutaneous fat with a novel radiofrequency device: feasibility studies[J]. Lasers Surg Med, 2010, 42(5): 361–370.

[130] Lukac M, Vizintin Z, Pirnat S, et al. New skin treatment possibilities with PIANO mode on an ND: YAG laser[J]. Journal of the Laser and Health Academy, 2011, 1: 22–32.

[131] Gaspar A, Gasti G A. Tightening of facial skin using intraoral 2940 nm Er: YAG SMOOTH mode[J]. Journal of the Laser and Health Academy, 2013, 2013(2): 17–20.

[132] Lukac M, Gorjan M, Zabkar J, et al. Beyond customary paradigm: FRAC3 ® ND: YAG laser hair removal[J]. J Laser Heal Acad, 2010, 2010(1): 35–46.

[133] Diepenbrock R M, Fattahi T, Salman S O, et al. Cosmetic Surgery[J]. Oral Board Review for Oral and Maxillofacial Surgery, 2021: 133–178.

[134] Marini L, Alexiou A. Photo–thermal hormetic rejuvenation with 1064 nm ND: YAG PIANO pulse laser[J]. J Laser Health Acad, 2012, 1: 75–79.

[135] Matjaz Lukac,Zdenko Vizintin, Samo Pirnat, et al. New Skin Treatment Possibilities with PIANO Mode on an ND: YAG Laser[J]. Journal of the Laser[J]. and Health Academy, 2011, 1:22–23.

[136] 曹梁，李勤，苑凯华，等 . Q 开关 ND：YAG 激光大光斑低能量嫩肤的效果观察 [C]. 2010 年广东省中医、中西医结合皮肤性病学术会议论文集 . 2010：329–330.

[137] 邓英辉 . 热休克蛋白 47：一种胶原特异性分子伴侣 [J]. 国外医学（生理、病理科学与临床分册），2002（01）：53–55.

[138] Matjaz Lukac, Irena Hreljac, Sasa Terlep, Marcelo Tettamanti, Intense Heat–Shock Biomodulation (i–HBM) of Skin and Mucous Cells with the Fotona SMOOTH Er: YAG Laser Modality[J]. Journal of the Laser and Health Academy, 2022, 1.

[139] Alberto Goldman, Robert H. Gotkin, Deborah S. Sarnoff, et al. A New TreatmentApproach Combining Subdermal ND: YAG Laser Lipolysis andAutologous Fat Transplantation[J]. DERMATOFUNCIONAL UPTODATE Biblioteca Online, 655–658.

[140] Matjaz Lukac, Anze Zorman, Franci Bajd.TightSculpting: A Complete minimally Invasive Body Contouring Solution; Part II: Tightening with FotonaSmooth Technology[J]. Journal of the Laser and Health Academy, 2018,1.

[141] Matija Milanic, Blaz Tasic Muc, MSc Matija Jezersek, et al.Experimental and Numerical Assessment of HyperthermicLaser Lipolysis With 1,064nm ND: YAG Laser on a PorcineFatty Tissue Model[J]. Lasers in Surgery and Medicine, 2018, 50: 128–133.

[142] 徐瑞成，张敏 . Na~+–K~+–ATP 酶抑制引起的细胞凋亡和杂合性细胞死亡 [J]. 细胞生物学杂志，2004(05): 467–470.

[143] Matjaz Lukac, Zdenko Vizintin, Janez Zabkar, et al. OCW Pulsed ND: YAG 1064 nm Laser Lipolysis[J]. Journal of the Iaser and Health Academ, 2009, 4.

[144] Wu S, Wang C, Yao M, et al.Photothermal lipolysis accelerates ECM production via macrophage–derived ALOX15–mediated p38 MAPK activation in fibroblasts[J]. J Biophotonics, 2023, 16(4): e202200321.1

[145] Wu S, Jiang Z, Dong J, Yao M. Evaluation of thermodynamic bioeffects of long–pulsed 1064 nm laser in the photothermal lipolysis[J]. Lasers Surg Med. 2023 Nov 29. doi: 10.1002/lsm.23742. Epub ahead of print. PMID: 38018661.

[146] Decorato JW, Chen B, Sierra R. Subcutaneous adipose tissue response to a non–invasive

hyperthermic treatment using a 1,060 nm laser[J]. Lasers Surg Med, 2017 Jul; 49(5): 480−489. doi: 10.1002/lsm.22625.

[147] Schmults C D , Phelps R , Goldberg D J. Nonablative facial remodeling: erythema reduction and histologic evidence of new collagen formation using a 300−microsecond 1064−nm ND: YAG laser[J]. Archives of Dermatology, 2004, 140(11): 1373.

[148] oh, M.Treatment of enlarged pores with the quasi long−pulsed versus Q−switched 1064 nm ND: YAG lasers: A split−face, comparative, controlled study[J]. Laser Therapy, 2011, 175−180.

[149] 江云，龚兰 . 治疗性超声技术的临床应用进展 [J]. 中国医学影像技术，2016，32（01）：150−153.DOI: 10.13929/j.1003−3289.2016.01.039.

[150] Dubinsky TJ, Cuevas C, Dighe MK, et al.High−intensity focused ultrasound: current potential and oncologic applications [J]. AJR Am J Roentgenol, 2008, 190(1): 191−199.

[151] 郑红洁，李伟 . 超声刀在治疗皮肤松弛和皱纹中的应用与进展 [J]. 组织工程与重建外科杂志，2018，14（2）：117−120.

[152] 徐永飞，张建文，暴志国，等 . 超声刀在中下面部美容术中的应用体会 [J]. 航空航天医学杂志，2018，29（5）：550−552.

[153] Gliklich RE, White WM, Slayton MH, et al. Clinical pilot study of intense ultrasound therapy to deep dermal facial skin and sub−cutaneous tissues[J]. Arch Facial Plast Surg, 2007, 9(2): 88−95.

[154] Zelickson BD, Kist D, Bernstein E, et al. Histological and ultrastructural evaluation of the effects of a radiofrequency−based nonablative dermal remodeling device: a pilot study [J]. Arch Dermatol, 2004, 140(2): 204−209.

[155] Harthy, Ackermane, Franki. Depressedacnesca−rseffective, minimaldowntimetreatmentwithanovel SMOOTHmotionnon−insulatedmicroneedleradiofrequencytechnology[J].JCosmetDermatolSciAppl, 2014, 4: 212−218.

[156] Alessad, Bloomjd. Microneedlingoptionsforskinrejuvenation, includingnon−temperature−control ledfractionalmicroneedleradiofrequencytreatments[J]. FacialPlastSurgClinNorthAm, 2020, 28(1): 1−7.

[157] Alexiades−Amenakas M, DoVer JS, Amdt KA. Unipolar versus bipolar radiofrequency treatment of rhytides and laxity using a mobile painless delivery method[J]. Lasers Surg Med, 2008, 40(7): 446−453.

[158] Ruiz−Esparza J. Nonablative radiofrequency for facial and neck rejuvenation. A faster,safer,and less painfid procedure based on concentrating the heat in key areas: the ThermaLift concept[J]. J Cosmet Dermatol, 2006, 5(1): 68−75.

[159] Tanaka Y, TsunemiY, Kawashima M, et al.Treatment of skin laxity using multisource, phase−controlled radiofrequency in Asians: visualized 3−dimensionalskin tightening results and increase in elastin density shown through histologic investigation [J]. Dermatol Surg, 2014, 40(7): 756−762.

[160] Kushikata N, Negishi K, Tezuka Y, et al. Non−ablative skin tightening with radiofrequency in Asian skin [J]. Lasers Surg Med, 2005, 36(2): 92−97.

[161] Margarita S Lolis, David J Goldberg. Radiofrequency in cosmetic dermatology: a review[J]. Dermatol Surg, 2012, 38(11): 1765−1776.

[162] 陈辉，林晓曦. 射频紧肤技术进展 [J]. 中国美容整形外科杂志，2010，21（3）：172-174.

[163] Alexiades-Amenakas M, DoVer JS, Amdt KA. Unipolar versus bipolar radiofrequency treatment of rhytides and laxity using a mobile painless delivery method[J]. Lasers Surg Med, 2008, 40(7): 446-453.

[164] Ruiz-Esparza J. Nonablative radiofrequency for facial and neck rejuvenation. A faster,safer,and less painfid procedure based on concentrating the heat in key areas: the ThermaLift concept [J]. J Cosmet Dermatol, 2006, 5(1): 68-75.

[165] Tanaka Y, TsunemiY, Kawashima M, et al.Treatment of skin laxity using multisource, phase-controlled radiofrequency in Asians: visualized 3-dimensionalskin tightening results and increase in elastin density shown through histologic investigation [J]. Dermatol Surg, 2014, 40(7): 756-762.

[166] Kushikata N, Negishi K, Tezuka Y, et al. Non-ablative skin tightening with radiofrequency in Asian skin [J]. Lasers Surg Med, 2005, 36(2): 92-97.

[167] Margarita S Lolis, David J Goldberg. Radiofrequency in cosmetic dermatology: a review[J]. Dermatol Surg, 2012, 38(11): 1765-1776.

[168] 陈辉，林晓曦. 射频紧肤技术进展 [J]. 中国美容整形外科杂志，2010，21（3）：172-174.

[169] Ohshima, Takayuki, K. Okuyama, and M. Sato.Effect of culture temperature on high-voltage pulse sterilization of Escherichia coli[J]. Journal of Electrostatics, 55.3-4(2002): 227-235.

[170] Irvine, Diane, et al. "A prospective study analyzing the application of radiofrequency energy and high-voltage, ultrashort pulse duration electrical fields on the quantitative reduction of adipose tissue."Journal of cosmetic and laser therapy: official publication of the European Society for Laser Dermatology (2016).

[171] Nelson, Andrew A., D. Beynet, and G. P. Lask . "A novel non-invasive radiofrequency dermal heating device for skin tightening of the face and neck." Journal of Cosmetic and Laser Therapy 17.6(2015): 1-21.

[172] Mulholland, R Stephen, and M. Kreindel. "Non-Surgical Body Contouring: Introduction of a New Non-Invasive Device for Long-Term Localized Fat Reduction and Cellulite Improvement Using Controlled, Suction Coupled, Radiofrequency Heating and High Voltage Ultra-Short Electrical Pulses." Journal of Clinical & Experimental Dermatology Research 4(2012).

[173] Liddell, HenryGeorge; Scott, Robert(1940). "π λ ά σ μ α". A Greek-English Lexicon. Clarendon Press. Retrieved 10 February 2023.

[174] Phillips, K.J.H.(1995). Guide to theSun . Cambridge University. Press.p.295. ISBN 978-0-521-39788-9. Archived from the original on 15 January 2018.

[175] Chu, P.K.; Lu, Xin Pel (2013). Low Temperature Plasma Technology: Methods and Applications. CRC Press. p. 3. ISBN 978-1-4665-0990-0.

[176] Aschwanden, M. J. (2004). Physics of the Solar Corona.AnIntroduction. PraxisPublishing. ISBN 978-3-540-22321-4.

[177] Chiuderi, C.; Velli, M.(2015). Basics of Plasma Astrophysics. Springer.p.17. ISBN 978-88-470-5280-2.

[178] Halachmi S, Orenstein A, Meneghel T, Lapidoth M.A novel fractional micro-plasma radio-frequency

technology for the treatment of facial scars and rhytids: A pilot study[J] CosmetLaserTher. 2010, 12(5): 208–212.

[179] Piel, A. (2010). Plasma Physics: An Introduction to Laboratory, Space, and Fusion Plasmas. Springer.pp. 4–5. ISBN 978–3–642–10491–6. Archived from the original on 5 January 2016.

[180] Ho DD, London R, Zimmerman GB, et al. Laser–tattoo removal–a study of the mechanism and the optimal treatment strategy via computer simulations[J]. LasersSurg Med, 2002, 30(5): 389–397.

[181] Chan JC, Shek SY, Kono T, et al. A retrospective analysis on the management of pigmented lesions using a picosecond 755–nm alexandrite laser in Asians[J]. Lasers Surg Med. 2016, 48(1): 23–29.

[182] 兰婷，尹锐，唐莉等 . 微等离子体射频与微针射频治疗萎缩性痤疮瘢痕的疗效及安全性对比研究 [J]. 实用皮肤病学杂志，2020，13（3）：168–172.

[183] 兰婷，尹锐 . 微等离子体射频技术治疗瘢痕的研究进展 [J]，中国美容医学，2017，26（3）：125–129.

[184] 蔡宜佐，于倩 . 皮秒激光的临床应用 [J]. 组织工程与重建外科杂志，2017，13（6）：357–359.

[185] Lan T, Xiao Y, Tang L, et al. Treatment of atrophic acne scarring with fractional micro–plasma radio–frequency in Chinese patients: A prospective study [J]. Lasers Surg Med, 2018, 50(8): 844–850.

[186] VejjabhinantaV, Wanitphakdeedecha R, Limtanyakul P, et al.The efficacy in treatment of facial atrophic acne scars in Asians with a fractional radiofrequency microneedle system [J]. J Eur Acad Dermatol Venereol, 2014, 28(9): 1219–1225.

[187] Chen, Francis F. Plasma Physics and Controlled Fusion. PlenumPress. 1984. ISBN 978–0–306–41332–2.

[188] Leal–Quirós, Edbertho. Plasma Processing of Municipal Solid Waste. Brazilian Journal of Physics. 2004, 34 (4B): 1587–1593. Bibcode : 2004BrJPh.34.1587L. doi: 10.1590/S0103–97332004000800015.

[189] Gomez, E. Rani, D. A. Cheeseman, C. R. et al. Thermal plasma technology for the treatment of wastes: A critical review. Journal of Hazardous Materials. 2009, 161 (2–3): 614–626. PMID 18499345 . doi: 10.1016/j.jhazmat.2008.04.017.

[190] 赵凯华 . 再论 plasma 的译名 [J]. 物理，2007，36（11）：888–889.

[191] Luo, Q–Z; D'Angelo, N; Merlino, R. L. Shock formation in a negative ion plasma (PDF) 5 (8). Department of Physics and Astronomy. 1998 [2011–11–20].

[192] Sturrock, PeterA.Plasma Physics: An Introduction to the Theory of Astrophysical, Geophysical & Laboratory Plasmas. Cambridge University Press. 1994. ISBN 978–0–521–44810–9.

更多精彩内容见

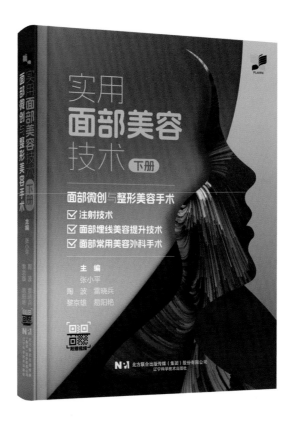

《实用面部美容技术·下册》